Emeran Mayer

DAS ZWEITE GEHIRN

Emeran Mayer

DAS ZWEITE GEHIRN

Wie der Darm unsere Stimmung, unsere Entscheidungen und unser Wohlbefinden beeinflusst

riva

Bibliografische Information der Deutschen Nationalbibliothek
Die Deutsche Nationalbibliothek verzeichnet diese Publikation in der Deutschen Nationalbibliografie. Detaillierte bibliografische Daten sind im Internet über https://dnb.de abrufbar.

Für Fragen und Anregungen
info@m-vg.de

Wichtiger Hinweis
Ausschließlich zum Zweck der besseren Lesbarkeit wurde auf eine genderspezifische Schreibweise sowie eine Mehrfachbezeichnung verzichtet. Alle personenbezogenen Bezeichnungen sind somit geschlechtsneutral zu verstehen.

7. Auflage 2026

Türkenstraße 89
80799 München
Tel.: 089 651285-0

Die englische Originalausgabe erschien 2016 bei HarperWave unter dem Titel *The Mind-Gut Connection. How the Hidden Conversation Within Our Bodies Impacts Our Mood, Our Choices, and Our Overall Health.* © 2016 by Dr. Emeran Mayer. All rights reserved.

Published by an arrangement with HarperWave, an imprint of HarperCollins Publishers, LLC.

Übersetzung: Martin Rometsch
Lektorat: Matthias Michel
Umschlaggestaltung: Milan Bozic
Umschlagabbildung: © Barmaleeva/Getty Images
Bilder im Innenteil: © Barmaleeva/Getty Images
Satz: inpunkt[w]o, Haiger
Druck: GGP Media GmbH, Pößneck
Printed in Germany

ISBN 978-3-7423-1163-4

Für Minou und Dylan,
die mich beharrlich ermutigten,
auf meine Bauchgefühle zu hören

Für meinen Mentor John H. Walsh,
der mein Interesse an der Kommunikation
zwischen dem Darm und dem Gehirn weckte

Inhalt

Teil 1

Teil 2

Teil 3

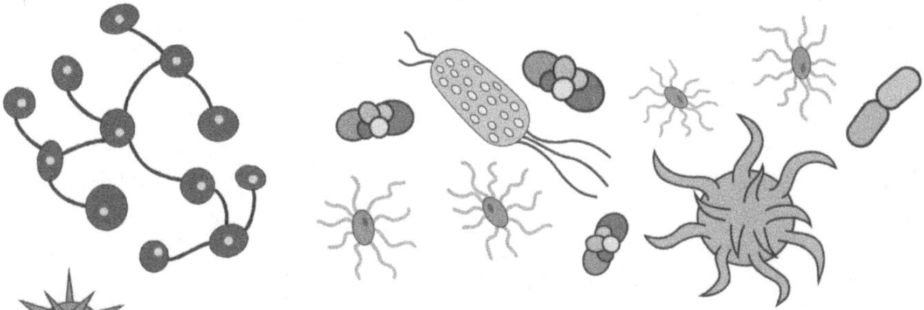

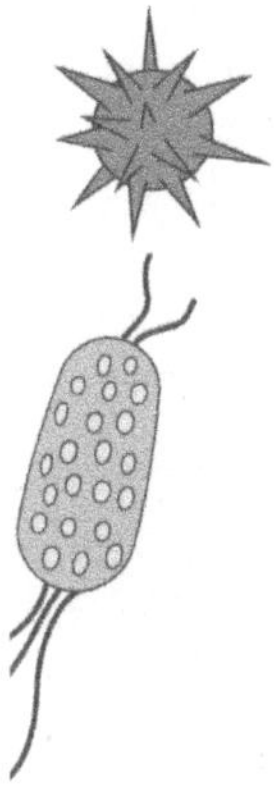

Teil 1

UNSER KÖRPER, DER INTELLIGENTE SUPERCOMPUTER

KAPITEL

1

Die wechselseitige Beziehung zwischen Körper und Geist

Als ich 1970 mit meinem Studium begann, betrachtete die Medizin den menschlichen Körper als komplizierte Maschine mit einer endlichen Zahl von Einzelteilen. Durchschnittlich hielt er etwa 75 Jahre, vorausgesetzt, man kümmerte sich um ihn und verabreichte ihm den richtigen Treibstoff. Wie ein hochwertiges Auto funktionierte er gut, sofern ihm keine größeren Unfälle zustießen und keine Teile irreparabel beschädigt wurden. Mit ein paar Routineuntersuchungen dann und wann ließ sich plötzlichen Schicksalsschlägen vorbeugen. Internisten und Chirurgen verfügten über hochwirksame Instrumente zur Lösung akuter Probleme, zum Beispiel von Infektionen, Unfallverletzungen und Herzerkrankungen.

Doch seit etwa 40 Jahren scheint mit unserer Gesundheit etwas grundsätzlich nicht mehr zu stimmen, und das alte Leitbild liefert für viele unserer Probleme offenbar keine Erklärung oder Lösung mehr. Was mit uns geschieht, lässt sich nicht länger als simple Fehlfunktion eines einzelnen Organs oder Gens erklären. Stattdessen beginnen wir einzusehen, dass die komplexen Regulationsmechanismen, die dem Körper und dem Gehirn helfen, sich der rasch wandelnden Umwelt anzupassen, ihrerseits unter dem Einfluss unserer modernen Lebensweise stehen. Diese Mechanismen arbeiten nicht unabhängig voneinander, sondern als Teile eines Ganzen. Sie steuern die Nahrungsaufnahme, den Stoffwechsel und das Körpergewicht, das Immunsystem sowie die Entwicklung und Gesundheit des Gehirns. Allmählich erkennen wir, dass der Darm, die Mikroorganismen (Mikroben), die in ihm leben – die Darmmikrobiota (oft fälschlicherweise »Darmflora« genannt) –, und die Signalmoleküle, die diese mithilfe ihrer zahlreichen Gene – des Mikrobioms – erzeugen, ein wichtiger Bestandteil dieser Regulationssysteme sind.

In diesem Buch werfe ich einen ganz neuen Blick auf die Kommunikation zwischen dem Gehirn, dem Darm und den Billionen von Mikroorganismen im Darm. Dabei geht es mir vor allem um die Bedeutung dieser Beziehungen für die Gesundheit des Gehirns und des Darms. Ich werde darlegen, welche negativen Folgen für die Gesundheit der beiden Organe eine Störung dieser Zwiesprache hat, und zeigen, wie wir optimale Gesundheit erlangen können, indem wir die Kommunikation zwischen dem Gehirn und dem Darm wieder in Gang bringen und optimieren.

Schon während meines Medizinstudiums stellte mich die vorherrschende traditionelle Auffassung nicht ganz zufrieden. Zwar beschäftigte ich mich ausführlich mit allen Organsystemen und Krankheitsursachen, doch zu meiner Überraschung war von dem Gehirn und seinem möglichen Einfluss auf verbreitete Erkrankungen wie Magengeschwüre, Bluthochdruck und chronische Schmerzen nur selten die Rede. Zudem hatte ich bei Krankenhausvisiten oft Patienten gesehen, für deren Symptome selbst die gründlichsten diagnostischen Untersuchungen keine Erklärung lieferten. Meist handelte es sich um chronische Schmerzen in unterschiedlichen Körperregionen: im Bauch, im Beckenbereich und im Brustkorb. In meinem dritten Studienjahr, als es Zeit war, meine Doktorarbeit in Angriff zu nehmen, bewegte mich meine Suche nach einer Antwort dazu, die Wechselwirkungen zwischen dem Gehirn und dem Körper zu erforschen, denn ich hoffte, dadurch viele alltägliche Erkrankungen besser zu verstehen. Im Laufe einiger Monate sprach ich darüber mit mehreren Professoren verschiedener Fachrichtungen. »Herr Mayer«, entgegnete Professor Karl, der Ordinarius für innere Medizin an meiner Universität, »wir alle wissen, dass die Psyche bei chronischen Erkrankungen eine wichtige Rolle spielt. Aber es gibt heute keine wissenschaftliche Methode, um dieses klinische Phänomen zu untersuchen, und Sie können ganz gewiss keine ganze Dissertation darüber schreiben.«

Das Krankheitsmodell des Professors und des gesamten medizinischen Systems war äußerst erfolgreich bei bestimmten Krankheitsbildern – die akut auftreten oder nicht lange dauern oder beides –, etwa bei Infekten, Herzanfällen oder chirurgischen Notfällen wie Appendizitis. Diese Erfolge hatten die moderne Medizin selbstsicher gemacht. Es gab kaum noch eine Infektionskrankheit, die man mit immer stärkeren Antibiotika nicht behandeln konnte. Mit neuen Operationstechniken ließ sich vielen Erkrankungen vorbeugend oder heilend entgegentreten. Unheilbar geschädigte Körperteile konnte man amputieren, ja mit Prothesen ersetzen. Wir müssten nur die vielen winzigen Details ergründen, aus denen die Einzelteile dieser Maschine bestanden. Das Gesundheitssystem verließ sich immer mehr auf neu entwickelte Techniken und nährte den verbreiteten Optimismus, dass selbst die schwersten chronischen Krankheiten, einschließlich der Geißel Krebs, eines Tages heilbar sein würden.

Als US-Präsident Richard Nixon 1971 den *National Cancer Act*, das Bundesgesetz zur Krebsbekämpfung, unterzeichnete, wurde die westliche Medizin um eine Dimension und eine militärische Metapher reicher. Krebs wurde zum Staatsfeind erklärt – und der menschliche Körper war das Schlachtfeld, auf dem Wissenschaftler und Ärzte versuchten, den Krebs zu besiegen. Sie nutzten giftige Chemikalien, tödliche Strahlung und massive chirurgische Eingriffe, um die Krebszellen immer heftiger zu bekämpfen. Zu einer ähnlichen Strategie griff die Medizin bereits beim Kampf gegen Infektionskrankheiten. Mit Breitbandantibiotika, die viele Bakterienarten abtöten oder schwächen, vernichtete sie Krankheitserreger. In beiden Fällen wurden Kollateralschäden zum akzeptablen Risiko, sofern letztlich der Sieg errungen werden konnte.

Jahrzehntelang prägte das mechanische, »militärische« Krankheitsmodell die medizinische Forschung und Praxis. Wenn wir den beschädigten Maschinenteil reparieren können, dachten wir, sei das Problem gelöst, und es sei nicht nötig, die eigentliche Ursache des Problems zu kennen. Diese Auffassung führte zu Therapien gegen Bluthochdruck, die Betablocker und Calciumantagonisten verwendeten, um anomale Signale von dem Gehirn an das Herz und an die Blutgefäße zu blockieren. Magengeschwüre und Sodbrennen wurden mit Protonenpumpenhemmern behandelt, die den Magen daran hinderten, zu viel Salzsäure zu produzieren. Die Fehlfunktion des Gehirns, die primäre Ursache all dieser Probleme, spielte für die Mediziner und Wissenschaftler keine große Rolle. Manchmal scheiterte die Therapie zunächst; dann waren noch intensivere Maßnahmen die letzte Rettung. Wenn die Protonenpumpenhemmer das Magengeschwür nicht beseitigten, konnte man immer noch den ganzen Vagusnerv durchtrennen, das wichtige Bündel aus Nervenfasern, das Gehirn und Darm miteinander verbindet.

Zweifellos waren einige dieser Methoden erstaunlich erfolgreich, und jahrelang bestand für die Medizin und die Pharmaindustrie kein Grund für eine Änderung ihres Ansatzes. Die Patienten wurden auch nicht sonderlich dazu angehalten, Erkrankungen vorzubeugen. Und vor allem schien es nicht notwendig zu sein, die wichtige Rolle des Gehirns und der Signale, die es unter Stress und bei negativen Gemütszuständen aussendet, zu berücksichtigen. Die früheren Therapien bei Bluthochdruck, Herzerkrankungen und Magengeschwüren wurden allmählich durch viel wirksamere ersetzt, die Leben retteten, Schmerzen linderten und der Pharmaindustrie enorme Profite bescherten.

Heute sind die alten mechanistischen Metaphern jedoch im Rückgang begriffen. Die Maschinen, auf denen vor 40 Jahren die traditionellen Krankheitsmodelle basierten – Autos, Schiffe und Flugzeuge –, besaßen keine der hochentwickelten Computer, die in den heutigen Maschinen eine zentrale Rolle spielen. Selbst die Apollo-Raumschiffe der Mondmissionen hatten nur rudimentäre Rechner an Bord, deren Kapazität nicht annähernd an die der heutigen iPhones herankommt. Es überrascht daher nicht, dass die damaligen mechanistischen Krankheitsmodelle Aspekte wie Rechenleistung oder Intelligenz nicht berücksichtigten – und deshalb auch nicht das Gehirn. Zusammen mit dem Technologiewandel haben sich auch die Modelle geändert, mit denen wir den menschlichen Körper beschreiben. Die Rechenleistung ist exponentiell gestiegen, Autos sind zu fahrenden Computern geworden, die ihre Bestandteile fühlen und regulieren, um eine einwandfreie Funktion zu gewährleisten, und bald werden sie ohne menschliches Zutun fahren. In der Zwischenzeit ist die alte Faszination für Mechanik und Maschinen einer neuen Begeisterung für Datengewinnung und -verarbeitung gewichen. Das Maschinenmodell der Medizin war nützlich für die Behandlung vieler Krankheiten; doch wenn es darum geht, chronische Erkrankungen des Körpers und des Gehirns zu verstehen, erweist es sich als überholt.

Der Preis des Maschinenmodells

Die traditionelle Auffassung von Erkrankungen als Versagen einzelner Teile eines komplexen mechanischen Systems, welches man mit Medikamenten oder Operationen reparieren kann, hat die Gesundheitsindustrie immer reicher gemacht. In den Vereinigten Staaten beispielsweise sind seit 1970 die Gesundheitskosten pro Kopf um über 2000 Prozent gestiegen, und fast 20 Prozent aller in den USA jährlich produzierten Güter werden benötigt, um diese enormen Kosten zu decken.

Doch während die Weltgesundheitsorganisation (WHO) im Jahr 2000 in einem wegweisenden Bericht das amerikanische Gesundheitssystem als das teuerste der Welt bezeichnete, erreichte es hinsichtlich seiner gesamten Leistungsfähigkeit nur einen enttäuschenden 37. Platz unter 191 berücksichtigten Ländern. Hinsichtlich des allgemeinen Gesundheitszustands landeten die USA sogar nur auf Rang 72. In einem neueren Bericht des Commonwealth Fund kamen die USA kaum besser weg: Das amerikanische Gesundheitssystem wurde als das teuerste unter elf westlichen Ländern eingestuft – mit etwa doppelt so hohen Kosten pro Kopf wie in den anderen untersuchten Ländern. Was die Leistungsfähigkeit insgesamt anbelangte, nahmen die USA sogar den letzten Platz ein. Diese Daten spiegeln eine unbequeme Tatsache wider: Wir geben zwar immer mehr Geld aus, um die Gesundheitsprobleme der Nation in den Griff zu bekommen, aber wir machen nur geringe Fortschritte, wenn es darum geht, chronische Schmerzen, Gehirn-Darm-Störungen wie das Reizdarmsyndrom (RDS) oder psychische Erkrankungen wie klinische Depression, Angst- oder neurodegenerative Störungen zu behandeln. Versagen wir, weil wir veraltete Modelle anwenden, um den menschlichen Körper zu verstehen? Immer mehr Vertreter der integrativen wie der funktionellen Medizin und selbst traditionelle Forscher würden dieser Annahme zustimmen. Doch es zeichnet sich ein Wandel ab.

Die rätselhafte Verschlechterung unserer Gesundheit

Die Unfähigkeit, viele chronische Erkrankungen, darunter das Reizdarmsyndrom, chronische Schmerzen und Depression, wirksam zu behandeln, ist nicht der einzige Mangel des traditionellen, krankheitsorientierten medizinischen Modells. Seit den Siebzigerjahren stehen wir zudem vor neuen Herausforderungen, und zwar durch ein immer häufigeres Auftreten von Adipositas (Fettleibigkeit) und damit zusammenhängenden Stoffwechselstörungen, Autoimmunerkrankungen, etwa entzündliche Darmstörungen, Asthma und Allergien, sowie Erkrankungen des sich entwickelnden und alternden Gehirns, zum Beispiel Autismus, die Alzheimer-Krankheit und die Parkinson-Krankheit.

Die Zahl der Adipösen in der amerikanischen Bevölkerung ist beispielsweise von 13 Prozent im Jahr 1972 auf 35 Prozent im Jahr 2012 gestiegen. Heute sind 154,7 Millionen erwachsene Amerikaner übergewichtig oder adipös, ebenso 17 Prozent der Kinder im Alter von 2 bis 19 Jahren, das heißt etwa eines von sechs Kindern. Mindestens 2,8 Millionen Menschen sterben jedes Jahr, weil sie übergewichtig oder adipös sind. Weltweit lassen sich 44 Prozent der Diabetesfälle, 23 Prozent der koronaren Herzkrankheit und 7 bis 41 Prozent bestimmter Krebsarten auf Übergewicht oder Adipositas zurückführen. Wenn die Adipositas-Epidemie sich ungehindert fortsetzt, werden die jährlichen Kosten für die Behandlung von Menschen, die an ihren Folgen leiden, auf erschreckende 620 Milliarden Dollar steigen.

Wir suchen immer noch angestrengt nach einer Erklärung für die plötzliche Zunahme vieler dieser neuen Erkrankungen und kennen für die meisten von ihnen keine wirksame Behandlung. Zwar ist die durchschnittliche Lebenserwartung in den USA und in vielen anderen Ländern gestiegen, aber die USA liegen weit zurück, was das körperliche und seelische Wohlbefinden in den letzten Jahrzehnten unseres Lebens anbelangt. Der Preis, den wir für ein längeres Leben bezahlen, ist eine geringere Lebensqualität in diesen Jahren.

Angesichts dieser Herausforderungen ist es an der Zeit, die herrschenden Theorien über den menschlichen Körper auf den neuesten Stand zu bringen, damit wir verstehen, wie er wirklich arbeitet, wie wir ihn gesund erhalten und wie wir ihn gefahrlos und effektiv behandeln können. Wir dürfen nicht länger den Preis für unser veraltetes Modell zahlen und die von ihm verursachten langfristigen Kollateralschäden hinnehmen.

Wir wollen rundum gesund bleiben, aber wir ignorieren bis heute die entscheidende Rolle, die zwei der komplexesten und wichtigsten Systeme in unserem Körper spielen: der Darm (das Verdauungssystem) und das Gehirn (das Nervensystem). Die Verbindung zwischen Geist und Körper ist durchaus kein Mythos, sondern eine biologische Tatsache, die wir verstehen müssen, um von Kopf bis Fuß gesund zu bleiben.

Das Verdauungssystem als Supercomputer

Unser Wissen über das Verdauungssystem basierte jahrzehntelang auf dem Maschinenmodell des gesamten Körpers. Der Darm galt hauptsächlich als altmodischer Apparat, der nach dem Prinzip der Dampfmaschine des 19. Jahrhunderts funktionierte: Wir essen, kauen und schlucken die Nahrung, dann zerlegt der Magen sie mit mechanischen, mahlenden Bewegungen, unterstützt von konzentrierter Salzsäure. Anschließend wird der homogenisierte Speisebrei in den Dünndarm befördert, der Kalorien und Nährstoffe resorbiert und unverdauliche Reste in den Dickdarm weiterleitet, aus dem sie schließlich ausgeschieden werden. Dieses Modell mit seinen Metaphern aus dem Industriezeitalter war leicht zu verstehen und beeinflusste Generationen von Ärzten einschließlich der heutigen Gastroenterologen und Chirurgen. Nach dieser Auffassung kann man schlecht funktionierende Teile des Verdauungstrakts leicht umgehen oder entfernen und ihn selbst massiv umformen, um eine Gewichtsabnahme zu fördern. Bei solchen Eingriffen sind wir so geschickt geworden, dass wir sie mittels eines Endoskops ohne chirurgischen Eingriff vornehmen können.

Doch wie sich herausstellte, ist dieses Modell zu einfach. Die Medizin ist zwar immer noch der Meinung, das Verdauungssystem sei von dem Gehirn unabhängig, aber wir wissen heute, dass beide eng miteinander verbunden sind. Diese Erkenntnis drückt die Auffassung einer Darm-Gehirn-Achse aus, der zufolge unser Verdauungssystem viel komplizierter, komplexer und mächtiger ist, als wir früher angenommen haben. Neuere Studien lassen darauf schließen, dass der Darm eng mit seinen Mikroorganismen (Mikroben) zusammenarbeitet und unsere grundlegenden Emotionen, unser Schmerzempfinden, unsere sozialen Interaktionen und sogar einige unserer Entscheidungen beeinflusst. Bei diesen Entscheidungen geht es nicht nur um das Essen und die Größe unserer Mahlzeiten. Die komplexe Kommunikation zwischen Darm und Gehirn, das sprichwörtliche »Bauchgefühl«, spielt, neurobiologisch betrachtet, auch eine Rolle bei einigen der wichtigsten Entscheidungen in unserem Leben.

Der Zusammenhang zwischen Darm und Geist sollte nicht nur die Psychologen interessieren. Zwischen dem Verdauungssystem und dem Gehirn bestehen vielmehr handfeste anatomische Verbindungen, unterstützt von biologischen Signalen, die das Blut befördert. Doch bevor wir zu weit vorgreifen, wollen wir einen Schritt zurücktreten und uns genauer ansehen, was ich mit »Darm« meine, mit dem Verdauungssystem, das viel mehr ist als eine simple Maschine, die Essen verarbeitet.

Der Darm hat Fähigkeiten, die die aller anderen Organe übertreffen und sich sogar mit manchen Funktionen des Gehirns messen können. Er besitzt sein eigenes Nervensystem, das in der wissenschaftlichen Literatur »enterisches Nervensystem (ENS)« und in den Medien »zweites Gehirn« oder »Bauchhirn« genannt wird. Dieses zweite oder kleine Gehirn besteht aus 50 bis 100 Millionen Nervenzellen – ebenso viele enthält das Rückenmark.

Die Immunzellen im Darm stellen den größten Teil unseres Immunsystems. Mit anderen Worten, die Darmwand enthält mehr Immunzellen als das Blut oder das Knochenmark. Und es gibt einen guten Grund für die Anhäufung dieser Zellen an diesem besonderen Ort, der mit den vielen im Essen enthaltenen und potenziell tödlichen Mikroorganismen in Kontakt kommt. Die Immunabwehr im Darm ist in der Lage, eine bestimmte gefährliche Bakterienart, die ins Verdauungssystem gelangt, wenn wir versehentlich mit diesem Bakterium kontaminiertes Essen oder Wasser zu uns nehmen, zu identifizieren und zu vernichten. Noch erstaunlicher ist, dass diese Immunabwehr die kleine Zahl von potenziell tödlichen Bakterien in einem Ozean aus Billionen anderen, nützlichen Mikroorganismen aufspürt, die zusammen die Darmmikrobiota bilden. Weil das Immunsystem des Darms diese Aufgabe meistert, können wir mit den Mikroorganismen in unserem Inneren in vollkommener Harmonie leben.

Die Darmschleimhaut ist übersät mit einer enormen Anzahl endokriner Zellen, welche bis zu 20 verschiedene Hormone enthalten, die sie bei Bedarf ans Blut abgeben. Könnte man all diese endokrinen Zellen zusammenballen, wäre der Klumpen größer als alle anderen endokrinen Organe – Keimdrüsen, Schilddrüse, Nebenschilddrüsen und Hypophyse – zusammen.

Zudem ist der Darm das größte Vorratslager des Körpers; 95 Prozent des körpereigenen Serotonins sind hier gespeichert. Serotonin ist ein Signalmolekül, das eine äußerst wichtige Rolle in der Darm-Gehirn-Achse spielt. Es wird nicht nur für die gesunde Darmfunktion benötigt, zum Beispiel für die koordinierten Kontraktionen, die die Nahrung durch den Verdauungskanal befördern, sondern auch für lebenswichtige Funktionen wie Schlaf, Appetit, Schmerzempfindung, die Stimmung und das allgemeine Wohlbefinden. Da es bei der Steuerung einiger dieser Funktionen eine wesentliche Rolle spielt, ist es das Hauptziel für die wichtigste Klasse der Antidepressiva, die Serotonin-Wiederaufnahmehemmer.

Hätte der Darm nur die Aufgabe, Nahrung zu verdauen, würde er dann diese beispiellose Anhäufung von spezialisierten Zellen und Signalsystemen enthalten? Eine Antwort auf diese Frage liefert eine wichtige, jedoch weitgehend unbekannte Funktion des Darms: Er ist auch ein Sinnesorgan und hat von allen Sinnesorganen die größte Oberfläche. Wenn man den Darm ausbreiten würde, hätte er die Größe eines Basketballfeldes. Tausende von kleinen Sensoren codieren die gewaltige Menge von Informationen, die unser Essen in Form von Signalmolekülen enthält, von süß bis bitter, von heiß bis kalt und von würzig bis mild.

Wie ist der Darm mit dem Gehirn verbunden? Einmal durch dicke Nervenstränge, die Informationen in beide Richtungen übertragen, und zum anderen durch Hormone und Entzündungsmoleküle im Blut, die aufgrund von Signalen des Darms an das Gehirn gebildet werden. Hinzu kommen die Hormone, die das Gehirn produziert, indem es Signale an die verschiedenen Zellen im Darm – zum Beispiel an die glatten Muskelzellen, die Nervenzellen und die Immunzellen – schickt und dadurch ihre Funktionen ändert. Viele Signale des Darms, die das Gehirn erreichen, rufen nicht nur deutliche Empfindungen hervor, etwa das Sättigungsgefühl nach einer leckeren Mahlzeit, Übelkeit und Unwohlsein oder ein Gefühl des Wohlbefindens, sondern lösen auch Reaktionen des Gehirns aus, die an den Darm zurückgeschickt werden und spürbare Reaktionen in ihm hervorrufen. Und das Gehirn vergisst diese Empfindungen nicht, sondern speichert sie in einer großen Datenbank, sodass es auf sie zurückgreifen kann, wenn Entscheidungen zu treffen sind. Was wir im Darm spüren, beeinflusst letztlich nicht nur unsere Entscheidungen darüber, was wir essen und trinken, sondern auch die Auswahl der Menschen, mit denen wir Zeit verbringen, und die Art und Weise, wie wir in unserem Beruf wichtige Informationen bewerten.

Abbildung 1: Wechselseitige Kommunikation zwischen Darm und Gehirn

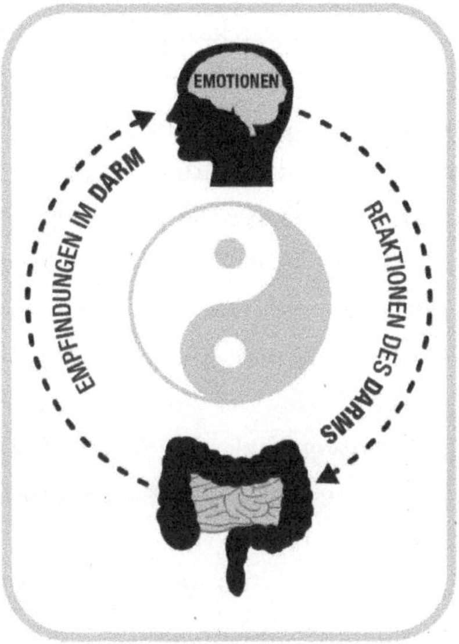

Darm und Gehirn sind durch wechselseitige Signalwege eng miteinander verbunden. Dazu gehören Nerven, Hormone und Entzündungsmoleküle. Eine Fülle von Informationen, die der Darm aussendet, erreicht das Gehirn (sensorische Signale bzw. Empfindungen des Darms). Das Gehirn schickt Signale an den Darm, um seine Funktion zu regulieren (Reaktionen des Darms). Die engen Wechselwirkungen zwischen diesen Signalwegen spielen eine wichtige Rolle sowohl bei der Entstehung von Emotionen als auch für die normale Funktion des Verdauungstrakts.

In der chinesischen Philosophie beschreibt die Lehre von Yin und Yang, wie gegensätzliche Kräfte einander ergänzen und miteinander verbunden sein können und wie diese Kräfte durch ihre Interaktion ein einheitliches Ganzes hervorbringen. Wenn wir diese Vorstellung auf die Darm-Gehirn-Achse übertragen, können wir *Empfindungen* im Darm als Yin und *Reaktionen* des Darms als Yang betrachten. So wie Yin und Yang die beiden komplementären Prinzipien eines Ganzen – der Darm-Gehirn-Verbindung – bilden, sind die Empfindungen und die Reaktionen verschiedene Aspekte dieser Verbindung, die in beide Richtungen Signale sendet und für unser Wohlbefinden, unsere Emotionen und unsere intuitiven Entscheidungen eine so wichtige Rolle spielt.

Eine neue Ära für das Darmmikrobiom

Während viele Menschen den wissenschaftlichen Erkenntnissen über die Verbindungen zwischen Gehirn und Darm jahrzehntelang kaum Beachtung schenkten, rückte die Darm-Gehirn-Achse in den letzten Jahren in den Mittelpunkt. Dieser Wandel ist hauptsächlich auf die exponentielle Zunahme des Wissens und der Daten über die den Darm besiedelnden Bakterien, Archaeen, Pilze und Viren zurückzuführen, die unter dem Sammelbegriff »Darmmikrobiota« zusammengefasst werden. Obwohl diese für das bloße Auge unsichtbaren Mikroorganismen uns an Zahl weit übertreffen (in Ihrem Darm leben 100 000-mal mehr Mikroben als Menschen auf der Erde), ist uns ihre Existenz erst seit etwa 300 Jahren bekannt. Damals verbesserte der niederländische Naturforscher Antoni van Leeuwenhoek das Mikroskop erheblich und konnte so in abgekratztem Zahnbelag lebende Mikroorganismen beobachten. Diese Organismen nannte er »Tierchen«.

Seither wurden enorme technische Fortschritte beim Identifizieren und Typisieren dieser Mikroorganismen gemacht, vor allem im letzten Jahrzehnt. Bei diesem beachtlichen Erfolg spielte das Human Microbiome Project eine wichtige Rolle. Diese Initiative der National Institutes of Health, eine Behörde des US-Gesundheitsministeriums, startete im Oktober 2007 und verfolgt das Ziel der Erforschung und Beschreibung derjenigen Mikroorganismen, die symbiotisch mit uns Menschen leben. Die beteiligten Forscher versuchen die mikrobischen Komponenten unserer genetischen und metabolischen Landschaft zu verstehen und herauszufinden, wie sie unsere Physiologie sowie unsere Anfälligkeit für bestimmte Krankheiten beeinflussen.

Im vergangenen Jahrzehnt wurde die Darmmikrobiota fast überall in der medizinischen Forschung zum Thema, in so unterschiedlichen Fachgebieten wie Psychiatrie, Neurologie, Gastroenterologie und Chirurgie. Mikrobengemeinschaften finden sich überall in unserer Welt: in Pflanzen, Tieren, Böden, Tiefseequellen (Schwarze Raucher) und den oberen Schichten der Atmosphäre. Nicht nur Wissenschaftler, die Mikroorganismen in den Meeren, im Boden und in den Wäldern studieren, sind von der Welt der Mikroorganismen fasziniert, sondern auch das Weiße Haus: Im Jahr 2015 wurden Wissenschaftler aus dem ganzen Land eingeladen, um zu untersuchen, wie Mikroorganismen das Klima, unsere Nahrung und unsere Gesundheit beeinflussen. Am 13. Mai 2016 kündigte US-Präsident Obama ein landesweites Forschungsprojekt namens National Microbiome Initiative an, vergleichbar mit der BRAIN Initiative des Jahres 2013, die zur Investition von Milliarden Dollar in Forschungen zum menschlichen Gehirn führte.

Der Nutzen unserer Mikrobiota wirkt sich erheblich auf unsere Gesundheit aus. Zu den am besten erforschten Leistungen der Mikroben gehört ihre Hilfe beim Verdauen von Nahrungsbestandteilen, mit denen der Darm nicht allein fertig wird, bei der Steuerung des Stoffwechsels, beim Verarbeiten und Entgiften gefährlicher Chemikalien, die wir mit dem Essen aufnehmen, beim Trainieren und Regulieren des Immunsystems und bei der Vorbeugung gegen das Eindringen und die Vermehrung gefährlicher Krankheitserreger. Andererseits werden Störungen und Veränderungen des Darmmikrobioms – wie die Darmmikrobiota und die Gesamtheit ihrer Gene und Genome genannt werden – mit zahlreichen Erkrankungen in Verbindung gemacht, zum Beispiel mit entzündlichen Darmerkrankungen, Durchfall nach der Einnahme von Antibiotika oder mit Asthma. Sie könnten sogar eine Rolle bei Autismus-Spektrum-Störungen und bei neurodegenerativen Störungen wie der Parkinson-Krankheit spielen.

Mithilfe neuer Techniken sind wir dabei, die einzelnen mikrobischen Bewohner auf unserer Haut, in den Nasenlöchern, im Mund, an den Lippen, auf den Augenlidern und sogar zwischen unseren Zähnen zu entdecken und zu beschreiben. Der Magen-Darm-Trakt, vor allem der Dickdarm, beherbergt jedoch bei Weitem die größten Populationen. Mehr als 100 Billionen Mikroben leben in der dunklen, fast sauerstofflosen Welt des menschlichen Darms – nach neuesten Schätzungen ungefähr die gleiche Anzahl von Zellen, die unser Körper insgesamt besitzt, wenn wir die roten Blutkörperchen bei den menschlichen Zellen mitrechnen. Würden Sie aus all Ihren Darmmikroben ein Organ formen, wäre es zwischen 900 und 2400 Gramm schwer, ungefähr so schwer wie das Gehirn, das etwa 1300 Gramm wiegt. Aufgrund dieses Vergleichs wurde das Darmmikrobiom als »vergessenes Organ« bezeichnet. Die 1000 Bakterienarten, die die Mikrobiota im Darm bilden, enthalten mehr als sieben Millionen Gene; auf jedes menschliche Gen kommen also bis zu 360 Bakteriengene. Das bedeutet, dass weniger als 1 Prozent der Summe aller menschlichen und mikrobischen Gene (des sogenannten Hologenoms) menschlichen Ursprungs sind!

Dank dieser Gene verfügen die Mikroben nicht nur über eine enorme Kapazität, Moleküle zu bilden, durch die sie mit uns kommunizieren können, sondern auch über eine erstaunlich große Wandlungsfähigkeit. Die Darmmikroben unterscheiden sich erheblich von Mensch zu Mensch, und keine zwei Menschen haben genau die gleiche Darmmikrobiota mit ihren vielen Stämmen und Spezies. Welche Mikroben den Darm besiedeln, hängt von vielen Faktoren ab, zum Beispiel von unseren Genen, von der Mikrobiota unserer Mutter, die wir alle in gewissem Umfang übernehmen, von den Mikroben, die sich in anderen Familienmitgliedern im gleichen Haushalt befinden, von der Ernährung und, wie Sie in diesem Buch erfahren werden, von der Aktivität des Gehirns und von unserem Gemütszustand.

Um die enorme Bedeutung dieser Mikroben für unseren Körper zu verstehen, lohnt es sich zu untersuchen, woher sie kommen und wie sie mit uns Menschen eine Symbiose eingegangen sind. Diese evolutionäre Geschichte hat Martin Blaser in seinem Buch *Missing Microbes* wundervoll erzählt:

> *Etwa drei Milliarden Jahre lang waren Bakterien die einzigen Lebewesen auf der Erde. Sie besiedelten jeden Platz auf dem Land, in der Luft und im Wasser und setzten chemische Reaktionen in Gang, die die Voraussetzungen für die Evolution der Mehrzeller schufen. Langsam, durch Versuch und Irrtum, erfanden sie im Laufe von Äonen die komplexen und robusten Feedbacksysteme, einschließlich der höchst effektiven »Sprache«, auf die bis zum heutigen Tag alles Leben auf Erden angewiesen ist.*

Abbildung 2: Vielfalt der Darmmikrobiota und Anfälligkeit für Hirnstörungen

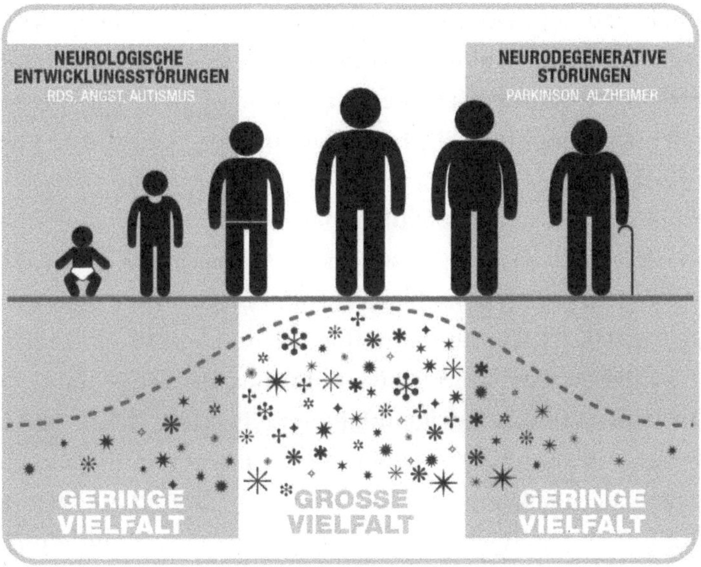

Vielfalt und Menge der Mikroben im Darm verändern sich im Laufe des Lebens. In den ersten drei Lebensjahren, in denen ein stabiles Darmmikrobiom erst aufgebaut wird, ist die Vielfalt noch gering. Ihr Maximum erreicht sie im Erwachsenenalter, um bei älteren Menschen wieder langsam abzunehmen. Die frühe Phase der geringen Vielfalt geht mit der Anfälligkeit für neurologische und psychiatrische Entwicklungsstörungen wie Autismus und Angststörungen einher, während die späte Phase der geringen Vielfalt mit neurodegenerativen Störungen wie Parkinson und Alzheimer zusammenfällt. Es ist möglich, dass diese geringe Vielfalt einen Risikofaktor für solche Krankheiten darstellt.

Alles, was wir über die Darmbakterien gelernt haben, fordert die traditionellen wissenschaftlichen Theorien heraus. Das ist einer der Gründe dafür, dass das Thema so viel Interesse weckt und in Bezug auf die Kommunikation mit dem Nervensystem so viele Kontroversen auslöst, sowohl in der Wissenschaft als auch in den Medien. Es ist zudem der Grund dafür, dass manche Leute, tiefere, eher philosophische Fragen zum Einfluss des Mikrobioms stellen: Ist der menschliche Körper nur das Vehikel der Mikroben, die in ihm leben? Manipulieren die Mikroben unser Gehirn so, dass wir essen, was für *sie* am besten ist? Ändert die Tatsache, dass wir Menschen mehr Mikroben beherbergen als eigene Zellen, unsere Vorstellung vom menschlichen Selbst?

Solche philosophischen Spekulationen sind faszinierend, aber sie werden von bisherigen wissenschaftlichen Erkenntnissen nicht gestützt. Doch was die Wissenschaft vom menschlichen Mikrobiom in den letzten zehn Jahren entdeckt hat, ist ebenso tiefgreifend. Und obwohl wir erst am Anfang dieser rasanten wissenschaftlichen Entdeckungsreise stehen, können wir uns nicht länger als das einzige intelligente Produkt der Evolution und als völlig anders als alle anderen Lebewesen auf unserem Planeten betrachten. Die kopernikanische Wende führte im 16. Jahrhundert zu einer ganz neuen Vorstellung von der Position der Erde im Universum und zum Übergang zum heliozentrischen Weltbild, und im 19. Jahrhundert änderte Charles Darwins revolutionäre Evolutionstheorie unseren Platz im Tierreich für immer. Nun zwingt uns die Wissenschaft vom menschlichen Mikrobiom, unsere Position auf der Erde neu zu bewerten. Wir Menschen sind in Wirklichkeit Superorganismen, zusammengesetzt aus menschlichen und mikrobischen Komponenten, die untrennbar miteinander verbunden und aufeinander angewiesen sind. Nur so können wir überleben. Da die mikrobische Komponente durch ein gemeinsames biologisches Kommunikationssystem mit allen anderen Mikrobiomen im Boden, in der Luft und in den Meeren sowie mit den Mikroben, die mit fast allen anderen Organismen in Symbiose leben, eng verbunden ist, sind wir unlösbarer Teil des lebendigen Netzwerks der Erde. Die neue Theorie vom Superorganismus, der menschlich und mikrobisch zugleich ist, hat zweifellos tiefgreifende Folgen für unser Weltbild, unsere Verantwortung für unsere inneren und externen Ökosysteme und für viele Aspekte von Gesundheit und Krankheit.

Wenn die Darm-Mikrobiom-Gehirn-Achse aus dem Gleichgewicht gerät

Die Gesundheit aller Ökosysteme lässt sich anhand ihrer Stabilität und ihrer Widerstandskraft gegen Verletzungen und Störungen bestimmen. Wichtige Faktoren, die zu dieser Gesundheit beitragen, sind die Vielfalt und die Anzahl der Organismen eines Ökosystems. Das Gleiche gilt für unser Ökosystem im Darm. Es gibt immer mehr Hinweise darauf, dass die Darmmikrobenzusammensetzung nach mehreren Darmerkrankungen ihren gesunden, stabilen Zustand einbüßt. In diesem Fall spricht man von einer Dysbiose. Eine der schwersten und am besten untersuchten Formen einer Dysbiose tritt bei einer kleinen Zahl von Krankenhauspatienten auf, die mit Antibiotika behandelt wurden. Sie leiden an schweren Durchfällen und Darmentzündung. Zu dieser sogenannten antibiotikaassoziierten oder pseudomembranösen Kolitis kommt es, wenn ein Breitbandantibiotikum die Vielfalt und die Anzahl der normalen Darmbakterien verringert hat, sodass der Krankheitserreger *Clostridium difficile* überhandnimmt. Wie wichtig eine vielfältige Darmmikrobiota für die Gesundheit des Darms ist, zeigt auch die Beobachtung, dass die Dickdarmentzündung schnell heilt, wenn man eine gesunde Darmmikrobiota wiederherstellt. Das ist derzeit am effektivsten durch die Transplantation von Stuhlbakterien eines gesunden Spenders in den Darm des Patienten möglich. Diese Behandlung führt bei den meisten Patienten zu einer fast wundersamen Wiederherstellung der mikrobischen Vielfalt. Auf diese neue Therapie werden wir später genauer eingehen.

Das Ausmaß der Dysbiose bei anderen chronischen Darmstörungen wie Colitis ulcerosa, Morbus Crohn und Reizdarmsyndrom (ebenfalls eine Störung der Darm-Gehirn-Achse) sowie ihre genauen Auswirkungen auf deren Pathophysiologie sind jedoch weniger eindeutig, und viele Fragen bleiben offen. Bis zu 15 Prozent der Weltbevölkerung leiden an den Leitsymptomen des Reizdarmsyndroms, an Problemen mit dem Stuhlgang oder an Bauchschmerzen und Unbehagen. Mehrere Studien berichten von einer veränderten Darmmikrobiota bei einer Teilgruppe von Patienten; aber es ist noch unklar, welche Rolle diese Veränderungen bei der Entstehung des Krankheitsbildes spielen und welche der verfügbaren Therapien (zum Beispiel die Gabe von Antibiotika oder Probiotika, eine spezielle Diät oder die Transplantation von Stuhlbakterien), die das Gleichgewicht in der Darmmikrobiota wiederherstellen sollen, beim individuellen Patienten wirksam ist.

Mikroben gewinnen an Bedeutung

Noch vor wenigen Jahren hätte es sich nach Science-Fiction angehört, doch die moderne Wissenschaft bestätigt, dass das Gehirn, der Darm und die Darmmikroben sich in einer gemeinsamen biologischen Sprache unterhalten. Wie »reden« diese unsichtbaren Kreaturen mit uns? Wie können wir sie hören, und wie können sie mit uns kommunizieren?

Die Mikroben besiedeln nicht nur das Innere des Darms; viele von ihnen befinden sich auf einer rasierklingendünnen Schicht aus Schleim und Zellen, die die Darmschleimhaut überzieht. In diesem einzigartigen Milieu sind sie kaum von den Immunzellen des Darms und von den zahlreichen zellulären Sensoren zu unterscheiden, die unsere Darmempfindungen codieren. Mit anderen Worten, sie leben in engem Kontakt mit den wichtigen Systemen des Körpers, die Informationen sammeln. Von dieser Position aus können sie mithören, wenn das Gehirn den Darm davon unterrichtet, dass Sie gestresst, glücklich, ängstlich oder wütend sind, selbst wenn Sie selbst sich dieser Gemütszustände nicht voll bewusst sind. Aber sie hören nicht nur zu. So unglaublich es klingen mag, die Darmmikroben sind sehr wohl in der Lage, unsere Emotionen zu beeinflussen, indem sie Signale erzeugen und modulieren, die der Darm dem Gehirn übermittelt. Was als Emotion im Gehirn beginnt, beeinflusst also den Darm und die Signale, die von den Mikroben ausgehen, und diese erstatten wiederum Rückmeldung an das Gehirn, wobei sie den emotionalen Zustand verstärken und bisweilen sogar verlängern.

Als vor etwa zehn Jahren die ersten Publikationen zu diesem Thema erschienen – meist Tierstudien –, war ich skeptisch hinsichtlich ihrer Ergebnisse wie ihrer Bedeutung – sie schienen einfach zu weit vom traditionellen Weltbild der Medizin entfernt zu sein. Nachdem meine Forschungsgruppe an der University of California, Los Angeles (UCLA), unter Leitung von Dr. Kirsten Tillisch eine eigene Studie mit gesunden Menschen beendet hatte, konnte sie die Ergebnisse mancher Tierstudien jedoch bestätigen. Daher beschloss ich, weiter zu untersuchen, ob die Wechselwirkungen zwischen den Darmmikroben und dem Gehirn unsere Hintergrundemotionen, unsere gesellschaftlichen Interaktionen und sogar unsere Fähigkeit, Entscheidungen zu treffen, beeinflussen können. Ist die Ausgewogenheit der Darmmikrobiota eine Voraussetzung für unsere geistige Gesundheit? Und wenn diese Verbindung zwischen dem Geist und dem Darm gestört ist, steigt dann das Risiko für eine chronische Gehirnerkrankung? Diese Fragen sind nicht nur aus wissenschaftlicher, sondern aus allgemein menschlicher Perspektive faszinierend, denn wir müssen die Darm-Gehirn-Achse auch deshalb unbedingt besser verstehen, weil viele Erkrankungen des Gehirns menschliches Leid und hohe Kosten für die Gesellschaft verursachen.

Die Zahl der registrierten Fälle von Autismus-Spektrum-Störungen (ASS) ist in den USA massiv gestiegen: von 4,5 unter 10 000 Kindern im Jahr 1966 auf eines von 68 Kindern im Alter von acht Jahren im Jahr 2010. Die neuesten Daten der staatlichen Gesundheitsbefragung im Jahr 2014 enthüllen, dass bis zu 2,2 Prozent der amerikanischen Kinder irgendwann in ihrem Leben die Diagnose ASS erhalten haben, was darauf schließen lässt, dass eines von 58 Kindern betroffen ist. Ein Teil dieser Zunahme ist wahrscheinlich auf größere Aufmerksamkeit und veränderte diagnostische Kriterien zurückzuführen; aber die Befunde deuten auch darauf hin, dass die Zahl der ASS-Fälle sich allein im letzten Jahrzehnt mindestens verdoppelt hat.

Wie die Häufigkeit der ASS ist auch die Häufigkeit anderer Erkrankungen gestiegen, die mit einer veränderten Darmmikrobiota in Verbindung gebracht werden, einschließlich Autoimmun- und Stoffwechselstörungen. Die Ähnlichkeiten im zeitlichen Verlauf dieser neuen Epidemien lassen eine gemeinsame, tiefer liegende Ursache vermuten, die mit einer Veränderung der Darmmikrobiota in den letzten etwa 50 Jahren zusammenhängt. Mögliche Ursachen dafür sind unsere Lebensweise, unsere Ernährung und der weitverbreitete Einsatz von Antibiotika, was auch neuere Tierstudien bestätigen. Neuere klinische Studien mit bestimmten Probiotika und mit transplantierten Stuhlbakterien haben begonnen, den Zusammenhang zwischen der Darmmikrobiota und Verhaltensstörungen zu untersuchen.

Neurodegenerative Störungen nehmen ebenfalls zu. In Industrieländern leidet einer von hundert über 60 Jahre alten Menschen an der Parkinson-Krankheit. In den Vereinigten Staaten sind mindestens eine halbe Million Menschen von ihr betroffen, und jedes Jahr werden rund 50 000 neue Fälle diagnostiziert. Man schätzt, dass die Zahl der Parkinson-Fälle sich bis 2030 verdoppeln wird. Aber die tatsächliche Zahl der Erkrankten ist schwer zu ermitteln, da die Krankheit meist nicht anhand ihrer klassischen neurologischen Anzeichen und Symptome diagnostiziert wird, solange der Krankheitsprozess nicht weit fortgeschritten ist. Neuere Studien zeigen sogar, dass die für Parkinson typische Degeneration im enterischen Nervensystem lange vor dem Auftreten der klassischen Krankheitssymptome einsetzt und dass Veränderungen in der Zusammensetzung der Darmmikrobiota mit der Krankheit einhergehen. Ob diese Veränderung eine Ursache oder nur eine Konsequenz der Krankheit darstellt, ist bisher nicht bekannt.

Im Jahr 2013 litten ungefähr fünf Millionen Amerikaner an der Alzheimer-Krankheit; bis 2050 dürfte diese Zahl sich fast verdreifachen und auf gut 14 Millionen steigen. Wie die Parkinson-Krankheit treten auch die Alzheimer-Symptome meist nach dem 60. Lebensjahr auf, und das Risiko steigt mit dem Alter. Nach dem 65. Lebensjahr verdoppelt sich die Zahl der an Alzheimer Erkrankten alle fünf Jahre. Die wirtschaftlichen Kosten der Alzheimer-Krankheit sind enorm, und wenn der derzeitige Trend sich fortsetzt, ist zu erwarten, dass sie in den USA bis 2050 rasch auf 1,1 Billionen Dollar steigen werden. Könnte eine lebenslange Veränderung der Darmmikrobiota eine Mitursache beider neurodegenerativen Störungen sein, die den Menschen etwa im gleichen Alter heimsuchen?

Darmmikroben werden auch mit Depression in Verbindung gebracht, der zweithäufigsten Ursache für Erwerbsunfähigkeit in den Vereinigten Staaten.

Die Medikamente, die am häufigsten bei der Behandlung von depressiven Störungen verordnet werden, sind die sogenannten selektiven Serotonin-Wiederaufnahmehemmer wie Fluoxetin, Paroxetin und Citalopram (unter zahlreichen Handelsnamen erhältlich). Diese Arzneimittel regen das serotonerge System an, von dem die Psychiater lange Zeit annahmen, es befinde sich ausschließlich im Gehirn. Heute wissen wir jedoch, dass 95 Prozent des Serotonins im Körper in spezialisierten Zellen im Darm gespeichert sind. Beeinflusst werden diese Zellen von unserer Ernährung, von Chemikalien, die bestimmte Darmmikroben bilden, und von Signalen, die das Gehirn ihnen schickt, um sie über unseren emotionalen Zustand zu informieren. Am erstaunlichsten ist, dass diese Zellen eng mit den Sinnesnerven verbunden sind, die Signale unmittelbar zurück in das Gehirnzentrum senden, das die Emotionen steuert. Deshalb sind sie ein wichtiger Knotenpunkt in der Darm-Gehirn-Achse. Aufgrund dieser strategischen Position ist es meiner Meinung nach wahrscheinlich, dass Darmmikroben und ihre Metaboliten bei der Entstehung einer Depression sowie hinsichtlich ihrer Schwere und Länge eine wichtige und weitgehend unerforschte Rolle spielen. Das ist eine faszinierende Möglichkeit, die, wenn sie durch kontrollierte Studien bestätigt wird, neue Chancen für die Entwicklung wirksamerer Therapien eröffnet, einschließlich spezifischer diätetischer Maßnahmen.

In diesem Buch werden wir neue Erkenntnisse in den Fokus nehmen, die einige der zerstörerischsten Gehirnerkrankungen und einige der häufigsten Gehirn-Darm-Störungen mit Veränderungen der Kommunikation zwischen den Darmmikroben und dem Gehirn sowie mit unserer Lebens- und Ernährungsweise in Zusammenhang bringen.

»Du bist, was du isst« – sofern Sie die Darmmikrobiota berücksichtigen

»Sag mir, was du isst, und ich sage dir, wer du bist«, schrieb Jean Anthelme Brillat-Savarin, ein französischer Jurist, Arzt und Autor eines im 19. Jahrhundert einflussreichen Buches über die Physiologie des Geschmacks. Diesem Kenner der Haute Cuisine, nach dem der Brillat-Savarin-Käse und der Savarin-Kuchen benannt wurden, verdanken wir einige tiefe und frühe Einsichten in die Beziehung zwischen Ernährung, Adipositas und Verdauungsstörungen. Im Jahr 1826, als er darüber schrieb, konnte er allerdings noch nicht wissen, dass Darmmikroben darüber entscheiden, wie das Essen das seelische Wohlbefinden und wichtige Gehirnfunktionen beeinflusst. Die Mikroben an der Schnittstelle zwischen dem Darm und dem Nervensystem befinden sich sogar in einer Schlüsselposition, wenn es darum geht, das körperliche und seelische Wohlbefinden unmittelbar mit unseren Speisen und Getränken, aber auch darum, unsere Emotionen mit unserer Nahrung zu verbinden. In jeder Millisekunde sammelt der Darm Informationen über Ihr Essen und Ihre Umgebung, und zwar 24 Stunden am Tag und an sieben Tagen in der Woche, sogar im Schlaf. Ein großer Teil dieser Informationssammlung spielt sich im Magen und am Anfang des Dünndarms ab, wo nur wenige Mikroben vorkommen und wo ihr Beitrag zum Darm-Gehirn-Dialog wahrscheinlich gering ist. Doch die Billionen Mikroben im Dickdarm verdauen Nahrungsreste und bilden enorm viele Moleküle, die diesem Prozess eine ganz neue Dimension hinzufügen. Wie wir aus Tierversuchen wissen, ist es möglich, ohne Darmmikrobiota zu leben, zu verdauen und Nährstoffe aufzunehmen, sofern wir in einer Umgebung ohne Krankheitserreger leben. Doch wissen wir heute ebenso, dass die Entwicklung des Gehirns solcher keimfreien Tiere – Mäuse, Ratten und sogar Pferde – erheblich gestört ist, vor allem in jenen Regionen, die an der Steuerung von Emotionen beteiligt sind. Das heißt, das Gehirn von Tieren, die in einer solchen keimfreien Umwelt aufwachsen, unterliegt einer erheblichen Veränderung.

Das Wohlbefinden Ihrer Darmmikrobiota hängt davon ab, was Sie essen, und sie ist in den ersten paar Lebensjahren mehr oder weniger auf Ihre bevorzugte Nahrung programmiert. Unabhängig von ihrer ursprünglichen Programmierung kann sie jedoch jedes Futter verdauen, das Sie ihr vorsetzen, egal, ob Sie sich hauptsächlich von pflanzlichen Produkten ernähren oder ein überzeugter Fleischesser sind. Einerlei, was Sie den Mikroben im Darm geben, sie nutzen die enorme Datenmenge, die sie in ihren Millionen Genen gespeichert haben, um halb verdautes Essen in Hunderttausende von Metaboliten umzuwandeln. Obwohl wir erst zu verstehen beginnen, welchen Einfluss diese Metaboliten auf den Körper haben, wissen wir, dass einige von ihnen den Magen-Darm-Trakt einschließlich seiner Nerven und Immunzellen nachhaltig beeinflussen. Andere gelangen ins Blut und sind an der Signalübertragung über große Entfernungen hinweg beteiligt. Dabei beeinflussen sie jedes Organ, auch das Gehirn. Besonders wichtig ist die Fähigkeit dieser von Mikroben gebildeten Moleküle, in einem Zielorgan eine leichte Entzündung hervorzurufen, was Adipositas, Herzerkrankungen, chronische Schmerzen und degenerative Gehirnerkrankungen auslösen kann. Diese Entzündungsmoleküle und ihre Wirkung auf bestimmte Gehirnregionen könnten durchaus ein wichtiger Schlüssel zum Verständnis vieler Gehirnstörungen sein.

Was bedeutet die neue Wissenschaft für Ihre Gesundheit?

Es besteht kein Zweifel daran, dass die neue Wissenschaft von der Kommunikation zwischen Darm und Gehirn in den letzten paar Jahren zu einem der faszinierendsten Themen für Forscher und Medien geworden ist. Wer hätte je gedacht, dass der bloße Transfer von Kotpellets mit Darmbakterien einer »extravertierten« Maus das Verhalten einer »schüchternen« Maus so ändern kann, dass sie sich eher wie die gesellige Maus benimmt? Oder dass wir eine magere Maus in ein gefräßiges Tier verwandeln können, wenn wir ihr Kotpellets nebst Mikroben einpflanzen, die einer dickleibigen Maus mit unersättlichem Appetit entnommen wurden? Oder dass der Verzehr eines mit Probiotika angereicherten Joghurts die Gehirnreaktion gesunder Frauen auf negative Reize innerhalb von vier Wochen beeinflussen kann?

Das zunehmende Wissen über ein integriertes Darm-Mikrobiota-Gehirn-System und seine starke Abhängigkeit vom Essen enthüllt, wie Geist, Gehirn,

Darm und Darmmikrobiota interagieren. Diese Wechselwirkungen machen uns entweder verwundbarer für eine wachsende Zahl von Erkrankungen, oder sie helfen uns, optimal gesund zu bleiben. Noch revolutionärer ist die Tatsache, dass wir Krankheit, Gesundheit und seelisches Wohlbefinden jetzt mit neuen Augen sehen. Wir betrachten unseren Körper nun aus einem ökologischen Blickwinkel und betonen dabei die Wechselwirkungen zwischen Myriaden von Mitspielern im Darm und im Gehirn, die uns Stabilität und Widerstandskraft gegen Erkrankungen verschaffen.

Diese neue Einstellung verlangt von uns höhere Ansprüche an unser Gesundheitssystem. Wir müssen die verbreitete, aber veraltete Idee vom Körper als einer komplexen Maschine mit verschiedenen Teilen aufgeben, und zwar zugunsten eines Modells vom Körper als einem intensiv vernetzten ökologischen System, das durch seine Vielfalt für Stabilität und Widerstandskraft gegen Störungen sorgt. Ein namhafter Mikrobiomforscher wies zu Recht darauf hin, dass wir auch aufhören müssen, gegen einzelne Zellen oder Mikroben Krieg zu führen, und stattdessen das Mikrobiom des Darms als freundlichen Parkwächter betrachten sollten, der uns hilft, in einem komplexen Ökosystem die biologische Vielfalt zu bewahren. Dieser Paradigmenwechsel ist unerlässlich, wenn wir den Darm und damit unser ganzes Selbst gesund erhalten und vor Erkrankungen schützen wollen. Vermutlich wird dieses neue Verständnis auch neue Wege aufzeigen, verbreiteten Krankheiten, an denen Millionen von Menschen leiden, vorzubeugen und sie zu behandeln.

Die Zeit ist reif, aktiv zu werden und unser inneres Ökosystem, unseren Körper und unseren Geist selbst zu gestalten. Um der Ingenieur Ihres eigenen Ökosystems zu werden, müssen Sie sich zunächst bewusst machen, wie Ihr Gehirn mit Ihrem Darm kommuniziert, wie Ihr Darm mit Ihrem Gehirn kommuniziert und wie Ihre Darmmikrobiota beide Wechselwirkungen beeinflusst. Auf den folgenden Seiten wollen wir uns die jüngsten wissenschaftlichen Erkenntnisse über diese Kommunikationssysteme genauer ansehen. Ich hoffe, dass Sie am Ende des Buches sich und Ihre Umwelt mit ganz neuen Augen betrachten.

KAPITEL 2

Wie das Gehirn mit dem Darm kommuniziert

Stellen Sie sich vor, Sie befinden sich auf der Autobahn, und der Fahrer, der an Ihrer Stoßstange klebt, schert plötzlich aus, überholt Sie und tritt dann plötzlich auf die Bremse. Auch Sie bremsen heftig, um nicht aufzufahren, und weichen auf die linke Spur aus. Dann sehen Sie, wie der Rowdy lacht – Ihre Nackenmuskeln beginnen sich zu verkrampfen, ebenso Ihre Kiefermuskeln, Sie pressen die Lippen zusammen, Zornesfalten zeichnen sich auf Ihrer Stirn ab. Ihre Frau neben Ihnen nimmt Ihre Wut sofort wahr. Oder erinnern Sie sich daran, wie Sie einmal deprimiert waren. Ihr Gesicht erschlaffte, Sie senkten den Blick, und die Menschen in Ihrer Umgebung bemerkten, wie es Ihnen ging.

Es fällt uns leicht, Emotionen am Gesicht anderer abzulesen. Diese Fähigkeit sprengt die Grenzen der Sprache, der ethnischen Zugehörigkeit, der Kultur, der Nationalität und sogar der Spezies, denn es entgeht uns nicht, wenn ein Hund wütend oder eine Katze ängstlich ist. Die Natur hat uns

Menschen so programmiert, dass wir viele verschiedene Emotionen leicht erkennen und unterscheiden können und unsere Reaktionen danach ausrichten. Ihre Gefühle sind so offensichtlich, weil Ihr Gehirn ein typisches Signalmuster an die vielen kleinen Gesichtsmuskeln aussendet. Das bedeutet, dass jeder Emotion ein Gesichtsausdruck entspricht. Die Menschen in Ihrer Umgebung nehmen Ihren Gesichtsausdruck im Bruchteil einer Sekunde wahr. Jeder von uns ist ein offenes Buch.

Abbildung 3: Der Darm spiegelt emotionale Gesichtsausdrücke wider

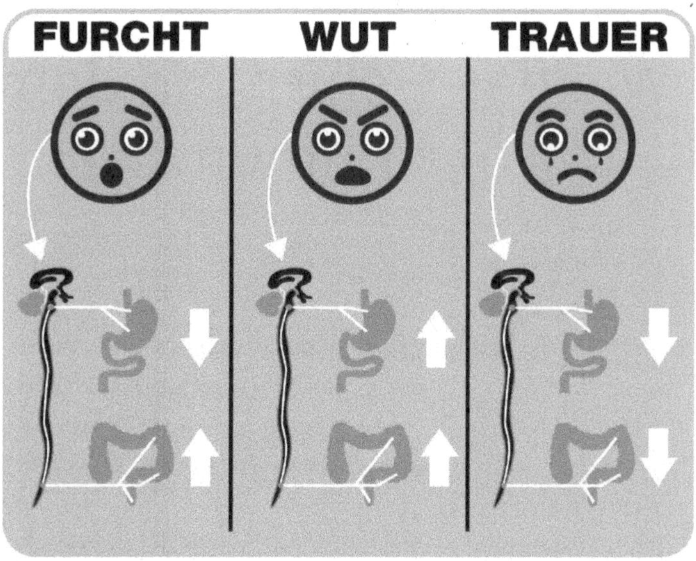

Emotionen spiegeln sich im Gesicht deutlich wieder. Auf ähnliche Weise drücken die einzelnen Abschnitte des Magen-Darm-Trakts Emotionen aus, beeinflusst von Nervensignalen aus dem limbischen System. Signale an den oberen und unteren Verdauungskanal können synchron oder in unterschiedlichen Richtungen ablaufen. Die dicken weißen Pfeile stehen für die Zunahme oder Abnahme der Magen-Darm-Kontraktionen, die mit einer bestimmten Emotion einhergehen.

Aber wir sind buchstäblich blind für die Veränderungen, die diese Emotionen im Darm hervorrufen. Wenn Sie im Straßenverkehr vor Wut schäumen, schickt Ihr Gehirn ein typisches Signalmuster nicht nur an die Gesichtsmuskeln, sondern auch an das Verdauungssystem, worauf der Körper massiv reagiert: Als Sie sich über den Autofahrer ärgerten, der Sie schnitt, zog sich Ihr Magen heftig zusammen, produzierte mehr Säure und gab das Rührei, das Sie zum Frühstück gegessen hatten, langsamer an den Dünndarm weiter. Ihr Darm sonderte Schleim und Verdauungssäfte ab. Etwas Ähnliches, ebenfalls Typisches geschieht, wenn Sie sich fürchten oder verstimmt sind. Und wenn Sie deprimiert sind, bewegt sich Ihr Darm fast gar nicht. Wir wissen heute, dass der Darm jede im Gehirn aufkommende Emotion widerspiegelt.

Die Aktivität dieser Schaltkreise im Gehirn beeinflusst auch andere Organe und ruft eine koordinierte Reaktion auf jede Emotion hervor. Wenn Sie beispielsweise unter Stress stehen, schlägt Ihr Herz schneller und die Hals- und Schultermuskeln spannen sich an. Das Gegenteil geschieht, wenn Sie entspannt sind. Aber das Gehirn ist wie kein anderes Organ mit dem Darm verschaltet, viel mehr als der Rest unseres Körpers. Da wir Menschen unsere Emotionen schon immer im Darm gespürt haben, ist unsere Sprache reich an Ausdrücken, die diese Tatsache widerspiegeln. Jedes Mal, wenn Ihr Magen sich verkrampft oder wenn Sie die sprichwörtlichen Schmetterlinge im Bauch haben, sind diejenigen Gehirnregionen dafür verantwortlich, die Emotionen hervorbringen. Ihre Emotionen, das Gehirn und der Darm sind auf einzigartige Weise miteinander verbunden.

Wenn ein Patient mit anomalen Darmreaktionen Hilfe bei Ärzten sucht und eine endoskopische Untersuchung keine Hinweise auf eine ernsthafte Erkrankung ergibt, etwa eine Darmentzündung oder einen Tumor, halten viele Ärzte die Symptome des Patienten für unbedeutend oder eingebildet. Frustriert von ihrem Unvermögen, das Leiden spürbar zu lindern, neigen sie dazu, spezielle Diäten, Probiotika oder Tabletten zu empfehlen, um den Stuhlgang zu normalisieren, ohne die wahren Ursachen der Symptome anzugehen.

Wenn mehr Ärzten und Patienten klar wäre, dass der Darm in Wirklichkeit ein Theater ist, in dem das Schauspiel der Emotionen gespielt wird, würde dieses Stück für die Patienten wohl seltener zu einer Tragödie. Fast 15 Prozent der Amerikaner leiden an diversen anomalen Darmreaktionen, zum Beispiel am Reizdarmsyndrom, an chronischer Verstopfung, an Magenverstimmung oder an funktionellem Sodbrennen. Das alles sind Gehirn-Darm-Störungen. Die Symptome reichen von Übelkeit, Gluckern und Blähungen bis zu unerträglichen Schmerzen. Erstaunlicherweise wissen viele Patienten, die an Darmstörungen leiden, wenig darüber, dass ihre Symptome ihren emotionalen Zustand widerspiegeln. Noch erstaunlicher ist die Ahnungslosigkeit vieler Ärzte.

Der Mann, der nicht aufhören konnte, sich zu übergeben

Von den vielen Patienten, die mir in meiner langen Laufbahn als Gastroenterologe begegnet sind, ist Bill mir am nachhaltigsten in Erinnerung geblieben. Er war 25 und an sich gesund, als er mit seiner 52-jährigen Mutter zu mir kam. Ich war überrascht, als sie das Gespräch eröffnete: »Ich hoffe sehr, dass Sie Bill helfen können. Sie sind unsere letzte Hoffnung. Wir sind verzweifelt.«

In den vergangenen acht Jahren hatte Bill unzählige Stunden in verschiedenen Notaufnahmen verbracht, weil er an unerträglichen Magenschmerzen litt und sich ständig erbrach. In besonders schwierigen Phasen besuchte er die Notaufnahme mehrere Male in der Woche. Meist verschrieben ihm die Ärzte Schmerzmittel und Beruhigungsmittel zur Linderung seiner Beschwerden, aber niemand schien eine Vorstellung davon zu haben, was ihm wirklich fehlte. Schlimmer noch, manche Ärzte nannten Bill medikamentensüchtig, weil kein Befund der diagnostischen Tests, die sie durchführten, zu seinen Symptomen passte.

Bill hatte auch mehrere Gastroenterologen konsultiert, die umfangreiche diagnostische Tests durchführten, ohne eine Ursache für seine unerträglichen Symptome zu finden. Seine Schmerzen und sein Erbrechen zwangen ihn, seine Ausbildung am College zu unterbrechen und wieder zu seinen besorgten Eltern zu ziehen. Seine Mutter, eine Geschäftsfrau, war enttäuscht davon, dass die Ärzte keine genaue Diagnose stellen konnten. Also begann sie, nach anderen Antworten zu suchen. »Ich glaube, alle Anzeichen deuten auf das Syndrom des zyklischen Erbrechens hin«, sagte sie. Als Bills Arzt wollte ich das selbst herausfinden.

Wie bei vielen anderen Gehirn-Darm-Störungen wurden zahlreiche ungewöhnliche Theorien aufgestellt, die die seltsame Symptomkonstellation beim Syndrom des zyklischen Erbrechens erklären sollen. Gestützt auf die jahrzehntelange Forschung meines Teams zusammen mit mehreren anderen Forschungsgruppen an der UCLA, hielt ich eine übertriebene Reaktion des Darms, ausgelöst von einer zu heftigen Stressreaktion im Gehirn, für die plausibelste Erklärung.

Bei Patienten, die an zyklischem Erbrechen leiden, werden die Anfälle meist von traumatischen Ereignissen ausgelöst. Viele unterschiedliche, scheinbar nicht miteinander zusammenhängende Reize, zum Beispiel starke Anstrengung, die Menstruation, ein Aufenthalt in großer Höhe oder einfach anhaltender psychischer Stress, können ein so starkes Ungleichgewicht im Körper herbeiführen, dass ein Anfall die Folge ist. Wenn das Gehirn (nicht unbedingt bewusst) eine solche Bedrohung wahrnimmt, erteilt es dem Hypothalamus, einer zentralen Gehirnregion, die alle vitalen Funktionen koordiniert, den Befehl, ein wichtiges Stresshormon namens *Corticotropin Releasing Factor* (CRF, auch Corticoliberin) in großer Menge auszuschütten. Dieses Hormon ist eine Art Hauptschalter, der das Gehirn (und den Körper) in einen Stressmodus versetzt. Patienten mit dieser Störung können monate- oder gar jahrelang völlig symptomfrei sein, obwohl ihr CRF-System ständig auf Hochtouren arbeitet. Wenn sie jedoch zusätzlichem Stress ausgesetzt sind, werden die Symptome erneut ausgelöst.

Abbildung 4: Darmreaktionen auf Stress

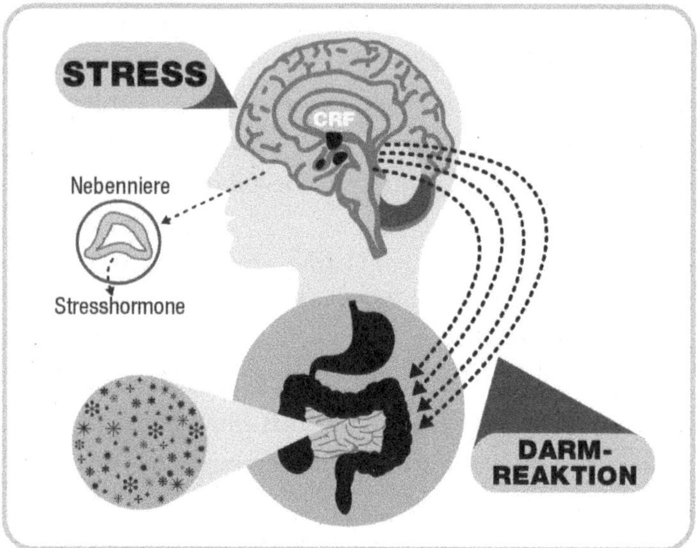

Als Reaktion auf Störungen unseres normalen, ausgewogenen Zustandes, zum Beispiel auf Stress, löst das Gehirn eine koordinierte Reaktion aus, um das Wohlbefinden zu fördern und das Überleben zu sichern. Der CRF ist der chemische Hauptschalter, der diese Stressreaktion auslöst. Er wird vom Hypothalamus ausgeschüttet und wirkt auf benachbarte Hirnregionen. Stressbedingter CRF im Gehirn geht mit einer Zunahme von Stresshormonen (zum Beispiel Cortison und Noradrenalin) im Körper einher. Dieser Prozess stimuliert zudem eine stressabhängige Darmreaktion, die Zusammensetzung und Aktivität der Darmmikrobiota beeinflusst.

Steigt der CRF-Pegel hoch genug, schaltet er jedes Organ und jede Zelle des Körpers, auch den Darm, in den Stressmodus. In einer Reihe von Tierversuchen konnte meine Kollegin Yvette Tache, eine der weltweit führenden Expertinnen für stressabhängige Gehirn-Darm-Wechselwirkungen, die vielen Veränderungen zeigen, die der CRF im Körper auslöst.

Im Gehirn steigert ein höherer CRF-Spiegel die Angst und macht uns empfindlicher für eine Reihe von Körpersignalen, einschließlich der Signale des Darms, die wir unter solchen Umständen als Bauchschmerzen wahrnehmen. Der Darm selbst kontrahiert stärker und entleert seinen Inhalt. Die Folge ist Durchfall. Die Darmwände werden durchlässiger, der Dickdarm gibt mehr Wasser und Schleim ab, und durch die Magen- und Darmschleimhäute fließt mehr Blut.

In Bills Fall halfen mir ein paar wenige Fragen zu seinen Symptomen, eine Diagnose zu stellen. Ich fragte ihn und seine Mutter, ob Angehörige an Migräne litten, an chronischen Kopfschmerzen, die meist mit dem Syndrom des zyklischen Erbrechens zusammenhängen. Und tatsächlich: Sowohl auf seine Mutter als auch auf seine Großmutter traf dies zu.

»Welche Symptome treten kurz vor einem Anfall auf?«, fragte ich. Bill berichtete, einem ausgeprägten Anfall gingen etwa 15 Minuten lang intensive Angst, Schwitzen, kalte Hände und Herzklopfen voraus. Das alles sind Symptome einer Stressreaktion im Körper. Mehr noch, diese Symptome weckten ihn morgens sehr früh auf – auch das ist typisch für das Syndrom. Ausgelöst werden diese Symptome wahrscheinlich durch die tagsüber erhöhte Aktivität des Zentralnervensystems. Eine heiße Dusche oder eine Lorazepam-Tablette konnten die Anfälle bisweilen verhindern; aber meist blieben sie ohne nachhaltige Wirkung. »Sobald das Erbrechen beginnt und ich es nicht aufhalten kann, muss ich sofort in die Notaufnahme.«

»Und was geschieht dort?«, fragte ich Bill. Er erklärte, seine Ärzte gäben ihm widerstrebend ein narkotisierendes Schmerzmittel, das ihn meist sofort einschlafen lasse. Eine Stunde später wache er ohne Symptome auf. Die vielen diagnostischen Tests, darunter Endoskopien und Computertomografien seines Bauches, hatten keine Anomalien ergeben und ein Gehirnscan einen Tumor ausgeschlossen.

Die Diagnose von Bills Mutter erwies sich als richtig: Ihr Sohn litt an zyklischem Erbrechen. Das Traurige war, dass die korrekte Diagnose im Grunde einfach war, obwohl Bills Ärzte sie immer wieder übersehen hatten, und dass Bills Mutter, die über keine medizinische Ausbildung verfügte, sie nach ein paar Stunden Internetrecherche gestellt hatte.

Sie müssen nicht an den unerträglichen Symptomen des zyklischen Erbrechens zu leiden, um zu erleben, wie begrenzt das Wissen vieler Ärzte über Darmstörungen ist und wie wenig wirksame Therapien es gibt. Fast drei von zwanzig Amerikanern werden von Symptomen oder Syndromen geplagt, deren Ursache eine gestörte Kommunikation zwischen dem Gehirn und dem Darm ist, einschließlich Reizdarmsyndrom, funktionellem Sodbrennen und funktioneller Dyspepsie. Aber auch Menschen ohne Darmstörungen sollten sich darüber im Klaren sein, dass es bei ihnen trotzdem zu einer Stressreaktion des Darms kommen kann.

Zyklisches Erbrechen ist eines der drastischsten Beispiele für fehlgesteuerte Darmreaktionen, aber nicht das einzige. Veränderte Gehirn-Darm-Wechselwirkungen können bei jedem Menschen heftige Symptome auslösen.

Das kleine Gehirn in Ihrem Darm

Stellen Sie sich vor, Sie gehen mit einer guten Freundin essen. Der Kellner hat Ihnen soeben ein köstliches Rib-Eye-Steak serviert, das Sie sich nun schmecken lassen. Fassen wir kurz zusammen, was passiert, nachdem Sie den ersten Bissen in den Mund genommen haben – auch wenn das Thema sich nicht gerade als Tischgespräch eignet.

Noch bevor Sie Ihr Essen kauen und hinunterschlucken, füllt sich Ihr Magen mit konzentrierter Salzsäure, die so bitter wie Batteriesäure sein kann. Wenn die teilweise gekauten Fleischbrocken im Magen sind, zerkleinert dieser sie mit mahlenden Bewegungen in winzige Stücke. Inzwischen bereiten die Gallenblase und das Pankreas (Bauchspeicheldrüse) den Dünndarm auf seine Arbeit vor, indem sie Galle abgeben, die das Fett verdauen hilft, sowie Verdauungsenzyme. Wenn der Magen die Fleischteilchen an den Dünndarm abgibt, zerlegen die Enzyme und die Galle sie in Nährstoffe, die der Darm resorbiert und die anschließend im Körper verteilt werden.

Im weiteren Verlauf der Verdauung ziehen sich die Muskeln in der Darmwand rhythmisch zusammen und bewegen den Nahrungsbrei vorwärts. Diesen Vorgang nennt man Peristaltik. Deren Stärke, zeitliche Länge und Richtung hängen davon ab, was Sie gegessen haben. Der Darm braucht beispielsweise mehr Zeit, um Fett und komplexe Kohlenhydrate aufzunehmen, und weniger Zeit für die Resorption eines zuckerhaltigen Getränks. Gleichzeitig ziehen sich Teile der Darmwände zusammen und drücken den Nahrungsbrei, der gerade verdaut wird, an die Dünndarmschleimhaut, wo die Resorption der Nährstoffe stattfindet. Im Dickdarm befördern starke Kontraktionswellen den Speisebrei hin und her, damit dieses Organ 90 Prozent des Wassers im Darminhalt aufnehmen kann. Eine weitere starke Kontraktionswelle befördert den Darminhalt schließlich zum Enddarm, wobei in der Regel ein Entleerungsreiz ausgelöst wird.

Zwischen den Mahlzeiten dient eine andere Druckwelle – der migrierende motorische Komplex – als Putzfrau des Körpers. Sie fegt alles hinaus, was der Magen nicht auflösen oder in hinreichend kleine Stücke zerlegen konnte, zum Beispiel nicht vollständig aufgelöste Medikamente oder schlecht gekaute Erdnüsse. Wenn ungestört durch Nahrungsaufnahme, bewegt sich diese Welle alle 90 Minuten langsam von der Speiseröhre zum Enddarm und übt so viel Druck aus, dass sie Paranüsse zerdrücken könnte und unerwünschte Mikroben aus dem Dünndarm in den Dickdarm befördert werden. Anders als die Peristaltik setzt diese Reinigungswelle nur ein, wenn sich im Magen-Darm-Trakt keine Nahrung mehr befindet – zum Beispiel wenn Sie schlafen –, und sie kommt sofort zum Stillstand, wenn Sie den ersten Bissen Ihres Frühstücks zu sich nehmen.

Das alles und mehr kann der Darm ohne die Hilfe des Gehirns oder des Rückenmarks koordinieren. Das ist nicht den Muskeln in der Darmwand zu verdanken. Die Verdauung ist vielmehr im Wesentlichen das Werk des gesamten enterischen Nervensystems (ENS), eines erstaunlichen Netzwerks aus 50 Millionen Zellen, die sich von der Speiseröhre bis zum Enddarm um den Darm winden. Dieses »zweite Gehirn« mag kleiner sein als sein gut 1300 Gramm schweres Gegenstück im Kopf, doch wenn es ums Verdauen geht, ist es brillant.

Michael »Mike« Gershon, ein bedeutender Anatom und Zellbiologe an der Columbia University, der bei der Erforschung des Serotoninsystems des Darms Pionierarbeit geleistet und das populärwissenschaftliche Buch *The Second Brain* (dt.: *Der kluge Bauch. Die Entdeckung des zweiten Gehirns*) geschrieben hat, zeigt bei Vorträgen gerne einen Videoclip, der demonstriert, dass das enterische Nervensystem imstande ist, autark zu arbeiten. In diesem Video liegt ein Stück eines Meerschweinchendarms in einer Flüssigkeit und schubst selbstständig ein Plastikteilchen von einer Seite zur anderen – ohne jegliche Verbindung mit dem Gehirn. Sehr wahrscheinlich kann der menschliche Darm ebenso autark arbeiten.

Es ist erstaunlich, dass all diese komplexen Verdauungsfunktionen allein von Regelkreisen im enterischen Nervensystem koordiniert werden: von anatomischen Verbindungen zwischen Millionen von Nervenzellen. Das gelingt ohne große Mithilfe des Gehirns oder des restlichen Zentralnervensystems, vorausgesetzt, alles geht gut.

Andererseits kann das emotionale Gehirn so gut wie alle dieser scheinbar automatischen Abläufe stören. Wenn Ihr Tischgespräch eine unangenehme Wendung nimmt und Sie einen Streit mit Ihrer Freundin anfangen, hört Ihr Magen sofort auf, das Fleisch zu zerkleinern, und zieht sich stattdessen krampfhaft zusammen. Das verhindert eine normale Entleerung, und die Hälfte des leckeren Steaks bleibt unverdaut im Magen liegen. Lange nachdem Sie das Restaurant verlassen haben, ist Ihr Magen immer noch verkrampft, während Sie wach im Bett liegen. Da sich immer noch Essen im Magen befindet, fallen die nächtlichen migrierenden Kontraktionen und infolgedessen auch die normale nächtliche Reinigung aus. Bei Patienten wie Bill, deren Darm-Gehirn-Achse ohnehin hyperaktiv ist, verhindern stressbedingte oder emotionale Auslöser, die gesunden Menschen kaum schaden, gewaltsam die Magenperistaltik oder kehren sie sogar um. Gleichzeitig lösen sie krampfhafte Kontraktionen im Dickdarm aus. Es scheint fast, es gäbe für das Warnsystem des Gehirns keine Sollwerte mehr. Die Folge sind häufige falsche Alarme mit unangenehmen Folgen für das Wohlbefinden.

Schüsse und Darmreaktionen

Menschen haben Emotionen immer im Bauch gespürt, und im Laufe der Jahre haben viele neugierige Leute versucht, mehr über dieses Phänomen herauszufinden. Als der amerikanische Militärarzt William Beaumont 1822 die Chance erhielt, mehr über den Zusammenhang zwischen Darm und Gehirn zu erfahren, zögerte er nicht lange.

Es war Frühsommer, und Beaumont war in Fort Mackinac auf Mackinac Island in Michigan stationiert, am oberen Teil des Huronsees. Ein Pelzjäger namens Alexis St. Martin war aus einer Entfernung von rund 90 Zentimetern versehentlich mit einer Flinte angeschossen worden. Als Dr. Beaumont ihn eine halbe Stunde nach dem Unfall zum ersten Mal sah, hatte der Mann im linken Oberbauch ein Loch, das so groß wie eine Männerhand war. Beaumont untersuchte die Wunde und entdeckte im Magen des Mannes ein Loch, in das ein Zeigefinger passte.

Beaumonts vorzügliche Pflege rettete St. Martin das Leben; aber es gelang ihm nicht, die Magenwunde des Mannes zu schließen, sodass sich eine Magenfistel entwickelte, ein dauerhaftes Loch im Magen, das sich nach außen öffnete. Als St. Martin genesen war, konnte er nicht mehr als Pelzjäger arbeiten. Darum stellte Beaumont, nachdem er von Michigan nach Fort Niagara im Staat New York gezogen war, St. Martin und seine Familie als Handlanger ein und ließ sie in seinem Haus wohnen. So wurden der Forscher und das Forschungsobjekt ein ungewöhnliches Team.

Bald war Beaumont der erste Mensch, der unsere Verdauung in Echtzeit beobachten konnte. In einem Versuch band er kleine Stückchen gekochtes Rindfleisch, rohen Kohl, altbackenes Brot und andere Nahrungsmittel an Seidenfäden, senkte sie ab in St. Martins Magen und zog sie in verschiedenen zeitlichen Abständen heraus, um zu untersuchen, wie der »Magensaft« das Essen verdaute. Die Experimente waren schwierig und für St. Martin unangenehm; manchmal war er verärgert und gereizt. Da Beaumont die Veränderungen der Magenaktivitäten direkt beobachten konnte, kam er zu dem Schluss, dass der Ärger des Mannes den Verdauungsprozess hemmte. Auf diese Weise wurde Beaumont der erste Wissenschaftler, der herausfand, dass Emotionen die Aktivität des Magens beeinflussen können.

Emotionen wirken sich aber nicht nur auf den Magen aus, sondern auf das ganze Verdauungssystem. Ein amerikanischer Feldchirurg beobachtete während des Zweiten Weltkrieges einen verwundeten Soldaten, der eine Bauchverletzung erlitten hatte, wobei große Teile des Dünndarms und des Dickdarms freigelegt worden waren. Ärzten fiel auf, dass der Darm dieses unglücklichen Mannes noch aktiver wurde, wenn verwundete Kameraden in dieselbe Station verlegt wurden und seine psychische Belastung dadurch zunahm.

Nach diesen anschaulichen Beobachtungen in Kriegszeiten dauerte es noch etwa 20 Jahre, bis genauere wissenschaftliche Studien die Verbindung zwischen Geist und Darm erforschten. In den Sechzigerjahren untersuchte Thomas Almy, ein Gastroenterologe am Dartmouth College, eine größere Zahl von Patienten unter besser kontrollierten Bedingungen. Er führte emotional aufgeladene Gespräche sowohl mit Gesunden wie auch mit Kranken, die am Reizdarmsyndrom litten, und beobachtete die Aktivität ihres Dickdarms. Reagierten die Versuchsteilnehmer feindselig und aggressiv, zog sich ihr Dickdarm rasch zusammen. Fühlten sie sich hingegen hoffnungslos oder minderwertig oder machten sie sich Selbstvorwürfe, kontrahierte der Dickdarm langsamer. Später bestätigten andere Forscher diese Befunde und stellten fest, dass die Aktivität des Dickdarms nur dann zunahm, wenn sie mit den Probanden Themen besprachen, die für diese eine sehr persönliche Bedeutung hatten.

Heute stimmen Wissenschaftler darin überein, dass die von uns jeden Tag erfahrenen Emotionen unser Gehirn veranlassen, spezifische körperliche Reaktionen auszulösen.

Ich benutze gerne eine Analogie, damit meine Patienten verstehen, wie das Gehirn, das enterische Nervensystem und der Darm miteinander interagieren.

Nehmen wir an, es besteht eine Orkanwarnung. Dann gibt die Bundesregierung nicht jedem einzelnen Einwohner Anweisungen für den Notfall, sondern sie schickt die Anweisungen an ein Netzwerk aus örtlichen Behörden, die sie bei Bedarf bekannt geben und umsetzen. Wenn keine größere Bedrohung wie zum Beispiel eine Naturkatastrophe vorliegt, können die lokalen Behörden fast alles eigenständig regeln. Wenn sie jedoch in einer Gefahrensituation klare Anweisungen von ihrer übergeordneten Stelle erhalten, gehen diese vielen routinemäßigen Aktivitäten auf der lokalen Ebene vor. Sobald die Gefahr vorbei ist, kehrt das Land rasch zur Normalität zurück.

Ähnliches gilt für das enterische Nervensystem. Es wird mit allen alltäglichen Herausforderungen fertig, die mit der Verdauung zu tun haben. Wenn Sie jedoch eine Bedrohung wahrnehmen und Furcht oder Wut empfinden, schickt das für Emotionen zuständige Gehirnzentrum keine individuellen Anweisungen an jede einzelne Zelle im Verdauungstrakt; es weist vielmehr das gesamte enterische Nervensystem an, von seiner täglichen Routine abzuweichen. Sobald die Emotion abgeklungen ist, schaltet das Verdauungssystem wieder auf lokale Steuerung um.

Diese motorischen Programme reguliert das Gehirn mithilfe verschiedener Mechanismen. Es setzt Stresshormone wie Cortison, Adrenalin und Noradrenalin frei und schickt Nervensignale an das enterische Nervensystem. Das Gehirn sendet zwei Serien von Signalen. Eine stimuliert den Darm (über den Parasympathikus, zu dem auch der Vagusnerv gehört), die andere hemmt ihn (über den Sympathikus). Diese beiden Nervenwege werden meist gleichzeitig aktiviert und leisten vorzügliche Arbeit: Sie regulieren und koordinieren die Aktivitäten des enterischen Nervensystems so präzise, dass die Darmtätigkeit eine bestimmte Emotion widerspiegelt.

Wenn die Emotionen im Theater des Darms ihr Stück aufführen, macht sich ein Ensemble aus spezialisierten Zellen an die Arbeit. Zu den Schauspielern gehören verschiedene Arten von Darmzellen, Zellen des enterischen Nervensystems sowie die 100 Billionen Mikroben im Darm – und die emotionalen Untertöne des Stücks verändern ihr Verhalten und ihre chemische Kommunikation. Die Handlung zieht sich durch den ganzen Tag und schließt sowohl positive als auch negative Szenen ein. Einerseits machen Sie sich Sorgen um Ihre Kinder. Sie ärgern sich, weil der Typ auf dem linken Fahrstreifen Sie schneidet. Sie fürchten, zu Ihrer Besprechung zu spät zu kommen. Und Sie haben Angst vor einer Kündigung und vor finanziellen Problemen.

Andererseits hat Ihre Frau Sie lange umarmt, ein Freund war nett zu Ihnen, Sie haben im Kreise der Familie entspannt und gut gegessen. Nun wissen wir zwar eine Menge über die Reaktion des Darms auf negative Emotionen wie Wut, Trauer und Furcht, aber so gut wie nichts über seine Reaktionen auf positive Emotionen wie Liebe oder Gefühle der Verbundenheit und des Glücks. Verzichtet das Gehirn darauf, sich in die Aktivitäten des enterischen Nervensystems einzumischen, wenn es uns gut geht? Oder sendet es eine Serie von Nervenimpulsen aus, die unser Glücksgefühl widerspiegeln? Und welche Wirkung hätten diese Glückssignale auf die Darmmikrobiota, auf die Empfindlichkeit des Darms und auf die Verdauung einer Mahlzeit? Was geschieht im Darm, wenn Sie sich mit der Familie an den Tisch setzen, um die Abschlussprüfung Ihrer Tochter zu feiern, oder wenn Sie in einer Meditation einen Zustand der Glückseligkeit erreichen? Das sind wichtige Fragen, welche die Wissenschaft beantworten muss, wollen wir den Einfluss des Darms auf unser Wohlbefinden vollständig verstehen.

Bei manchen Menschen sind die Stücke, die im Darm aufgeführt werden, eher Thriller und Horrorgeschichten als romantische Komödien. Bei einem ständig wütenden oder ängstlichen Menschen spielen die Darmzellen vielleicht Tag für Tag düstere Szenen mit einem Drehbuch, das bis in die Kindheit zurückreicht. Viele Darmzellen dieser Menschen passen sich mit der Zeit den Regieanweisungen an: Nervenverbindungen im enterischen Nervensystem verändern sich, die Sensoren im Darm werden empfindlicher, die Darmzellen, die Serotonin erzeugen, werden aktiver, und sogar die Darmmikrobiota wird aggressiver. Es ist keine Überraschung, dass Wissenschaftler, die den Darm von Patienten mit funktionellen Darmstörungen, Angststörungen, Depression oder Autismus untersuchen, im Aufbau und im Verhalten vieler dieser Mitspieler Veränderungen entdecken. Die wissenschaftliche Literatur verzeichnet zahlreiche Beobachtungen dieser Art. In der Entwicklung befindliche Therapien, die solche Veränderungen im Darm hemmen sollen, lindern die Symptome jedoch meist nicht. Andererseits sollte man annehmen, dass es vielversprechender ist, das Textbuch des Gehirns umzuschreiben, um die Reaktionen des Darms zu beeinflussen und dadurch die zellulären Veränderungen im Darm rückgängig zu machen. Derzeit sind Studien im Gange, um herauszufinden, ob man mittels Hypnose, Meditation und anderen positiven Einwirkungen auf den Geist die Zusammensetzung der Darmmikrobiota beeinflussen kann und ob solche Einwirkungen bei Darmstörungen, etwa beim Reizdarmsyndrom, die Symptome lindern.

Wie das Gehirn die emotionalen Reaktionen des Darms programmiert

Heute wissen wir eine Menge darüber, wie Emotionen den Körper beeinflussen, auch das Verdauungssystem. Um zu verstehen, wie das vor sich geht, müssen wir zunächst einen Blick auf das limbische System werfen, einen stammesgeschichtlich alten Teil des Gehirns, den wir mit anderen warmblütigen Tieren gemeinsam haben und der eine wichtige Rolle bei der Entstehung von Emotionen spielt. Tief in der grauen Substanz des Gehirns werden spezifische Schaltkreise aktiviert, wenn Sie wütend sind, Angst haben, sich zu jemandem sexuell hingezogen fühlen oder gekränkt sind – und auch, wenn Sie Hunger oder Durst haben.

Wie ein Miniatur-Supercomputer bemühen sich diese Schaltkreise, den Körper so anzupassen, dass er optimal auf innere und äußere Veränderungen reagiert. In einer lebensgefährlichen Situation kann dieser Computer in Sekundenschnelle umschalten: Er schickt Tausende von neuen Botschaften an einzelne Zellen und Organe im ganzen Körper, wodurch sich ihr Verhalten ebenfalls rasch ändert.

Wir alle wissen, was dann geschieht. Die für Emotionen zuständigen Schaltkreise im Gehirn signalisieren dem Magen und dem Darm, dass sie ihren Inhalt loswerden müssen, um Energie zu sparen, die für eine Aktion benötigt wird. Darum müssen Sie vor Ihrer großen Präsentation vielleicht noch rasch die Toilette aufsuchen. Unser Herz-Kreislauf-System zieht Blut aus dem Darm in die Muskeln und verlangsamt dadurch die Verdauung. Nun sind wir auf Kampf oder Flucht vorbereitet.

Wir sind nicht die einzigen Lebewesen, die solche Erfahrungen machen. Seit Millionen von Jahren müssen Säugetiere Beziehungen eingehen, kämpfen, mögliche Bedrohungen einschätzen und manchmal fliehen. Dank des kollektiven Wissens, mit dem uns die Evolution ausgestattet hat, können wir in diesen Situationen optimal reagieren. Dieses Wissen hat die Natur in spezifische Schaltkreise und Programme verpackt, die unsere Reaktionen auf Gefahren automatisch abspulen. Das spart Zeit und Energie in einem kritischen Moment, denn ohne diese automatisch ablaufenden Reaktionen müssten wir jedes Mal neu nachdenken, bevor wir eine Entscheidung treffen. Diese »emotionalen Betriebsprogramme« werden innerhalb von Millisekunden aktiv und setzen eine koordinierte Serie von Aktionen in Gang, die es der Menschheit ermöglichen, zu überleben, sich fortzupflanzen und zu prosperieren.

Jaak Panksepp, ein an der Washington State University lehrender Neurowissenschaftler, der wichtige Beiträge auf dem Gebiet der affektiven Neurowissenschaft (die auch Emotionen studiert) geleistet hat, schließt aus Tierversuchen, dass das Gehirn über mindestens sieben emotionale Betriebsprogramme verfügt, die unsere Reaktionen auf Furcht, Wut, Sorgen, Spiel, Lust, Liebe und mütterliche Fürsorge steuern. Sie veranlassen schnell und automatisch die erforderlichen Reaktionen – selbst wenn Sie sich einer bestimmten Emotion gar nicht bewusst sind. Sie sorgen dafür, dass Sie erröten, wenn Sie verlegen sind; dass Sie Gänsehaut bekommen, wenn Sie sich einen Horrorfilm anschauen; dass Ihre Pulsfrequenz steigt, wenn Sie sich fürchten; und dass der Darm empfindlicher reagiert, wenn Sie Sorgen haben.

Die emotionalen Betriebsprogramme sind in den Genen codiert. Teilweise haben wir diesen genetischen Code von unseren Eltern geerbt, aber er wird auch von Ereignissen in der Kindheit beeinflusst. Vielleicht haben Sie zum

Beispiel Gene geerbt, die Ihr Furcht- oder Wutprogramm in Stresssituationen anfällig für Überreaktionen machen. Wenn Sie zudem als Kind emotionale Traumata erlitten haben, hat Ihr Körper diese für Stressreaktionen maßgeblichen Gene mit chemischen Etiketten versehen. Die Folge ist, dass Sie als Erwachsener höchstwahrscheinlich übertrieben starke Reaktionen des Darms auf Stress erleben werden. Das erklärt die häufige Beobachtung, dass zwei Individuen in derselben Stresssituation ganz unterschiedlich reagieren: Der eine spürt in seinem Darm gar nichts, der andere wird von Übelkeit, Magenkrämpfen und Durchfall geplagt. Die frühe Programmierung mag ein Vorteil sein, wenn es gilt, in einer gefährlichen Welt zu überleben; aber sie ist eine Bürde in einer sicheren und geschützten Umgebung.

Wenn der Darm gestresst ist

Von allen emotionalen Betriebsprogrammen ist das Stressprogramm eines der am besten erforschten. Wenn Sie Angst haben oder sich fürchten, macht sich diese Stressreaktion an die Arbeit und versucht, angesichts innerer oder äußerer Bedrohungen eine Homöostase, ein inneres Gleichgewicht, zu bewahren.

Wenn wir über Stress sprechen, meinen wir damit meist die Belastungen des täglichen Lebens oder größere Stressoren wie ein persönliches Trauma oder die Auswirkungen von Naturkatastrophen. Aber das Gehirn betrachtet auch viele körperliche Vorgänge als belastend, zum Beispiel Infektionen, Operationen, Unfälle, Lebensmittelvergiftungen, Schlafmangel, Versuche, das Rauchen aufzugeben, und sogar normale physiologische Ereignisse wie die Menstruation.

Schauen wir uns einmal genauer an, was in Körper und Gehirn vorgeht, wenn Sie unter starkem Stress stehen. Nimmt das Gehirn eine Gefahr wahr, dann aktiviert es sein Stressprogramm, welches daraufhin die zweckmäßigsten Reaktionen steuert, auch im Magen-Darm-Trakt. Jedes emotionale Betriebsprogramm verwendet ein spezifisches Signalmolekül; darum kann die Freisetzung einer bestimmten Substanz im Gehirn das gesamte Programm starten, mit allen Folgen für den Körper und den Darm. Zu den fleißigen Signalmolekülen des Gehirns gehören auch einige Hormone, von denen Sie wahrscheinlich schon gehört haben: Endorphine, die der Körper einsetzt, um Schmerzen zu mildern und ein Gefühl des Wohlbefindens auszulösen; Dopamin, das Verlangen und Motivation hervorruft; und Oxytocin, das manchmal als »Liebeshormon« bezeichnet wird. Oxytocin lässt uns andere Menschen anziehend erscheinen und fördert unser Vertrauen zu ihnen. Auch das bereits erwähnte Hormon CRF gehört dazu; es ist der Hauptschalter der Stressreaktion.

Selbst wenn Sie völlig gesund sind und sich am Strand entspannen, spielt der CRF eine wichtige Rolle für Ihr Wohlbefinden, weil er bestimmt, wie viel Cortison die Nebennieren produzieren; die Produktion dieses Hormons unterliegt normalen Tagesschwankungen. Cortison sorgt für einen ungestörten Fett-, Eiweiß- und Kohlenhydratstoffwechsel und hilft, das Immunsystem in Schach zu halten.

Wird das Stressprogramm aktiviert, nehmen die Cortison- und die CRF-Produktion massiv zu. Wenn Sie unter Stress stehen, reagiert darauf zuerst der Hypothalamus, ein kleiner Gehirnbereich, der alle vitalen Funktionen steuert und den größten Teil des CRF produziert. Ein intermediäres Molekül (Adrenocorticotropin, ACTH) sorgt dafür, dass die Nebennieren aktiviert werden und mehr Cortison an das Blut abgeben. Dadurch bereiten sie den Körper auf die erwarteten höheren Anforderungen an den Stoffwechsel vor.

Als Stresshauptschalter dringt der vom Hypothalamus freigesetzte CRF lokal in eine andere Gehirnregion vor: in die Amygdala, die wesentlich an der Entstehung von Unbehagen oder gar Angst beteiligt ist. Körperliche Reaktionen der Amygdala-Aktivierung sind Herzklopfen, verschwitzte Handflächen und der Drang zur Entleerung des Magen-Darm-Trakts. Sie können sich vorstellen, dass die stressbedingten Veränderungen im Verdauungssystem dem Essensgenuss nicht unbedingt förderlich sind. Denken Sie daran: Nächstes Mal an einem besonders anstrengenden Tag sollten Sie vielleicht besser auf eine große Mahlzeit verzichten.

Selbst wenn Sie in einem eher entspannten Zustand essen, kann Ihre Mahlzeit unangenehme Darmreaktionen auslösen. Kommt ein emotionales motorisches Programm erst einmal in Gang, kann es stundenlang andauern – manchmal jahrelang. Unsere Gedanken, Erinnerungen und Zukunftserwartungen können die Aktivität der Darm-Gehirn-Achse beeinflussen, und die Folgen sind bisweilen schmerzhaft.

Wenn Sie beispielsweise erneut das Restaurant besuchen, in dem Sie sich einmal mit Ihrem Mann gestritten haben, lösen Ihre Erinnerungen möglicherweise ein »Wutprogramm« aus, obwohl Sie dieses Mal ein nettes Gespräch voller Zuneigung führen. Und wenn es sich dabei um ein italienisches Restaurant handelte, kann jedes italienische Lokal, ja sogar der bloße Gedanke an Risotto mit Meeresfrüchten das Wutprogramm in Gang setzen. Dieses Szenario erkläre ich oft meinen Patienten, die schnell bestimmte Speisen für ihre Verdauungsstörungen verantwortlich machen. Ich rate ihnen zu prüfen, ob wirklich das Essen an ihren Symptomen schuld ist oder die mit dem Essen verbundene Erinnerung an unangenehme Ereignisse. Wenn sie dann anfangen, auf die Umstände zu achten, die ihre Symptome hervorrufen, wird ihnen oft klar, wie unglaublich mächtig die Verbindung zwischen Gehirn und Darm ist.

Der Spiegel in Ihrem Darm

Eine der wichtigsten Informationen, die ich einem Patienten wie Bill, der an zyklischem Erbrechen leidet, oder einem Patienten mit einer anderen Störung der Darm-Gehirn-Achse geben kann, ist eine einfache wissenschaftliche Erklärung der Ursache ihrer unangenehmen Symptome und der daraus folgenden Therapie. Diese einfache Erklärung beseitigt meist die Unsicherheit hinsichtlich der Diagnose und beruhigt den Patienten und seine Angehörigen. Die Wissenschaft bildet auch die rationale Grundlage für eine wirksame, maßgeschneiderte Therapie.

In der Klinik erklärte ich Bill, sein Gehirn setze zu viel CRF frei. Der CRF-Überschuss löse nicht nur Angst aus, sondern führe auch zu Herzklopfen, verschwitzten Handflächen, zu starken Magenkontraktionen, welche die Peristaltik umkehren und den Mageninhalt nach oben drücken, sowie zu heftigen Kontraktionen des Dickdarms, die mit krampfartigen Schmerzen einhergehen und den Speisebrei nach unten schieben. Bill und seine Mutter waren über diese Informationen sichtlich erleichtert. Offenbar hatten sie zum ersten Mal eine wissenschaftliche Erklärung für Bills Symptome erhalten.

»Aber warum kommen die Anfälle immer am frühen Morgen?«, wollte Bills Mutter wissen. Weil, antwortete ich, die normale CRF-Sekretion im Gehirn sich in den frühen Morgenstunden auf ihrem natürlichen Höhepunkt befinde und bis Mittag allmählich nachlasse. Darum erreiche der CRF-Spiegel im Gehirn bei Patienten mit zyklischem Erbrechen höchstwahrscheinlich am frühen Morgen eine ungesunde Höhe. Der CRF, fuhr ich fort, löse ein Notsignal aus und schalte den Körper von Frieden auf Krieg um, und das Gehirn und das Nervensystem des Darms steuern zusammen die Darmfunktion. »Das ergibt tatsächlich einen Sinn«, meinte Bill. »Aber warum passiert es bei mir mitten im Schlaf, ohne besonderen Stress?«

»Genau das ist das Problem«, erwiderte ich und erklärte, dass die normalen Bremsen des Notfallsystems in seinem Gehirn fehlerhaft seien, sodass schon Kleinigkeiten sein Furchtprogramm in Gang setzen könnten. »Das führt zu vielen Fehlalarmen.« »Ich bin so froh, dass wir endlich wissen, was los ist«, sagte Bills Mutter. Aber eine Erklärung ist nur die halbe Lösung. Was konnten sie zur Verhinderung der Anfälle tun?

Um Bill zu helfen, den heimtückischen Anfällen vorzubeugen, die ihn daran hinderten, ein erfülltes Lebens zu führen, verordnete ich mehrere Medikamente. Sie dämpften die Übererregung und die hyperaktiven Stressschaltkreise, die mit der zu starken CRF-Ausschüttung einhergehen. Einige Mittel sollten die Häufigkeit der Anfälle verringern, andere waren dafür bestimmt, einen sich dennoch ereignenden Anfall sofort zu stoppen. Glücklicherweise bessert sich der Zustand der meisten Patienten mit zyklischem Erbrechen bei richtiger Behandlung grundlegend: Sie haben weniger Anfälle, und es gelingt ihnen besser, einen drohenden Anfall zu verhindern. Mit der Zeit verlieren die Patienten ihre Furcht vor wiederkehrenden Anfällen, und oft können sie ihre Medikamente reduzieren oder absetzen.

Genauso ging es Bill. Als ich ihn drei Monate später wiedersah, hatte er nur eine einzige Episode erlebt, und diese hatte er mit Clonazepam gestoppt, einem angst- und krampflösenden Medikament, das ich ihm verschrieben hatte. Nach jahrelangem Leiden und vielen demütigenden Bemerkungen der Ärzte in den Notaufnahmen war er begeistert davon, dass er sich endlich ein neues Leben aufbauen konnte. Andere Patienten mit zyklischem Erbrechen, mit denen ich in Kontakt gekommen bin, brauchten zusätzliche Therapien, um zu genesen, zum Beispiel Verhaltens- und Hypnotherapie. Nicht so Bill. Er setzte seine College-Ausbildung fort und konnte mit der Zeit sogar die Dosis seiner Medikamente erheblich verringern.

Wir alle können von Patienten wie Bill lernen. Ich lerne in der Klinik täglich von ihnen. Normale Darmreaktionen, zum Beispiel wenn wir Angst vor einem Vorstellungsgespräch haben oder uns eine Weile ärgern, weil wir in einem Verkehrsstau stecken oder verspätet zu einer Besprechung erscheinen, sind nie sehr problematisch. Aber wir sollten nicht vergessen, welche schädlichen Wirkungen solche Emotionen auf den Darm und viele seiner Bewohner haben, wenn sie chronisch stattfinden und lange anhalten – in Form von Wut, Sorgen oder wiederholt auftretender Furcht. Denken Sie daran, dass die Bühne, auf der diese Darmreaktionen sich abspielen, groß und die Zahl der Schauspieler riesig ist. Das mag nicht so schlimm sein, wenn wir Durst haben, weil wir diesen mit einem Glas Wasser leicht stillen können. Auch akute Schmerzen, die nur wenige Minuten dauern, halten wir aus. Wenn aber chronische Wut, Trauer oder Furcht das Verdauungssystem und die Verbindung zum Gehirn schädigen, kann das gravierende Folgen für unser Wohlbefinden haben.

KAPITEL 3

Wie der Darm mit dem Gehirn spricht

Wie oft denken Sie darüber nach, was in Ihrem Bauch passiert, wenn Sie von morgens bis abends mit den Anforderungen des Alltags kämpfen? Wahrscheinlich nicht oft. Doch so friedlich unser Verdauungsapparat seine Arbeit normalerweise auch verrichtet, so bedeutsam sind die Ereignisse, die sich im Magen und im Darm abspielen. Um diese Darmempfindungen am eigenen Leib zu erfahren, können Sie das folgende Experiment machen: Konzentrieren Sie sich an einem Tag, an dem Sie nicht zu sehr abgelenkt werden, vom Morgen bis zum Abend auf alle Empfindungen, die Ihr Darm im Laufe des Tages auslöst.

Es sind Empfindungen, denen Sie normalerweise wenig Beachtung schenken – die subtilen körperlichen Gefühle und Geräusche sowie die Emotionen, die im Hintergrund mit ihnen einhergehen. Versuchen Sie, möglichst viele Empfindungen bewusst wahrzunehmen, und machen Sie sich Notizen, oder diktieren Sie Ihre Eindrücke in Ihr Smartphone, sobald sie sich einstellen. Sie können auch festhalten, was Sie gerade tun, wie es Ihnen geht und was Sie gegessen haben. Betrachten wir einmal ein derartiges Experiment: einen Tag voller Darmempfindungen bei Judy, einer gesunden 26-Jährigen, die vor vielen Jahren an einer unserer Studien teilnahm.

Judy wacht am Sonntagmorgen früh auf, trinkt eine Tasse Kaffee und geht dann wie jeden Morgen joggen. Vor dem Fünf-Kilometer-Lauf isst sie nichts, weil sie aus Erfahrung weiß, dass ein voller Magen sie dabei stört. Nach ihrer Rückkehr erledigt sie ihre wöchentlichen Anrufe bei ihrer Mutter und einer guten Freundin. Danach ist sie hungrig und hat großen Appetit auf ihr übliches Sonntagsfrühstück: ein Pilzomelett und ein Stück Sauerteigbaguette mit Frischkäse.

Sie genießt ihr Frühstück und fühlt sich dabei angenehm wohl. Allerdings achtet sie kaum darauf, was sie isst, weil sie während des Essens in der Zeitung einen interessanten Artikel liest. Irgendwann ist sie satt und lässt die nicht verzehrte Hälfte des Omeletts auf dem Teller liegen. Sie plant, mit ihrem Freund zum Strand zu radeln; bevor sie das Haus verlässt, sucht sie noch die Toilette zwecks Stuhlgangs auf. Sie und ihr Freund haben viel Spaß am Strand, und um sieben Uhr abends ist sie wieder zu Hause.

Nach einem leichten Abendessen fällt Judy ein, dass sie sich noch gar nicht mit der Präsentation beschäftigt hat, die ihr am Montagmorgen bevorsteht. Sie macht sich Sorgen und hat ein mulmiges Gefühl in der Magengrube, aber es geht ihr besser, als sie an der Fertigstellung der Präsentation arbeitet. Um zehn Uhr beschließt sie, zu Bett zu gehen und am nächsten Morgen früh aufzustehen und der Präsentation den letzten Schliff zu geben; sie stellt den Wecker auf halb sechs. In der Nacht schläft sie nicht gut, und jedes Mal, wenn sie aufwacht, bemerkt sie ein Gurgeln im Bauch. Manchmal fühlt es sich an wie ein langes, lautes Knurren, das langsam den Bauch hinabwandert. Schließlich steht sie auf, geht in die Küche und isst das restliche Omelett vom Frühstück. Das Knurren hört auf, und sie fühlt sich besser. Sie geht wieder zu Bett.

Wenn Sie darüber nachdenken, haben Sie wahrscheinlich jeden Tag ähnliche Darmempfindungen, auch wenn Sie sich dessen vielleicht nicht voll bewusst sind. Wir alle haben diese Empfindungen unser ganzes Leben lang, und sie sind für uns selbstverständlich geworden. Wenn es ums schiere Überleben geht, ist es ein Vorteil, dass wir unseren Empfindungen meist keine Aufmerksamkeit schenken und sie nicht bewusst wahrnehmen. Es ist schon schwer genug, die Komplexität und die Informationsfülle der modernen Welt zu bewältigen. Können Sie sich vorstellen, sich den ganzen Tag auf das Knurren und die Kontraktionen Ihres Darms zu konzentrieren oder gezwungenermaßen jeden Abend wach zu bleiben, weil sich wieder einmal eine heftige Kontraktionswelle durch Ihren Magen-Darm-Trakt bewegt? Müssten wir uns ständig um diese Empfindungen kümmern, könnten wir uns auf nichts anderes konzentrieren. Sie könnten kein Tischgespräch führen und nach dem Essen kein Nickerchen machen, Ihre Sonntagszeitung lesen oder die Nacht durchschlafen.

Die einzigen Darmempfindungen, die uns in der Regel bewusst werden, sind jene, die eine Reaktion erfordern: ein Hungergefühl, das Sie veranlasst, etwas zu essen, das Gefühl der Sättigung, wenn es Zeit ist, die Mahlzeit zu beenden, oder das Druckgefühl im Bauch, das Sie zur Toilette treibt. Zum Glück nehmen wir die meisten Darmempfindungen nicht bewusst wahr, es sei denn, wir leiden an Verdauungsstörungen wie Magenschmerzen, Sodbrennen, Übelkeit, hartnäckigem Völlegefühl oder, schlimmer noch, an einer Lebensmittelvergiftung oder an einer viralen Gastroenteritis. Oder wir spüren einfach, dass wir zu viel gegessen haben, und fühlen uns schrecklich, selbst wenn die Portion normal groß war. Plötzlich wird die sensorische Information aus dem Darm sehr wichtig – und gewöhnlich aus guten Gründen. Diese unangenehmen Empfindungen bringen uns dazu, Hilfe zu suchen, und indem sie dafür sorgen, dass wir diese Erfahrung nie vergessen, unterstützen sie uns dabei, in Zukunft alles zu meiden, was uns krank macht.

Das Gehirn, das zu viel fühlte

Die meisten Menschen nehmen ihre Darmempfindungen nicht bewusst wahr, aber es gibt einige Ausnahmen. Eine sehr kleine Gruppe von Menschen ist mühelos imstande, ihren Herzschlag wie auch den Weg des Speisebreis auf seinem Weg durch den Darm zu spüren. Diese Menschen sind sich aller Reize bewusst, die ihr Körper auslöst, auch derjenigen, die im Darm entstehen. Bildgebende Verfahren konnten belegen, dass bei ihnen die Gehirnareale besonders stark reagieren, die für die Wahrnehmung von Ereignissen zuständig sind sowie für die Bewertung, ob das entsprechende Ereignis persönlich relevant ist.

Die andere Ausnahme von dieser Regel sind die unglücklichen 10 Prozent der Bevölkerung, die verzerrte Signale aus dem Darm wahrnehmen, also Signale, die nicht mit den tatsächlichen, ans Gehirn übermittelten Sinneseindrücken übereinstimmen. Von den vielen Patienten, die mir in meiner Praxis begegnet sind, ist mir ein sehr sympathischer Mann wegen seiner außergewöhnlichen Fallgeschichte, welche die verstärkte Wahrnehmung von körperlichen Empfindungen verdeutlicht, besonders in Erinnerung geblieben.

Frank war ein 75 Jahre alter pensionierter Lehrer, der mich wegen Verdauungsproblemen aufsuchte, an denen er seit fünf Jahren litt. Darunter waren typische Reizdarmsymptome – Blähungen und Unbehagen im Bauch – sowie unregelmäßiger Stuhlgang. Aber das Reizdarmsyndrom war nicht sein einziges Problem. Außerdem plagte ihn eine chronische unangenehme Reizung, die sich anfühlte, als wäre etwas im oberen Teil seiner Speiseröhre stecken geblieben (Kloß- oder Globusgefühl genannt), häufiges Aufstoßen, unangenehme Empfindungen hinter dem Brustbein, manchmal mit einem Mentholgeschmack verbunden und Husten auslösend, und das Gefühl, beim Atmen nicht genug Luft zu bekommen. Diese Symptome waren etwa fünf Jahre vor seinem Besuch bei mir plötzlich aufgetreten. Sie hatten begonnen, nachdem seine Frau nach einer schweren Krankheit verstorben war.

Als ich nach mehr Informationen fragte, die mir helfen konnten, eine Diagnose zu stellen, räumte Frank ein, dass er seit seiner Kindheit an Symptomen litt, die einem leichten Reizdarmsyndrom glichen. Da sein Brustkorb, der Magen-Darm-Trakt und sein Herz ausgiebig und wiederholt untersucht worden waren, ohne dass eine plausible Ursache für die Symptome gefunden wurde, schien es am wahrscheinlichsten zu sein, dass es sich um irgendeine funktionelle Verdauungsstörung handelte. Am ehesten standen die Symptome in Einklang mit einer allgemeinen Hypersensibilität auf Empfindungen in verschiedenen Abschnitten des Magen-Darm-Trakts, vom Anfang der Speiseröhre bis zum Ende des Dickdarms. Manche Ärzte würden seine Symptome vielleicht als rein psychisch abtun, aber wir wissen heute, dass der Magen-Darm-Trakt ausgeklügelte sensorische Mechanismen enthält, unter anderem spezialisierte Moleküle (sogenannte Rezeptoren), die verschiedene Chemikalien, auch Menthol, erkennen. Aber was hatte Franks Überempfindlichkeit vor fünf Jahren ausgelöst?

Seine Partnerin lieferte eine mögliche Erklärung: Frank ernährte sich seit Langem ungesund, sein Essen enthielt häufig tierische Fette und Zucker. Ihr war aufgefallen, dass seine Symptome schlimmer wurden, wenn er seine Gier nach Schokolade, Pizza, Pommes frites oder fettem Käse nicht beherrschen konnte. Hatten diese fettreichen Nahrungsmittel zur Sensibilisierung seiner Darm-Gehirn-Kommunikation beigetragen? Patienten wie Frank reagieren nicht nur empfindlicher auf normale Darmfunktionen wie Kontraktionen, Dehnung und Säureabsonderung. Wir wissen aus vielen Studien mit Patienten wie Frank, dass einige von ihnen auch auf experimentelle Stimuli heftiger reagieren, etwa wenn man in ihrem Darm den Ballon eines Darmrohrs aufbläst oder ihre Speiseröhre einer sauren Lösung aussetzt.

Wenn man bedenkt, wie komplex das Sinnessystem des Darms ist, überrascht es nicht, dass dieses System anfällig für Störungen ist, zum Beispiel für Überreaktionen auf normale Nahungsinhaltsstoffe oder auf Zusatzstoffe oder Ernährungsweisen, die vielleicht nicht gut für uns sind, aber bei den meisten Gesunden keine Symptome auslösen. Sind Menschen wie Frank womöglich die Kanarienvögel in der Kohlengrube, die von bevorstehenden Katastrophen als Erste betroffen sind?

Mehr als 90 Prozent der vom Darm gesammelten Sinneseindrücke werden uns nie bewusst, und die meisten Menschen können die täglichen Empfindungen im Bauch mühelos ignorieren. Dennoch registriert das enterische Nervensystem (ENS) sie sehr sorgfältig. Dank eines komplexen Systems aus sensorischen Mechanismen werden viele Darmempfindungen rasch an das kleine Gehirn im Darm weitergeleitet und versorgen es mit wichtigen Informationen, um sicherzustellen, dass das Verdauungssystem 24 Stunden am Tag optimal arbeitet. Allerdings übermittelt der Vagusnerv eine riesige Menge von Darmempfindungen vom Darm an das Gehirn, während nur 10 Prozent des Verkehrs in die umgekehrte Richtung vom Gehirn zum Darm fließen. Der Darm kann die meisten seiner Aktivitäten ohne Beteiligung des Gehirns regeln, während das Gehirn stark von wichtigen Informationen des Darms abzuhängen scheint.

Welche Informationen sind so wichtig, dass der Darm sie ans Gehirn weiterleitet? Die Datenmenge ist größer, als Sie ahnen! Die vielen Sensoren im Darm unterrichten das enterische Nervensystem über alles, was es wissen muss, um das geeignetste Kontraktionsmuster in Gang zu setzen. Zu bestimmen sind die Stärke und Richtung der Peristaltik, die den Speisebrei schneller oder langsamer durch den Magen und den Darm schleust, und es muss die richtige Menge an Säure und Galle produziert werden, um eine gute Verdauung zu gewährleisten. Das enterische Nervensystem sammelt Informationen über die Menge des Essens im Magen, über die Größe und Konsistenz der Bissen, die Sie schlucken, über die chemische Zusammensetzung der Nahrung und sogar über die Beschaffenheit und Aktivität der Darmmikrobiota. Bei einem Notfall entdecken die Sensoren auch Parasiten, Viren und schädliche Bakterien oder deren Toxine und registrieren die Entzündungsreaktion des Darms. Eine akute Entzündung macht viele Sensoren empfindlicher für normale Reize und Ereignisse. Diese Informationen sind zwar sehr wichtig für die normale Funktion des Verdauungskanals, aber das enterische Nervensystem allein kann keine bewussten Empfindungen hervorrufen. Michael Gershons Buch *The Second Brain* löste bei vielen Leuten Spekulationen über die Fähigkeiten des enterischen Nervensystems aus.

Manche fragten sich sogar, ob das »zweite Gehirn« nicht nur wahrnehmen kann, sondern auch der Sitz unserer Emotionen und unseres Unterbewusstseins ist. Wir können jedoch fast mit Sicherheit sagen, dass diese Spekulationen falsch waren. Die sensorischen Informationen aus dem Darm werden auch dem Gehirn übermittelt, und wenn Sie auf diese Sinneseindrücke achten, nehmen Sie sie auch wahr.

Rund um die Uhr und ohne Pause kommunizieren der Magen-Darm-Trakt, das enterische Nervensystem und das Gehirn miteinander. Und dieses Kommunikationsnetz könnte wichtiger für Ihre Gesundheit und Ihr Wohlbefinden sein, als Sie es je für möglich hielten.

Der Darm als Sinnesorgan

Beißen Sie von einem saftigen Hamburger ab, genießen Sie ein frisches, knuspriges Baguette, kosten Sie eine Schüssel sämiger Muschelsuppe, oder schwelgen Sie im köstlichen Aroma einer guten Schokolade. Was schmecken Sie?

Die Antwort liefern Ihnen die Sensoren auf den Geschmacksknospen der Zunge. Diese Moleküle in der äußeren Schleimhaut einer Zelle erkennen die spezifischen Chemikalien in allem, was Sie essen oder trinken, so wie ein Schloss einen Schlüssel erkennt. Wenn ein Rezeptor sich an eine Chemikalie im Essen bindet, leitet er die Informationen an das Gehirn weiter, welches mithilfe eines Stroms von Sinneseindrücken, den es vom Mund und von der Zunge empfängt, den jeweiligen Geschmack bestimmt.

Die Geschmacksrezeptoren auf der Zunge können fünf verschiedene Geschmacksqualitäten wahrnehmen: süß, bitter, salzig, sauer und umami. Die Kombination dieser Geschmacksqualitäten in einem Bissen bestimmt sein Aroma. Die Textur des Essens – knackig wie eine Möhre, cremig wie Joghurt, einzigartig wie die Konsistenz eines Spaghettikürbis – stimuliert eine andere Art von Rezeptoren, die darauf spezialisiert sind, mechanische Eigenschaften von Nahrungsmitteln zu erkennen. Und die Kombination all dieser Empfindungen, die im Mund codiert werden, vermittelt das subjektive Geschmackserlebnis. Lebensmittelhersteller verstehen es meisterhaft, Produkte zu entwickeln, die dieses Erlebnis optimieren.

Erstaunlicherweise haben neue Studien gezeigt, dass einige der am Geschmackserlebnis beteiligten Mechanismen und Moleküle nicht nur im Mund vorkommen, sondern auch überall im Magen-Darm-Trakt. Wissenschaftler konnten nachweisen, dass es sich dabei um Rezeptoren für bitter und süß handelt und dass im Darm rund 25 verschiedene Rezeptoren für bitter vorkommen. Obwohl wir mit Sicherheit sagen können, dass die Geschmacksrezeptoren im Darm wenig oder nichts mit unserem Geschmackserlebnis zu tun haben, wissen wir sehr wenig über ihre Funktion in der Darm-Gehirn-Achse. Diese Rezeptormoleküle befinden sich an sensorischen Nervenenden und auf den Rezeptorzellen in der Darmwand (zum Beispiel auf den serotoninhaltigen Zellen, die im vorigen Kapitel beschrieben wurden). Das ist ein hervorragender Ort, um am Dialog zwischen Darm und Gehirn teilzunehmen.

Manche dieser Rezeptoren werden von bestimmten Molekülen in Kräutern und Gewürzen, zum Beispiel Knoblauch, scharfen Chilis, Senf und Wasabi, aktiviert, andere reagieren auf Menthol, Kampfer, kühlende Substanzen und sogar Cannabis. Bis heute wurden 28 dieser sogenannten phytochemischen Rezeptoren allein im Darm von Mäusen identifiziert, und es besteht kein Zweifel daran, dass der menschliche Darm über ähnlich viele oder sogar mehr Rezeptoren verfügt, die auf verschiedene Chemikalien in Pflanzen ansprechen.

Die meisten Menschen verwenden Gewürze und Kräuter, um die Geschmacksrezeptoren auf der Zunge zu reizen und dadurch das Aroma einer Speise zu steigern. Immer mehr Anhänger der Naturheilkunde konsumieren Kräuter oder ihre Extrakte vor allem wegen ihres medizinischen Nutzens, und Kräuterexperten können für jedes Gewächs eine Litanei von empirisch nachgewiesenen gesundheitsfördernden Wirkungen aufsagen. In vielen Regionen der Welt sind Gewürze jedoch ein unerlässlicher Bestandteil der Kultur. Kann sich jemand indische oder mexikanische Gerichte ohne Chilipfeffer, persisches Essen ohne frische Kräuter und Joghurt oder marokkanischen Tee ohne Pfefferminze vorstellen?

Es scheint naheliegend, dass sich bei den Vorlieben für verschiedene Kräuter und Gewürze regionale und geografische Unterschiede ausgebildet haben, die sich entsprechend auf den Verbrauch auswirken, und dass diese Vorlieben vor Erkrankungen schützen, die in den verschiedenen Teilen der Welt häufig vorkommen. Schützt zum Beispiel der Verzehr pikant gewürzter Speisen in vielen Entwicklungsländern die Menschen vor Infektionen des Magen-Darm-Trakts? Können die frischen Kräuter in persischen Speisen und der obligatorische Pfefferminztee nach einer Mahlzeit in Marokko einer Verdauungsstörung vorbeugen? Einerlei, wie man die Verwendung von Kräutern und Gewürzen überall in der Welt erklärt, diese pflanzlichen Substanzen verbinden uns und die Darm-Gehirn-Achse eng mit der pflanzlichen Vielfalt um uns herum. Die zahlreichen Phytochemikalien in einer Kost, die aus vielen verschiedenen Pflanzen besteht, und die genau auf sie eingestellten Sensoren im Darm synchronisieren gemeinsam das interne Ökosystem (die Darmmikrobiota) mit der Umwelt.

Warum enthält der Darm so viele Sensoren? Manche von ihnen, etwa jene, die süß wahrnehmen, spielen eine wichtige Rolle beim Stoffwechsel. Wenn diese Rezeptoren Glucose (sie entsteht bei der Verdauung von Kohlenhydraten) oder künstliche Süßstoffe erkennen, stimulieren sie die Aufnahme von Glucose ins Blut und die Freisetzung von Insulin durch das Pankreas. Außerdem regen sie die Freisetzung mehrerer anderer Hormone an, die dem Gehirn Signale senden und ein Sättigungsgefühl hervorrufen.

Die Aufgabe der Darmrezeptoren, die Bitterstoffe wahrnehmen, bleibt rätselhaft. Meine Kollegin Catia Sternini, eine Neurowissenschaftlerin an der UCLA und Expertin für das enterische Nervensystem, befasst sich vor allem mit den Geschmacksrezeptoren des Darms. Sie vermutet, dass einige dieser Rezeptoren auf Stoffwechselprodukte reagieren, die von der Darmmikrobiota gebildet werden, und dass Veränderungen dieser Rezeptoren als Folge einer fettreichen Kost und einer damit zusammenhängenden Veränderung der Darmmikrobiota zur Adipositas mit beitragen. In einer gemeinsam durchgeführten Studie haben wir vor Kurzem bei adipösen Probanden Indizien für diese Hypothese gefunden. Die Rezeptoren für Bitterstoffe im Magen-Darm-Trakt haben möglicherweise noch andere Funktionen. Wir wissen, dass sie die Freisetzung des Darmhormons Ghrelin anregen, das den Appetit fördert, wenn es ins Gehirn gelangt. Ich wäre nicht überrascht, wenn der alte Brauch in manchen europäischen Ländern, vor einer Mahlzeit einen Aperitif zu trinken, darauf zurückginge, dass diese Getränke die Bitterstoff-Rezeptoren im Darm veranlassen, Ghrelin freizusetzen.

Denken Sie auch an die vielen schrecklich schmeckenden bitteren Kräuterheilmittel der Traditionellen Chinesischen Medizin. Es ist sehr wahrscheinlich, dass ihre therapeutische Wirkung wenig mit dem bitteren Geschmack zu tun hat, sondern dass sie auf irgendeine Weise einen oder mehrere der 25 Bitterstoff-Rezeptoren des Darms aktivieren und dadurch heilende Botschaften ans Gehirn und an den Körper senden. Noch faszinierender ist der vor Kurzem gelungene Nachweis, dass die gleichen Geruchsrezeptoren in der Nase, die wir nutzen, um den Duft von Rosen zu genießen, eine Tüte mit verdorbener Milch zu identifizieren oder ein gutes Grillrestaurant zu erschnuppern, auch überall im Darm verteilt sind. Wie die Geschmacksrezeptoren im Darm befinden sich diese Geruchsrezeptoren vor allem auf endokrinen Zellen, wo sie die Freisetzung verschiedener Hormone steuern.

Da die Geschmacks- und Geruchsrezeptoren überall im Magen-Darm-Trakt vorhanden sind, nicht nur im Mund und in der Nase, passen die Begriffe »Geruch« und »Geschmack« nicht mehr ganz. Wissenschaftler sind heute der Meinung, dass diese Rezeptoren Teil einer großen Familie von Sensoren sind, die Chemikalien wahrnehmen und in den Lungen und anderen inneren Organen unterschiedliche Aufgaben erfüllen, je nachdem, wo sie sich in den einzelnen Organen befinden. Es würde mich nicht überraschen, wenn diese chemischen Sensoren imstande wären, Botschaften von den einzelnen mikrobischen Gemeinschaften in diesen Organen aufzufangen.

Wie gelangt das Nervensystem an diese wichtigen Informationen aus dem Inneren des Darms? Es wäre kaum sinnvoll, wenn dieses hochleistungsfähige Datensammelsystem in die schmuddelige Welt teilweise verdauter Nahrung und ätzender Chemikalien des Magen-Darm Trakts eintauchen würde. Das tut es auch nicht: Die Neuronen selbst sitzen in der Darmschleimhaut und haben keinen unmittelbaren Kontakt mit dem Darminhalt. Sie arbeiten mit spezialisierten Zellen in der Darmschleimhaut zusammen, deren eines Ende dem Inneren des Darms zugewandt ist, und die wahrnehmen, was dort geschieht. Diese Zellen enthalten verschiedene Botenstoffe, die sie auf spezielle Reize im Darm hin freisetzen. Einmal freigesetzt, versorgen diese Hormone die nahe gelegenen sensorischen Nervenfasern, insbesondere des Vagusnervs, mit Informationen. Bisher hat man zahlreiche verschiedene sensorische Neuronen entdeckt, die jeweils auf bestimmte Moleküle aus diesen endokrinen Zellen des Darms reagieren. Diese Nerven senden Signale, die das enterische Nervensystem und das Gehirn mit detaillierten Informationen über die Vorgänge im Darm versorgen.

Die endokrinen Zellen des Darms sind so zahlreich und so geschickt bei der Übermittlung von Signalen an das Nervensystem, dass sie großen Einfluss auf unsere Gesundheit und unser Wohlbefinden haben. Stellen Sie sich noch einmal vor, Sie könnten all diese hormonhaltigen Zellen im Darm zu einem einzigen Zellklumpen zusammenballen – er wäre das größte endokrine Organ im Körper. Endokrine Zellen in der Schleimhaut vom Magen bis zum Ende des Dickdarms erkennen viele verschiedene Chemikalien im Essen und in den Stoffwechselprodukten der Darmmikrobiota. Wenn der Magen beispielsweise leer ist, produzieren spezialisierte Zellen in der Magenwand das bereits erwähnte Hormon Ghrelin, das vom Blut zum Gehirn befördert wird oder dem Gehirn über den Vagusnerv Informationen über den Völlezustand des Magens vermittelt. Die Folge ist ein Hungergefühl. Wenn Sie hingegen satt sind und der Dünndarm mit der Verdauung des Essens beschäftigt ist, setzen seine Zellen »Sättigungshormone« frei, die dem Gehirn mitteilen, dass es Zeit ist, mit dem Essen aufzuhören.

Neben dem Kommunikationskanal zwischen Darm und Gehirn, an dem die endokrinen Zellen beteiligt sind, existiert ein weiteres System, zu dem das im Darm gelegene Immunsystem und die von ihm gebildeten Entzündungsmoleküle, die Zytokine, gehören. Die Immunzellen im Darm befinden sich hauptsächlich im Dünndarm, wo sie sowohl als Ansammlungen von Zellen, den Peyer-Plaques, wie auch verstreut überall in der Dünndarm- und Dickdarmwand zu finden sind. Die darmbasierten Immunzellen sind durch eine winzige Zellschicht vom Darminneren getrennt, und einige von ihnen, die dendritischen Zellen, reichen sogar mit Fühlern durch die Trennschicht hindurch, um im Darminneren mit der Darmmikrobiota sowie mit potenziell schädlichen Keimen zu interagieren. Die Zytokine, die diese Immunzellen freisetzen, können das Gehirn als Botenstoffe über den großen Blutkreislauf oder als Nervenimpulse über den Vagusnerv erreichen.

Wenn man bedenkt, wie viele Mechanismen daran beteiligt sind, das Nervensystem über die Nahrung, die wir zu uns nehmen, und über die Vorgänge im Darm zu unterrichten, wird deutlich, dass der Darm viel mehr leistet, als nur Nährstoffe zu resorbieren. Die ausgeklügelten Sinnessysteme des Darms sind der Nachrichtendienst des Körpers; sie sammeln ununterbrochen verschiedenste Informationen aus allen Teilen des Verdauungssystems – aus der Speiseröhre, dem Magen und dem Darm –, ohne unsere bewusste Wahrnehmung mit diesem Informationsstrom zu belasten. Sie lösen jedoch Alarm aus, wenn sie etwas Verdächtiges entdecken oder wenn etwas schiefläuft. Sie bilden, wie sich gezeigt hat, eines der komplexesten Organe des Körpers.

Der Darm als offenes Buch

Immer wenn Sie etwas essen oder trinken, liefert das Datensammelsystem in Ihrem Darm dem enterischen Nervensystem und dem Gehirn viele wichtige Informationen. Sowohl das große als auch das kleine Gehirn, wie das ENS auch genannt wird, ist an diesen Berichten interessiert, allerdings an unterschiedlichen Inhalten.

Das ENS benötigt wichtige Informationen aus dem Darm, um die Verdauung optimal zu steuern und, wenn notwendig, Toxine zu beseitigen, indem es den Magen- oder Darminhalt durch Erbrechen oder Durchfall schnell entleert. Die Berichte enthalten Informationen über die Größe der Mahlzeit und die in den Darm gelangte Essensmenge (einschließlich chemischer Daten wie Fett-, Kohlenhydrat- und Eiweißgehalt sowie Dichte, Konsistenz und Partikelgrößen). Außerdem enthalten sie Hinweise auf feindliche Eindringlinge wie Bakterien, Viren oder Toxine im Essen. Wenn der Vagusnerv und das ENS Informationen über den hohen Fettgehalt einer Nachspeise erhalten, verlangsamen sie die Entleerung des Magens und die Darmpassage. Werden sie davon unterrichtet, dass eine Mahlzeit wenige Kalorien enthält, beschleunigen sie die Entleerung des Magens, damit genügend Kalorien zur Resorption zur Verfügung stehen. Und wenn sie von potenziell schädlichen Invasoren erfahren, regen sie die Wassersekretion an, kehren die Richtung der Peristaltik um, damit der Magen seinen Inhalt hinausbefördert, und beschleunigen die Passage durch den Dünndarm und den Dickdarm, damit alles Unerwünschte ausgeschieden wird.

Das Gehirn interessiert sich mehr für den allgemeinen Gesundheitszustand und das Wohlbefinden und verarbeitet daher nicht nur Informationen aus dem Darm, sondern auch von anderen Teilen des Körpers sowie Informationen über die Umwelt. Es beobachtet, was im enterischen Nervensystem vor sich geht, hat aber auch großes Interesse an den Darmreaktionen, am Darmzustand, der unsere Emotionen widerspiegelt, an den schmerzhaften Kontraktionen des Magens und des Darms, wenn wir wütend sind, und an fehlender Darmaktivität, wenn wir niedergeschlagen sind. Mit anderen Worten, das Gehirn beobachtet sein eigenes Theaterstück, das auf der Bühne des Darms aufgeführt wird. Es erhält fast mit Sicherheit auch Informationen von den unzähligen Mikroben im Darm. Dieser Aspekt der Gehirn-Darm-Kommunikation rückte erst in den vergangenen Jahren ins Blickfeld. Während das Gehirn ständig alle sensorischen Informationen aus dem Darm überwacht, delegiert es die alltäglichen Pflichten an lokale Behörden, in diesem Fall an das enterische Nervensystem. Das Gehirn wird nur dann selbst aktiv, wenn wir handeln müssen oder wenn die Situation so bedrohlich ist, dass es eingreifen muss.

Mithilfe dieser verschiedenen sensorischen Mechanismen informiert der Darm das Gehirn in jeder Millisekunde, einerlei, ob Sie wach sind oder schlafen, über alles, was im Inneren des Körpers geschieht. Aber der Darm ist nicht das einzige Organ, das unser zentrales Nervensystem mit Daten versorgt. Das Gehirn erhält auch ständig sensorische Informationen von jeder Zelle und jedem Organ des Körpers. Die Lungen und das Zwerchfell senden jedes Mal, wenn Sie ein- oder ausatmen, Signale ans Gehirn; das Herz erzeugt mit jedem Schlag mechanische Signale; die Arterienwände schicken Signale über den Blutdruck; und die Muskeln übermitteln Informationen über ihren Tonus.Diese fortlaufenden Berichte über den Zustand des Körpers bezeichnet man als »interozeptive« Informationen, die das Gehirn nutzt, um die Körpersysteme im Gleichgewicht und in gutem Funktionszustand zu halten. Zwar liefern sämtliche Zellen des Körpers interozeptive Informationen, aber die des Darms und seiner sensorischen Mechanismen an das Gehirn sind einzigartig in Hinblick auf ihre enorme Zahl, Vielfalt und Komplexität. Beginnen wir mit der Tatsache, dass das sensorische Netzwerk des Darms sich über dessen gesamte Oberfläche erstreckt. Diese Fläche ist 200-mal größer als die Fläche Ihrer Haut – etwa so groß wie die Fläche eines Basketballfeldes. Stellen wir uns nun ein Basketballfeld mit Millionen winziger mechanischer Sensoren vor, die Informationen über die Bewegungen der Spieler, ihr Gewicht, ihre Beschleunigung und ihr jähes Stoppen sowie über jeden Sprung und jede Landung sammeln. Da die Darmsignale außerdem Daten über Chemikalien und Nährstoffe enthalten, kann dieses Bild die gewaltige Menge von Informationen, codiert als Darmempfindungen, allerdings nur annähernd beschreiben.

Die Datenautobahn für den Darm-Gehirn-Verkehr

Eine besonders wichtige Rolle spielt der Vagusnerv, denn über ihn ist die große Mehrheit der Darmzellen und Darmrezeptoren, die Darmempfindungen codieren, eng mit dem Gehirn verbunden, und ein großer Teil der Signale unserer Darmmikrobiota an das Gehirn ist ebenfalls auf diesen Kommunikationskanal angewiesen. Bei den meisten Studien über den Einfluss einer veränderten Darmmikrobiota auf die Emotionen wurden im Tierversuch keine Wirkungen mehr beobachtet, nachdem der Vagusnerv durchtrennt worden war. Doch der Vagusnerv ist alles andere als eine Einbahnstraße: Er ist eine sechsspurige Autobahn, die den Feierabendverkehr in beide Richtungen ermöglicht, obwohl 90 Prozent des Verkehrsaufkommens sich vom Darm in Richtung Gehirn bewegen. Der Vagusnerv befördert so viel Verkehr, weil er einer der wichtigsten Regulatoren unserer inneren Organe ist und das Gehirn nicht nur mit dem Magen-Darm-Trakt, sondern auch mit allen anderen Organen verbindet.

Die folgende Patientengeschichte illustriert, wie wichtig dieses Kommunikationssystem zwischen Darm und Gehirn für unser Wohlbefinden ist. Während meiner Ausbildung an der University of California, Los Angeles, begegnete ich George Miller, der lange an den Symptomen eines großen Geschwürs im Zwölffingerdarm – dem ersten Teil des Dünndarms – gelitten hatte. Wenn ihm das Geschwür zu schaffen machte, fühlte er sich miserabel und hatte Schmerzen, und zweimal wurde er mit inneren Blutungen ins Krankenhaus eingeliefert. Schließlich überwies ihn sein Gastroenterologe an einen Chirurgen, der seinen Vagusnerv durchtrennte. Diese besondere Operation namens Vagotomie hatte das Ziel, die vagal stimulierte Säureproduktion im Magen zu verhindern. Die Symptome von Patienten mit solchen Vagotomien enthüllen eine Menge über Darmempfindungen und über die Situation von Patienten, deren Gehirn auf diese wichtige Quelle für interozeptive Informationen verzichten muss.

Anfang der Achtzigerjahre lautete die vorherrschende medizinische Lehrmeinung, dass die Durchtrennung des Vagusnervs die einfachste und wirksamste Methode sei, einen Säureüberschuss zu verhindern und dadurch Magengeschwüre zu heilen. Der Eingriff wurde ohne große Rücksicht auf den enormen Informationsfluss durch den Vagusnerv vom Darm zum Gehirn und dessen potenzielle Bedeutung für unser Wohlbefinden vorgenommen. Zum Glück greifen die Chirurgen heute selten zu derart drastischen

Mitteln, da man die meisten Magen- und Dünndarmgeschwüre mittlerweile medizinisch behandeln kann.

Bei Miller war die Operation insofern erfolgreich, als das Geschwür ihn nicht mehr plagte. Aber er zahlte einen hohen Preis, und zwar in Form von einer Reihe von unangenehmen Darmempfindungen. So fühlte er sich schon nach einer kleinen Mahlzeit satt und musste ständig Übelkeit, Erbrechen, Krämpfe, Bauchschmerzen, Durchfall und andere Symptome erdulden.

Seine Ärzte waren ratlos insbesondere angesichts solch eigenartiger Symptome wie Herzklopfen, Schweißausbrüche, Schwindel und extremer Müdigkeit, die sich bei Miller nach dem Essen einstellten. Sie schrieben sie als psychische Störungen ab und bezeichneten seine Beschwerden als »Albatros-Syndrom«. Dieser Begriff wurde früher verwendet, um den Symptomkomplex von Patienten wie Miller zu beschreiben, deren Magen-Darm-Problem erfolgreich chirurgisch behandelt worden war, die jedoch eine Reihe von chronischen Symptomen entwickelten: anhaltende Bauchschmerzen, Übelkeit, Erbrechen und Appetitlosigkeit. Heute wissen wir, dass diese Symptome zumindest bei vielen dieser Patienten eine handfeste physiologische Grundlage hatten.

Mittlerweile haben wir Kenntnis von der Komplexität der Darmempfindungen und welche zentrale Rolle der Vagusnerv bei der Übermittlung dieser Signale an spezifische Gehirnregionen wie den Hypothalamus oder das limbische System spielt. Diese vagal übermittelten Informationen können wichtige Funktionen beeinflussen, zum Beispiel die Schmerzempfindung, den Appetit, die Stimmung und sogar unsere Denkvorgänge. Im Rückblick ist leicht zu erkennen, dass die Unterbrechung dieser wichtigen Datenvermittlung (vergleichbar mit der totalen Sperrung einer Hauptverkehrsader in einer Großstadt) tiefgreifende Wirkungen auf unser tägliches Befinden haben muss.

Wahrscheinlich werden wir die genauen Mechanismen, die Millers Symptomen zugrunde lagen, nie erfahren, da Vagotomien heute nur noch selten vorgenommen werden. Andererseits wird die Rolle des Vagusnervs bei der Übermittlung von Darmempfindungen an wichtige Schaltzentralen im Gehirn heute mit neuem Interesse erforscht. Die Stimulation des Vagus durch elektrische Impulse oder pharmakologische Maßnahmen wird heute als mögliche Therapie bei Gehirnstörungen wie Depression, Epilepsie, chronischen Schmerzen, Adipositas und sogar bei chronisch entzündlichen Erkrankungen erprobt. Die positiven Ergebnisse dieser Untersuchungen bestätigen die Bedeutung des Vagusnervs als wichtigen Kommunikationsmechanismus zwischen Darm und Gehirn, der für unsere Gesundheit und unser Wohlbefinden von großer Bedeutung ist.

Die Rolle des Serotonins

Symptome und Darmempfindungen, die bei einer Lebensmittelvergiftung auftreten, gehören wohl zu den unangenehmsten menschlichen Erfahrungen. Vor etwa 40 Jahren, kurz vor dem Ende einer vierwöchigen Trekking-Tour in Ladakh, machte ich diese Erfahrung am eigenen Leib. Ich wanderte durch verlassene Täler und über Bergpässe von Nordindien bis zu den Ausläufern des Himalaja, und die Reise führte mich durch friedliche buddhistische Klöster und mit Pfirsichbäumen bewachsene Oasen. Ich ernährte mich vorwiegend von Linsensuppe, Reis und Buttertee und trank Wasser direkt aus sauberen Bächen. Als ich die Stadt Manali in den Himalaja-Ausläufern erreichte, war ich in Hochstimmung wie selten zuvor. Zur Feier des Tages wich ich von meiner gewohnten Kost ab und gönnte mir eine köstliche, scharf gewürzte Mahlzeit in einem der örtlichen Restaurants.

Am nächsten Morgen stieg ich in aller Frühe in den Bus, um die vierundzwanzigstündige Reise nach Neu-Delhi anzutreten. Wenn es um das Thema Verdauung geht, wird mir dieser furchtbare Tag für immer im Gedächtnis bleiben. Zwar versuchte ich, meine Magen-Darm-Probleme in den Griff zu bekommen, doch ebenso gut hätte ich einem Rudel hungriger Wölfe befehlen können, sich brav hinzusetzen und Pfötchen zu geben. Die heftigen Beschwerden gruben sich in die tiefsten Schichten meines emotionalen Gedächtnisses ein und machen mir immer wieder klar, wie mächtig Darmempfindungen (und die Erinnerung daran) sein können.

Eine Lebensmittelvergiftung stellt sich ein, wenn Sie versehentlich etwas essen oder trinken, das Krankheitserreger wie Viren, Bakterien oder bakterielle Giftstoffe enthält. Nehmen wir an, es handelt sich um das Toxin des Eindringlings *E. coli* (auch als Kolibakterium bekannt). Es bindet sich im Darm an Rezeptoren auf den serotoninhaltigen Zellen – und durch das daraufhin ausgelöste Signal erhält der Magen-Darm-Trakt umgehend eine neue Anweisung: »Heftiges Erbrechen und Durchfall, aber pronto!« Manche Chemotherapeutika gegen Krebs, unter anderem Cisplatin, haben die gleiche Wirkung.

Bei dieser Reaktion handelt es sich um einen körpereigenen Schutzmechanismus: Entdeckt der Darm ein Toxin oder einen Krankheitserreger, erteilen das enterische Nervensystem und der Vagusnerv dem gesamten Magen-Darm-Trakt einen Evakuierungsbefehl, um den Eindringling an beiden Enden des Verdauungskanals auszustoßen – eine clevere, wenn auch für uns äußerst unangenehme Maßnahme.

Ausgelöst wird diese Reaktion von serotoninhaltigen Zellen im Dünndarm, die für das Entstehen von Darmempfindungen besonders wichtig sind. Wenn Serotonin unter normalen Umständen freigesetzt wird, spielt es eine wichtige Rolle beim regulären Verdauungsprozess. Serotonin wird freigesetzt, wenn der Darminhalt sich an den Darmwänden, genauer gesagt, an den winzigen Ausstülpungen der enterochromaffinen Zellen reibt. Wie die anderen Hormone, die in den endokrinen Zellen des Darms enthalten sind, aktiviert das freigesetzte Serotonin sensorische Nervenenden im enterischen Nervensystem, die eine entscheidende Rolle bei der Regulation der Peristaltik spielen. Wird das Serotonin jedoch in größeren Mengen freigesetzt, zum Beispiel bei einer Lebensmittelvergiftung oder als Reaktion auf das Chemotherapeutikum Cisplatin, sind Erbrechen und starker Durchfall die Folge.

Meine Forschungsgruppe stellte in Zusammenarbeit mit einem Team in den Niederlanden fest, dass ein akut experimentell induzierter Mangel an der

Aminosäure Tryptophan, die für die Serotoninproduktion gebraucht wird, den Serotoninspiegel im Gehirn senkt. Die Folge ist eine erhöhte Aktivität des Erregungsnetzes im Gehirn. Diese Veränderungen im Zentralnervensystem steigern zudem die Reaktion auf eine experimentelle mechanische Reizung des Dickdarms. Dieselbe experimentelle Senkung des Serotoninspiegels erhöht älteren Studien zufolge auch die Wahrscheinlichkeit für depressive Störungen bei gefährdeten Menschen, in deren Familien es etwa Fälle von Depression gibt.

Serotonin ist das wichtigste Signalmolekül in der Darm-Gehirn-Achse. Die serotoninhaltigen Zellen sind mit dem ENS und dem Gehirn eng verbunden. Das Serotonin-Signalsystem des Darms spielt eine Schlüsselrolle, wenn Ereignisse im Darm, die mit der Nahrung, der Darmmikrobiota und bestimmten Medikamenten zu tun haben, die Aktivität des Verdauungssystems und unser Wohlgefühl beeinflussen. Aber auch die kleine Serotoninmenge in den Darm- und Gehirnnerven ist sehr wichtig: Serotoninhaltige Nerven im Darm sind zur Regulierung des Peristaltikreflexes notwendig, während Ansammlungen von serotoninhaltigen Nervenzellen im Gehirn ihre Signale an die meisten Gehirnregionen senden und dadurch zahlreiche lebenswichtige Funktionen beeinflussen, unter anderem den Appetit, den Schlaf, die Schmerzempfindung und die Stimmung.

Mike Gershon, der bereits erwähnte Pionier und eine führende Autorität der Darm-Serotonin-Forschung, hat in seinen Vorträgen oft gesagt, dass es nur dann zu Darmreaktionen kommt, die mit dem Darm-Serotonin-System zu tun haben, wenn etwas Schlimmes passiert ist – oder etwas *sehr* Schlimmes wie meine höllische Busfahrt nach Neu-Delhi. Aber stimmt das wirklich? Vergessen wir für einen Moment die dramatischen Ereignisse, die sich abspielen, wenn eine bakterielle oder virale Infektion akut eine starke Serotoninfreisetzung auslöst oder wenn eine Störung im Darm-Serotonin-System Reizdarmsymptome oder Durchfall hervorruft. Da der Darm über einen enormen Serotoninvorrat verfügt – die Speicher befinden sich in der Nähe des Vagusnervs, der unmittelbar in die affektiven Steuerungszentralen des Gehirns mündet –, ist es gewiss vorstellbar, dass ein ständiger Strom schwacher, von Serotonin ausgelöster Nervensignale aus dem Darm in die emotionalen Schaltzentralen des Gehirns gelangt. Diese Nervensignale entstehen als Reaktion auf Vorgänge im Darm und auf Signalmoleküle der Darmmikrobiota. Selbst wenn diese Signale uns nicht bewusst werden, ist anzunehmen, dass die geringe Freisetzung von Serotonin unsere Hintergrundemotionen und dadurch unser Wohlbefinden beeinflusst. Das könnte einer der Gründe dafür sein, warum wir uns nach einem leckeren Essen zufrieden und behaglich fühlen.

Essen als Information

Das alles wirft eine wichtige Frage auf: Wenn die meisten Menschen den weitaus größten Teil der Signale des Darms nicht wahrnehmen – auch nicht die Verdoppelung des Magenvolumens nach einer üppigen Mahlzeit oder die mit einem Nussknacker vergleichbaren Kontraktionen des migrierenden motorischen Komplexes, wenn der Darm leer ist –, wofür benötigt der Darm dann überhaupt seine hoch spezialisierten Sinnesorgane?

Die einfache und wissenschaftliche Antwort lautet: Diese Sinnesorgane sind unerlässlich für den störungsfreien Ablauf und die Koordination grundlegender Darmfunktionen, zum Beispiel für die Entleerung des Magens, die Bewegung des Nahrungsbreis durch den Darm und die Bildung von Säure und Verdauungsenzymen; für Körperfunktionen, die mit der Nahrungsaufnahme zusammenhängen, etwa Appetit und Sattheit; und für wichtige Stoffwechselprozesse einschließlich der Regulierung des Blutzuckerspiegels. Diese funktionellen Aspekte der Darmsensorik haben sich höchstwahrscheinlich vor Millionen von Jahren herausgebildet, als winzige, primitive Meeresbewohner von Mikroorganismen »besiedelt« wurden, die ihnen halfen, bestimmte Nährstoffe abzubauen.

Die zweite, provokantere Antwort auf die Frage, warum diese Sinnesorgane im Darm existieren, hat etwas mit der enormen Datenflut aus dem Darm ins Gehirn zu tun. Dabei handelt es sich um Informationen, die nicht unmittelbar mit den Darmfunktionen und den Bedürfnissen des Stoffwechsels zu tun haben und im Wesentlichen unterhalb der Bewusstseinsschwelle bleiben. Der Strom von Informationen, die zum Gehirn fließen – zum Beispiel zahlreiche Botschaften von den unzähligen Mikroben im Darm –, verschafft der Darm-Gehirn-Achse eine einzigartige und unerwartete Rolle beim Modulieren unserer Gesundheit, unseres Wohlbefindens und unserer Gefühle. Er beeinflusst sogar – wie wir in Kapitel 5 sehen werden – unsere Entscheidungen.

Berücksichtigen wir die wissenschaftliche Komplexität der verschiedenen Darmsensoren und des Vagusnervs und ihre Funktionen beim Verdauungsprozess und betrachten sie im Kontext der vom Darm ausgesandten Signale, so entsteht ein revolutionäres Bild unserer Essgewohnheiten: Der Verdauungstrakt ist nicht nur imstande, die meisten Nährstoffe und Kalorien im Essen aufzunehmen (wobei die Darmmikrobiota sich um die Reste kümmert, die der Darm nicht abbauen kann), sondern er kann dank seines ausgeklügelten Überwachungssystems auch den Nährstoffgehalt des Essens analysieren und gleichzeitig die Informationen beschaffen, die für eine optimale Verdauung notwendig sind. Mit anderen Worten, die Nahrung selbst enthält Anweisungen für ihre optimale Verdauung. Darunter befinden sich auch viele Angaben, von denen wir bis vor Kurzem nicht einmal Kenntnis hatten und deren Bedeutung wir erst noch entschlüsseln müssen. Das gilt unabhängig davon, ob Sie Veganer, Fischesser, Fleischesser oder Allesesser sind und ob Sie für Fast Food schwärmen, ständig neue Diäten ausprobieren oder immer wieder fasten – sogar unabhängig davon, ob Sie sich neulich auf einer Reise eine Darminfektion zugezogen haben. Am erstaunlichsten ist, dass das komplizierte sensorische System des Darms mit der Sammlung dieser Informationen schon beginnt, wenn wir Nahrung nur in den Mund nehmen – wenn die Geschmacksknospen auf der Zunge und die enterischen Nerven in der Speiseröhre anfangen, Informationen über das Essen zu versenden. Diese Datensammlung geht weiter, bis das Essen im Dickdarm landet. Und das alles leistet der Darm, ohne unser tägliches Leben im Geringsten zu stören – zumindest bei Menschen, die nicht unter gastrointestinalen Störungen leiden.

Wenn wir bedenken, wie viele sensorische Rezeptoren der Darm enthält und wie groß die Fläche ist, über die sie verteilt sind, wird klar, dass der Darm dem Gehirn in jedem Augenblick enorme Datenmengen schickt, sowohl über die komplexen Vorgänge, die mit der Verdauung zu tun haben, als auch über die Signale der 100 Billionen schwatzenden Mikroben im Verdauungskanal. Mit anderen Worte, was das Sammeln, Speichern und Analysieren riesiger Datenmengen und die Reaktionen darauf anbelangt, ist die Darm-Gehirn-Achse wahrlich ein Supercomputer, der kaum noch Ähnlichkeit mit der schwerfälligen Verdauungsdampfmaschine hat, für die wir ihn einst hielten.

Diese Erkenntnis ist Teil unseres neuen, modernen Verständnisses der Darmfunktion: Wir befassen uns weniger mit den Details der Makro- und Mikronährstoffe, des Stoffwechsels und der Kalorien und erforschen stattdessen den Darm, sein Nervensystem und die Darmmikrobiota, weil wir heute wissen, dass der Darm in Wirklichkeit eine erstaunliche Datenverarbeitungsmaschine darstellt, die viel mehr Zellen enthält als das Gehirn, und durchaus mit einigen von dessen Leistungen mithalten kann. Durch unsere Nahrung verbindet uns dieses System eng mit unserer Umwelt. Es sammelt Informationen darüber, wie unsere Nahrung produziert wird, was wir in den Boden einbringen und welche Chemikalien unseren Lebensmitteln beigegeben werden, bevor wir sie im Supermarkt kaufen. Wie ich im folgenden Kapitel ausführlicher erläutern werde, spielen die Mikroorganismen im Darm eine wichtige Rolle, wenn wir den Zusammenhang zwischen Ernährung und Wohlbefinden untersuchen.

KAPITEL

4

Die Sprache der Mikroorganismen – eine Schlüsselkomponente des Darm-Gehirn-Dialogs

Bei der Erforschung der Kommunikation zwischen Darm und Gehirn war das Center for Ulcer Research and Education (CURE) auf dem Veterans-Administration-Campus in West Los Angeles in den Siebziger- und Achtzigerjahren führend. Gegründet wurde CURE von Morton I. Grossman, einem der herausragenden Physiologen und Experten des Verdauungssystems. Das Center war das Mekka für Wissenschaftler und klinische Forscher aus der ganzen Welt, die Magengeschwüre (damals ein großes medizinisches Problem) und die grundlegenden Vorgänge im Verdauungssystem studierten. Über das Center, seine wissenschaftlichen Durchbrüche, seinen Gründer und charismatischen Leiter sowie John Walsh, einen von Grossmans Schülern, wurden Bücher geschrieben und sind viele Anekdoten im Umlauf.

Als ich Anfang der Achtzigerjahre in Los Angeles eintraf, um als Forschungsstipendiat am CURE zu arbeiten, befand sich in meinem wissenschaftlichen Fokus die Biologie der Kommunikation im Magen-Darm-Trakt. Ich hatte an der Ludwig-Maximilians-Universität in München Medizin studiert, aber das Thema der Interaktion zwischen Gehirn und Darm fehlte im Lehrplan völlig. Nachdem ich meine Assistenzzeit an der University of British Columbia in Vancouver beendet hatte, brannte ich darauf, meine Karriere auf dem Gebiet der Gastroenterologie fortzusetzen. Ursprünglich hatte ich geplant, zwei Jahre lang als Stipendiat der Deutschen Forschungsgemeinschaft am CURE meinen wissenschaftlichen Interessen auf dem Gebiet der Gehirn-Darm-Interaktion nachzugehen. John Walsh war zu dieser Zeit bereits ein brillanter junger Forscher, der sich bei vielen seiner visionären Entscheidungen und Entdeckungen auf sein Bauchgefühl verließ – was mir erst viel später in meinem Leben klar wurde. Während seiner gesamten bisherigen Laufbahn hatte er sich für eine Gruppe von damals rätselhaften Signalmolekülen interessiert, die man zunächst »Darmhormone« oder »Darmpeptide« nannte. Sie waren zuerst aus der Haut tropischer Frösche und später aus Därmen und Gehirnen von Säugetieren isoliert worden. Die Biologen nahmen an, diese Signalmoleküle seien einfache chemische Schalter, die zum Beispiel die Salzsäureproduktion im Magen ein- und ausschalteten oder die Freisetzung von Verdauungshormonen durch das Pankreas oder die Fähigkeit der Gallenblase zu kontrahieren. Doch während der nächsten paar erstaunlichen Jahre in dieser Wiege der modernen Darm-Gehirn-Forschung konnte ich mit eigenen Augen beobachten, wie unser Verständnis von diesen Signalmolekülen sich von simplen Ein-Aus-Schaltern zu einer komplexen universellen biologischen Sprache entwickelte, welche die unzähligen Mikroorganismen des Darms verwenden, um mit dem Verdauungssystem und sogar mit dem Gehirn zu kommunizieren.

Eine Gruppe italienischer Biologen unter der Leitung von Vittorio Erspamer hatte einige der ersten Darmpeptide in der Haut tropischer Frösche entdeckt, wo sie anscheinend die Funktion hatten, Fressfeinde abschrecken zu helfen. Verspeiste ein unerfahrener Jungvogel einen dieser Frösche, so gelangten die Peptide in seinen Magen-Darm-Trakt und lösten eine unangenehme Reaktion des Darms aus, die dem Tier den Appetit verdarb und ihn veranlasste, den Frosch zu erbrechen. Auf diese Weise lernte der junge Vogel, diese Froschart künftig zu meiden. Dass der Frosch ein Peptid produzierte, auf das die Gewebe des Vogels reagierten, bewies die Existenz eines chemischen Kommunikationssystems zwischen Fröschen und Vögeln.

Nicht lange nachdem die italienischen Forscher ihre Ergebnisse veröffentlicht hatten, suchten Viktor Mutt und Kollegen im schwedischen Karolinska-Institut nach ähnlichen Darmpeptiden bei Säugetieren. Schließlich extrahierten und reinigten sie diese Moleküle in industriellem Maßstab aus gekochten Schweinedärmen und schickten die Extrakte an interessierte Forscher auf der ganzen Welt, auch an Walshs Labor. Als die kostbaren Extrakte in Pulverform eintrafen, behandelten wir sie geradezu mit Ehrfurcht, wussten wir doch, wie hoch der Arbeits- und Zeitaufwand des Isolierens gewesen war. Später besuchten wir frühmorgens einen Schlachthof in Los Angeles und kehrten mit Behältern voller Schweinedärme zurück. Daraus isolierten wir dann selbst die Darmpeptide. Als wir eine dieser Substanzen, ein Molekül namens Gastrin, einem Versuchstier injizierten, stellten wir fest, dass sein Magen mehr Salzsäure produzierte. Wenn wir ein anderes Peptid – Sekretin – injizierten, sonderte das Pankreas mehr Verdauungsenzyme ab. Das Peptid Somatostatin blockierte hingegen beide Funktionen eher. Diese Substanzen werden auch »Darmhormone« genannt, da sie auch ferne Ziele im Körper erreichen, wenn man sie ins Blut injiziert, genauso wie die Hormone, welche die Schilddrüse oder die Ovarien produzieren und die ebenfalls Signale über größere Entfernungen hinweg übermitteln können.

Es dauerte nicht lange, bis Wissenschaftler herausfanden, dass die isolierten Substanzen nicht nur in den endokrinen Darmzellen vorhanden sind, sondern auch in den Zellen des enterischen Nervensystems, die sie nutzen, um die Peristaltik, die Resorption von Flüssigkeiten und die Sekretion fein abzustimmen. Und als Neurowissenschaftler begannen, ins Gehirn zu blicken, fanden sie dort die gleichen Substanzen. Im Gehirn sind die Peptide wichtige chemische Schalter, deren Aufgabe es ist, Verhaltensweisen und Bewegungsabläufe ein- und auszuschalten, die mit Empfindungen wie Hunger, Wut, Furcht und Angst zusammenhängen. Anfang der Achtzigerjahre nahm die Geschichte eine unerwartete Wendung, als eine Gruppe von Wissenschaftlern in den National Institutes of Health unter der Leitung der visionären Biologen Jesse Roth und Derek LeRoith herausfinden wollte, ob Mikroorganismen die gleichen Signalmoleküle bilden können, die Walsh, Mutt und Erspamer aus Fröschen, Schweinen, Hunden und anderen Tieren isoliert hatten. Sie züchteten verschiedene Mikroorganismen in einer Nährlösung, trennten sie von der Lösung und prüften, ob sie Insulin enthielten, das Hormon, das Gewebe anweist, nach einer Mahlzeit Energie aus Zucker zu speichern.

Sowohl in den Zellen als auch in der Lösung fanden sie Moleküle, die menschlichem Insulin glichen – so sehr, dass sie im Labor gezüchtete Fettzellen aus Ratten anregen konnten, sich Energie aus Zucker zu holen. Dieser unglaubliche Befund ließ zum ersten Mal vermuten, dass Insulin ursprünglich nicht in Tieren entstanden war, wie die Biologen geglaubt hatten, sondern in primitiveren Einzellern, die seit etwa einer Milliarde Jahren existieren.

Ich erfuhr von Roths und LeRoiths faszinierenden Experimenten, als sie Extrakte aus anderen Mikroben an Walshs Labor im CURE schickten. Dort identifizierten und quantifizierten wir diese Moleküle mithilfe eines Radioimmuntests. Unsere Untersuchungen lieferten überraschende Ergebnisse: Meine Kollegen fanden nicht nur Insulin, sondern auch Moleküle, die anderen Säugetier-Darmpeptiden glichen. Seither wurden uralte mikrobische Versionen vieler Darmpeptide und Hormone entdeckt, darunter Noradrenalin, Endorphine und Serotonin sowie deren Rezeptoren.

Roth und LeRoith fassten ihre Befunde 1982 in einem Artikel zusammen, der im *New England Journal of Medicine* veröffentlicht wurde; darin führten sie aus, dass die Signalmoleküle, die unser endokrines System und das Gehirn für ihre Kommunikation nutzen, wahrscheinlich ihren Ursprung in Mikroben haben. Mehrere Jahre später war ich von dieser sich neu entwickelnden Wissenschaft so fasziniert, dass ich beschloss, selbst einen spekulativen Übersichtsartikel zu verfassen, und zwar gemeinsam mit meinem Freund Pierre Baldi, einem brillanten Mathematiker, der damals am California Institute of Technology arbeitete. Obwohl ein angesehener Professor für Linguistik an der UCLA mich davon zu überzeugen versuchte, dass nur Menschen miteinander sprechen können, wählten wir für unseren Aufsatz diesen Titel: »Sind Darmpeptide die Wörter einer universellen biologischen Sprache?« Der Artikel wurde 1991 im *American Journal of Physiology* gedruckt, und ich bin bis heute stolz darauf, ihn geschrieben zu haben.

Als ich das Manuskript Walsh zeigte, sagte er scherzhaft: »Sie haben Glück, dass dieser spekulative Aufsatz für eine Veröffentlichung akzeptiert wurde. Diese Ideen sind ihrer Zeit etwa dreißig Jahre voraus.« (Wie üblich waren seine Vorhersagen nicht sehr weit von der Wahrheit entfernt.)

In dem Artikel stellten wir, wie der Titel bereits andeutete, die Hypothese auf, dass diese Signalmoleküle die Wörter einer universellen biologischen Sprache repräsentierten, die nicht nur der Darm, sondern auch das Nervensystem einschließlich des ENS und des Gehirns verwendeten. Menschen seien nicht die einzigen Organismen, die dieses zelluläre Kommunikationssystem nutzten: Die Wissenschaft habe nachgewiesen, dass Frösche, Pflanzen und sogar Mikroben in unserem Darm sie ebenfalls verwendeten. Indem wir die biologischen Daten mithilfe einer mathematischen Methode, der Informationstheorie, auswerteten, stellten wir sogar Spekulationen an über die verschiedenen Informationsmengen, die verschiedene Signalmoleküle – von Hormonen bis zu Neurotransmittern – zwischen den einzelnen Zellen und Organen hin und her schicken konnten.

Leider war die Zeit für den Rest der wissenschaftlichen Welt noch nicht reif, um die Bedeutung dieser frühen Entdeckungen zu erkennen. Wie Walsh vorausgesagt hatte, waren fast drei Jahrzehnte Forschung über die Interaktionen zwischen Gehirn und Darm notwendig, bis die Darmmikrobiota erneut in den Blickpunkt rückte.

Die Kehrseite der frühen Darmreinigung

Dahlia kam schwarz gekleidet und mit einer dunklen Sonnenbrille in meine Klinik, als wäre sie auf dem Weg zu einer Beerdigung. Da mir schon viele Patienten wie sie begegnet waren, war ich von ihrer Aufmachung nicht überrascht. Die dunkle Brille trug sie möglicherweise wegen einer Überempfindlichkeit gegen Helligkeit, die oft mit Migräne einhergeht. Und vielleicht war ihre Kleidung ein Schutz, mit dem die fünfundvierzigjährige Frau ihren inneren Kummer verbergen wollte.

Dahlia hatte den Klinikbesuch wegen einer hartnäckigen Verstopfung vereinbart. Aber das stellte nicht ihr einziges gesundheitliches Problem dar. Weitere Symptome waren unter anderem chronische Schmerzen im ganzen Körper, Erschöpfung und Migräne. Während unseres Gesprächs wurde mir klar, dass sie außerdem chronisch depressiv war, wofür sie ausschließlich ihre Magen-Darm-Probleme verantwortlich machte. Sie berichtete, schon in ihrer Kindheit habe sie keinen regelmäßigen Stuhlgang gehabt. Deswegen habe ihre Mutter ihr immer wieder Einläufe verabreicht. Das taten damals viele Mütter, damit ihre Kinder den Darm jeden Tag entleerten.

Leider konnte Dahlia nur mit täglichen Einläufen und wöchentlichen Darmspülungen (das sind tiefere Einläufe, bei denen warmes Wasser bis in den oberen Dickdarm injiziert wird) für einen regelmäßigen Stuhlgang sorgen. Ohne die täglichen Einläufe, sagte sie, seien spontane Darmentleerungen bei ihr unmöglich, manchmal mehrere Wochen lang. Sie beharrte darauf, dass ihr Darm »tot« sei und seinen Inhalt nicht mehr weiterbefördern könne, und sie hatte große Angst vor unerträglichen Beschwerden, wenn sie nicht für täglichen Stuhlgang sorgte. Diese Tatsachen und ihre Furcht vor verstopfungsbedingten Beschwerden hatten ihre Überzeugung zementiert, dass sie mit den Einläufen nie würde aufhören können.

Dahlia hatte bereits ohne Erfolg viele verschiedene Therapien ausprobiert, und die Medikamente, die sie wegen ihrer Depression einnahm, linderten die Verstopfung nur vorübergehend. Es schien, als zwinge eine unbekannte Macht ihre Darm-Gehirn-Achse immer wieder, zu ihrer gestörten Kommunikation zurückzukehren. Ich verordnete eine Reihe von diagnostischen Tests, von denen keiner einen Hinweis auf die Ursache ihrer Verstopfung lieferte. Höchst interessant war, was ein spezieller Test (Kolontransit-Test) ergab: Unverdauliche Nahrungsreste passierten den Dickdarm innerhalb eines völlig normalen Zeitraums. Hinzu kam Dahlias Überzeugung, dass ihre Symptome – Angst, Depression, Erschöpfung und chronische Schmerzen – auf gärende, giftige Abbauprodukte im Darm zurückzuführen seien und dass ihre Unfähigkeit, diese Abbauprodukte loszuwerden, sich gravierend auf ihr Wohlbefinden auswirke. Viele Ärzte, die einer Patientin mit dieser Symptomkonstellation begegnen und ihre bizarr klingenden Geschichten hören, nehmen eine Darmspiegelung vor, stellen ein Rezept für das neueste Abführmittel aus und überweisen die Patientin an einen Psychiater. Heute wissen wir, dass diese Strategie einige wichtige biologische Faktoren ignoriert. Wahrscheinlich beeinträchtigten die Einläufe, die Dahlia als kleines Kind erhielt, die Entwicklung einer normalen Darmmikrobiota in ihren ersten Lebensjahren, was die Kommunikation zwischen den Mikroben und dem Nervensystem nachhaltig veränderte. Obwohl wir wissenschaftlich noch nicht weit genug sind, um die frühen Veränderungen der Darmmikrobiota genau zu kennen, welche Symptome wie die von Dahlia auslösen, lässt ihre Geschichte darauf schließen, dass ein Darmmikrobiom, das sich nicht normal entwickeln kann, das Risiko für psychiatrische Symptome und für eine lebenslange fehlerhafte Kommunikation zwischen Darm und Gehirn erhöht. Ich bin davon überzeugt, dass wir in Zukunft über therapeutische Strategien verfügen werden, mit denen wir derartige frühe Fehler beim Programmieren der Darm-Gehirn-Achse rückgängig machen können. Bis dahin ist eine ganzheitliche Therapie wahrscheinlich hilfreich, zum Beispiel eine Kombination aus Medikamenten und Verhaltenstherapie, um die psychiatrischen Symptome zu lindern. Zudem sollte man durch Probiotika und eine ballaststoffreiche Kost für eine größere Vielfalt der Darmmikrobiota sorgen und mit geringen Dosen von Abführmitteln die Flüssigkeitsabsonderung im Dickdarm fördern. Mit diesen Maßnahmen erkennen wir zudem die Leiden der Patientin und ihre einzigartige Geschichte an. Bei Dahlia besserten sich durch diese Behandlung nicht nur die Magen-Darm-Symptome, sondern auch ihre Angststörung und ihre Depression.

Im Laufe der Jahre sind mir viele Patienten mit komplexen, scheinbar unerklärlichen Symptomen begegnet; eine der wichtigen Lehren, die ich daraus gezogen habe, lautet: Hör dir ihre Geschichten vorurteilslos an, einerlei, wie seltsam sie dir aus schulmedizinischer Perspektive vorkommen mögen. Medizinstudenten wird nicht beigebracht, wie man bei solchen Patienten Diagnosen stellt. Darum wäre es selbst für einen erfahrenen Gastroenterologen einfach, Dahlias irrige Annahmen als Neurose abzutun. Aber ich hatte den Verdacht, dass ihr Verhalten nicht nur auf eine gestörte Kommunikation zwischen Darmbakterien und Gehirn zurückzuführen war, sondern zum Teil auch auf die uralte und sich allzu hartnäckig haltende Ansicht, dass sich im Dickdarm ansammelnde giftige Abbauprodukte bei allerlei physischen und psychischen Erkrankungen und Beschwerden eine Rolle spielten und die Säuberung des Dickdarms ein Heilmittel dagegen sei. Diese Theorie der Autointoxikation (Selbstvergiftung) ist sehr alt und die Behandlung des Leidens war seit jeher Teil der Heilkünste in jedem Winkel der Welt.

Der Darm unter Verdacht

Im alten Ägypten und Mesopotamien glaubten die Menschen, dass in faulenden Speiseresten im Darm Gifte entstünden, die sich über den Kreislauf im Körper verbreiteten, Fieber auslösten und Krankheiten verursachten. Um solche Erkrankungen zu heilen, empfiehlt der Papyrus Ebers, ein ägyptischer medizinischer Text aus dem 14. Jahrhundert v. Chr., Einläufe und versichert, mit ihnen könne man mehr als 20 verschiedene Magen- und Darmprobleme behandeln, weil sie »Exkremente hinaustreiben«. Die alten Ägypter behaupteten, der Gott Thot habe sie über Selbstvergiftung und über die Reinigung des Darms unterrichtet, um Erkrankungen vorzubeugen. Das brachte einen Pharao auf die Idee, einen »Hüter des Enddarms« zu ernennen, dessen Aufgabe es war, ihm Einläufe zu verabreichen – einer der ersten wirklich harten Jobs der Geschichte.

Auf der anderen Seite des Roten Meeres, im alten Mesopotamien, setzten die Sumerer ebenfalls Einläufe zur Vertreibung von Erkrankungen ein. Das Gleiche gilt für die Babylonier und Assyrer, deren Schrifttafeln schon um 600 v. Chr. die Anwendung von Einläufen erwähnen. In Indien beschrieb Susruta, der Vater der indischen Chirurgie, in medizinischen Sanskrittexten präzise, wie man Spritzen, Dehnsonden und einen Rektumspiegel benutzt. Diese Tradition lebte bei ayurvedischen Heilern weiter. Die wichtigste der fünf entgiftenden und reinigenden Therapien waren Einläufe, mit denen man den unteren Verdauungstrakt säuberte. Ayurvedische Heiler verwendeten häufig auch *niruha basti*, einen medizinischen Einlauf, um verschiedene Beschwerden zu behandeln, zum Beispiel Arthritis, Rückenschmerzen, Verstopfung, das Reizdarmsyndrom, neurologische Störungen und Adipositas. In Ostasien warnten chinesische und koreanische Ärzte ebenfalls vor den Gefahren eines unsauberen Darms. Sie verordneten Einläufe und Darmspülungen zur Beseitigung von »innerer Feuchtigkeit«, die ihrer Meinung nach viele Störungen hervorrufen konnte, unter anderem einen hohen Cholesterinspiegel, chronische Müdigkeit, Fibromyalgie, Allergien und Krebs.

Die Begründer der westlichen Medizin hatten andere Vorstellungen davon, wie Selbstvergiftung den Körper schädigt, aber auch sie waren der Meinung, dass sie eindeutig nicht gut sei. Hippokrates, der klassische griechische Arzt, nach dem der hippokratische Eid benannt ist, dokumentierte die Anwendung von Einläufen zur Behandlung von Fieber und anderen körperlichen Störungen. Hippokrates wird auch die tiefsinnige Aussage zugeschrieben, alle Krankheiten hätten ihren Ursprung im Darm. Die alten Griechen übernahmen die Vorstellung der Ägypter, wonach ein verwesender Darminhalt krank machende Stoffe erzeuge. Daraus entstand die Idee von den vier Körpersäften, die im Gleichgewicht sein müssten, um Krankheiten vorzubeugen – eine Idee, die sich bis weit in die Neuzeit hielt.

Woher kommt diese uralte Besessenheit von Gefahren, die im Darm lauern? Viele Patienten mit unterschiedlicher ethnischer und sozioökonomischer

Herkunft und unterschiedlicher Bildung und Erziehung, denen ich in meiner Klinik begegne, sind von dieser Idee ebenfalls fest überzeugt. Sie kommen in dem Glauben, bestimmte schwer zu definierende und wissenschaftlich weitgehend unbegründete Vorgänge im Magen-Darm-Trakt seien für verschiedene Verdauungsstörungen und andere gesundheitliche Probleme verantwortlich. Im Laufe der Jahre habe ich unter anderem von Candida-Pilzinfektionen des Darms, von Allergien und Überempfindlichkeiten gegen alle Arten von Nahrungsbestandteilen, vom durchlässigen Darm und in neuester Zeit auch von einem angeblichen Ungleichgewicht der Darmmikrobiota gehört. Viele dieser Patienten haben oft teure und umständliche Verfahren ausprobiert, um die mutmaßlichen Leiden zu heilen, unter anderem höchst restriktive Diäten, Nahrungsergänzungsmittel und sogar Antibiotika. Die Tatsache, dass sie trotz all dieser Maßnahmen und Mittel mit unvermindert heftigen Verdauungsstörungen in meine Klinik kommen, wirft die Frage auf, ob irgendeine der Behandlungen etwas Gutes bewirkt oder bestenfalls die Sorgen der Patienten gelindert hat.

Aufgrund ihrer Angst vor gesundheitlichen Bedrohungen, die sie nicht selbst beeinflussen können, haben Menschen seit jeher zu allen Arten von unwissenschaftlichen Erklärungen und Ritualen gegriffen. Besonders beliebt ist die Entschlackung, zum Beispiel mit speziellen Säften oder Diäten, um den Darm zu säubern, was ein Widerspruch in sich ist. Heute werden diese Grundängste von zahllosen beliebten Autoren in beliebten Magazinen genährt. Jede ihrer Geschichten schildert auf ihre Weise die stets lauernden Gefahren durch unsere Ernährung. Andererseits haben wissenschaftliche Studien mittlerweile bestätigt, dass die Furcht vor Mikroben im Darm und vor den vielen Substanzen, die sie erzeugen, eine gewisse Berechtigung hat. So wie es Verbrecher, Betrüger und Computerhacker in unserer Gesellschaft gibt, existieren auch Mikroben, die sich nicht an die Spielregeln halten. Einige dieser vorübergehend aktiven Mikroorganismen, vor allem Parasiten und Viren, verfolgen ihre eigenen Ziele (meist Fortpflanzung), wobei sie unsere Gesundheit und unser Wohlbefinden ignorieren oder sogar sabotieren. Sie haben gelernt, sich in unser komplexestes Computersystem, das Gehirn, einzuhacken, und nutzen sein emotionales Betriebsprogramm für ihre eigenen Zwecke.

Um zu demonstrieren, wie raffiniert diese Mikroben sein können, möchte ich Ihnen eine faszinierende Geschichte erzählen, die ich vor etwa fünfzehn Jahren bei einer Tagung von Psychiatern in San Francisco gehört habe. Dort hielt Robert Sapolsky, ein führender Experte für die negativen Folgen chronischer Belastung für das Gehirn, einen inspirierenden Vortrag über einen gleichermaßen bösartigen wie cleveren Mikroorganismus namens *Toxoplasma gondii*. Sapolsky stützte sich auf eine Arbeit, die Manuel Berdoy und seine Forschungsgruppe an der Universität Oxford im Jahr 2000 veröffentlicht hatten. Die Studie belegte, dass *T. gondii* eine eigene Überlebens- und Fortpflanzungsstrategie besitzt, an die es sich erstaunlich listenreich und egoistisch hält.

Obwohl *T. gondii* nur im Magen-Darm-Trakt infizierter Katzen leben kann, ist es imstande, in das Gehirn jedes Säugetieres (auch des Menschen) einzudringen, indem es die Blut-Gehirn-Schranke überwindet, eine Art Schutzwall, der das Gehirn vor unerwünschten Einflüssen bewahren soll. Infizierte Katzen scheiden diesen Mikroorganismus mit ihren Exkrementen aus. Darum empfehlen Gynäkologen, dass sich Frauen während ihrer Schwangerschaft von Katzen fernhalten, das Katzenklo möglichst außerhalb des Hauses aufstellen, von anderen Personen reinigen lassen und dort, wo Katzen möglicherweise ihre Exkremente in der Erde vergraben, auf Gartenarbeit zu verzichten. In der idealen Welt von *T. gondii* scheiden Katzen den Parasiten aus und Nagetiere, zum Beispiel Mäuse oder Ratten, nehmen ihn anschließend über die Nahrung auf. Der Parasit bildet dann überall im Körper des Tieres runde Zysten, vor allem im Gehirn. Wenn eine Katze den infizierten Nager frisst, vermehren sich die mitverzehrten Zysten in ihrem Magen-Darm-Trakt, die Katze scheidet neue Parasiten aus und der Zyklus des Lebens geht weiter.

Hier nimmt die Geschichte eine faszinierende Wende und zeugt von der erstaunlichen Intelligenz dieses Parasiten. Unter normalen Umständen wäre es sehr unwahrscheinlich, dass ein Krankheitserreger aus einer infizierten

Ratte wieder in eine Katze gelangt, weil Nagetiere Katzen instinktiv aus dem Weg gehen. Aber mit *T. gondii* infizierte Nagetiere verlieren nicht nur ihre instinktive Furcht vor Katzen, sondern bevorzugen sogar Orte, die nach Katzenurin riechen.

Um das zu erreichen, nisten sich die winzigen Zysten des Parasiten mit der Präzision eines Marschflugkörpers in einer bestimmten Region des Rattengehirns ein, und zwar mit minimalem Kollateralschaden. Ihr Ziel ist das emotionale Betriebsprogramm, das die Kampf-oder-Flucht-Reaktion auslöst. Dieses emotionale und motorische Programm veranlasst die Ratten normalerweise beim leisesten Hinweis auf eine Katze zur Flucht. Aber der Parasit schaltet die Furcht der Ratten vor Katzen aus. Infizierte Ratten verhalten sich gegenüber anderen Raubtieren normal, und im Labor schneiden sie so gut ab wie immer, wenn man ihr Gedächtnis, ihre Furcht und ihr soziales Verhalten testet. Doch was Katzen anbelangt, sind die Zysten an diesem Punkt noch nicht zufrieden. Sie stimulieren zudem die Aktivität in nahe gelegenen Schaltkreisen des Gehirns, die die sexuelle Anziehung steuern. Die Folge ist, dass mit *T. gondii* infizierte Ratten sich zu Katzen sexuell hingezogen fühlen, wenn sie sie riechen. Diese clevere Übernahme des Gehirn-Betriebssystems unterdrückt also die instinktive Furchtreaktion, indem sie Katzengeruch sexuell anziehend macht. Mit anderen Worten, bei den infizierten Ratten entwickelt sich ein fatales Interesse an Katzen.

Die evolutionäre Intelligenz hinter diesen Strategien ist beachtlich. Pharmakonzerne geben Milliarden Dollar für die Entwicklung von Medikamenten aus, denen das gleiche Kunststück gelingen soll, das *T. gondii* so mühelos bewältigt. Die meisten Versuche sind gescheitert. Verbindungen, die die Furchtreaktion bei Angststörungen lindern und zentrale Stressmechanismen blockieren sollen, sowie Verbindungen, die bei Frauen mit hypoaktiver Sexualfunktionsstörung die Libido steigern sollen, erwiesen sich als wenig wirksam und weisen zudem schwere Nebenwirkungen auf.

Viele andere Mikroben haben ebenfalls erstaunlich ausgeklügelte Methoden entwickelt, um das Verhalten eines Wirtes zu manipulieren. Das Tollwutvirus bringt seinen Wirt, zum Beispiel einen Hund, einen Fuchs oder eine Fledermaus, dazu, aggressiv zu werden, indem es einen spezifischen Schaltkreis im Gehirn infiltriert, der für Wut und Aggression zuständig ist. Das erhöht die Chance, dass das infizierte Tier ein anderes Tier oder einen Menschen angreift und beißt, wobei das in seinem Speichel enthaltene Virus in die Wunden des Opfers übertragen wird. *T. gondii* und das Tollwutvirus sind zwar besonders geschickt, weil sie das Nervensystem ihres Wirtes genau zu kennen scheinen, aber viele andere Krankheitserreger, darunter Bakterien, Protozoen und Viren, stehen ihnen hinsichtlich der Verhaltensbeeinflussung ihrer Wirte kaum nach.

Wenn ein Hacker das Computersystem einer Firma manipuliert hat, so wie *T. gondii* und das Tollwutvirus das Gehirn manipulieren, sollte man annehmen, dass der Täter ein geschickter Datenpirat und ein Insider ist, der den Code des Systems genau kennt. *T. gondii* und das Tollwutvirus haben sich so entwickelt, dass sie die Darm-Gehirn-Achse der Säugetiere in allen Einzelheiten »verstehen«; sie besitzen ein detailliertes Wissen über das emotionale Betriebssystem im Gehirn der Säugetiere – und sie können auf dieses System zugunsten ihrer eigenen Ziele Einfluss nehmen.

Doch Parasiten und Viren sind nicht die einzigen Mikroben mit der erstaunlichen Fähigkeit, unser Gehirn zu beeinflussen. In den letzten Jahrzehnten fanden Forscher heraus, dass einige Mikroben, die friedlich in unserem Darm leben, über ebenso eindrucksvolle Fähigkeiten verfügen, die sie allerdings nicht gegen uns anwenden. Dennoch sind die Auswirkungen auf die Darm-Gehirn-Achse tiefgreifend.

Beeinflussen Mikroben die Kommunikation zwischen dem Darm und dem Gehirn?

Noch vor wenigen Jahren glaubten viele Forscher auf dem Gebiet der Gehirn-Darm-Interaktionen, sie hätten alle wichtigen Komponenten entdeckt, die zur bidirektionalen Gehirn-Darm-Kommunikation beitragen.

Uns waren viele Methoden des Darms bekannt, die Verdauung und unsere Umwelt wahrzunehmen. Wir wussten, wie er Wärme, Kälte, Schmerzen, Dehnung, Säure, Nährstoffe und andere Merkmale registriert – so viele Faktoren, dass die Darmoberfläche wohl das größte und raffinierteste Sinnesorgan des Körpers ist. Es schien klar zu sein, dass diese Darmempfindungen dem enterischen Nervensystem und dem Gehirn mitgeteilt werden, und zwar durch Hormone, Signalmoleküle der Immunzellen und sensorische Nerven, vor allem durch den Vagusnerv. Dieses neue Wissen erklärte, warum das Verdauungssystem perfekt arbeitet – meist ohne dass wir uns dessen bewusst sind –, wie der Darm auf verdorbenes Essen reagiert und warum wir uns nach einem köstlichen Mahl so wohlfühlen.

Wir wussten auch, dass das enterische Nervensystem (das »zweite Gehirn« im Darm) eine lokale Kontrollbehörde ist, die in Notfällen in engem Kontakt mit der Bundesbehörde, dem Gehirn, steht. Wir hatten herausgefunden, dass spezialisierte emotionale Betriebsprogramme im Gehirn unterschiedliche dramatische Stücke schreiben, die dann im Darm aufgeführt werden. Dabei lösen sie Kontraktionen, eine erhöhte Blutzufuhr und die Freisetzung wichtiger Verdauungsenzyme aus, und zwar bei jeder Emotion nach einem charakteristischen Muster.

Die Kliniker unter uns freuten sich über die neue Erkenntnis, dass die gestörte Kommunikation zwischen Gehirn und Darm eine entscheidende Rolle bei funktionellen Darmstörungen spielt, etwa beim Reizdarmsyndrom. Im Gegensatz zur Auffassung fast aller Psychiater und der meisten Gastroenterologen hatte ich schon früh den Verdacht, dass Modifikationen dieses Kommunikationssystems möglicherweise sogar bei Störungen wie Angst, Depression und Autismus eine Rolle spielen, die mit der Verdauung nicht unmittelbar zusammenhängen.

Doch stellte sich unsere anfängliche Zuversicht als voreilig heraus; das kommt in der Wissenschaft häufig vor. Obwohl wir also bereits viel gelernt hatten, mussten wir allmählich einsehen, dass der Körper die Darmreaktionen und -empfindungen in Form eines ausgeklügelten Gehirn-Darm-Schaltkreises organisiert, zu dem auch die Darmmikrobiota als wesentlicher

Komponente gehört. Bei unseren ersten Schlussfolgerungen hatten wir die entscheidende Rolle der Darmbakterien nicht berücksichtigt.

Soweit wir heute wissen, kann diese unsichtbare lebendige Masse unablässig mit dem Gehirn kommunizieren, und zwar durch verschiedene Signalmoleküle wie Hormone, Neurotransmitter und unzählige kleine Verbindungen namens Metaboliten. Metaboliten sind Produkte der speziellen Essgewohnheiten der Mikroben, wenn diese die für uns unverdaulichen Essensreste, die von der Leber an den Darm abgegebenen Gallensäuren oder die Darmschleimhaut verspeisen. Für den umfangreichen, kontinuierlich geführten Dialog zwischen Darm und Gehirn benutzt die Darmmikrobiota eine ausgeklügelte biochemische Sprache, die ich »Mikroben-Jargon« nenne.

Warum benötigen die Mikroben im Darm und das Gehirn ein so ausgefeiltes Kommunikationssystem? Wie ist der Mikroben-Jargon entstanden? Um diese Fragen zu beantworten, muss ich mit Ihnen eine Zeitreise machen – weit zurück in die mikrobenreichen urzeitlichen Ozeane.

Die Entstehung des Mikroben-Jargons

Vor etwa vier Milliarden Jahren tauchten auf der Erde die ersten Lebewesen in Form von einzelligen Mikroorganismen auf, die sogenannten Archaeen. In den ersten drei Milliarden Jahren ihrer Existenz waren Mikroben die einzigen lebendigen Bewohner des Planeten. Und es gab Billionen von ihnen, sie waren zahlreicher als die Sterne in der Milchstraße. Sie trieben im Meer, einem stillen, aber riesigen Universum, in dem sich fast eine Milliarde verschiedene Arten von unsichtbaren Mikroben mit unterschiedlichen Formen, Farben und Verhaltensweisen tummelten.

Während dieses enormen Zeitraums perfektionierten die Mikroben durch Versuch und Irrtum, also durch natürliche Auswahl, die Fähigkeit, miteinander zu kommunizieren. Zu diesem Zweck bildeten sie Signalmoleküle, um Botschaften zu senden, und Rezeptormoleküle, die diese Signale decodierten. Auf diese Weise konnten die Signalmoleküle, die eine Mikrobe freisetzte, von einer Nachbarin entschlüsselt werden. Die Signale riefen sogar eine zeitweilige oder bleibende Veränderung im Verhalten der Empfängerin hervor. Wie Jesse Roth und Derek LeRoith entdeckten, ähneln viele dieser Signalmoleküle sehr den Hormonen und Neurotransmittern, die der Darm heute benutzt, um mit dem enterischen Nervensystem und dem Gehirn zu kommunizieren. Man kann sich diese Vorgänge als uralte und ziemlich einfache Sprache vorstellen, so wie die verschiedenen biologischen Signaldialekte, die die einzelnen Organsysteme in Ihrem Körper verwenden.

Vor etwa 500 Millionen Jahren begannen sich im Ozean die ersten primitiven Vielzeller zu entwickeln, und einige Meeresmikroben nisteten sich in ihrem Verdauungssystem ein. Eines dieser winzigen Meereslebewesen, die Hydra, ist heute noch in Süßgewässern zu finden. Sie ist kaum mehr als ein im Wasser treibender Verdauungskanal, eine wenige Millimeter lange Röhre mit einem Mund an einem Ende, einem mit Mikroben gefüllten Verdauungssystem und einer klebrigen Scheibe am anderen Ende, mit der sich das Tier an einem Felsen oder an einer Wasserpflanze festhält.

Nach und nach entwickelte sich zwischen den Tieren und den Mikroben eine symbiotische Beziehung, und die Mikroben fanden Mittel und Wege, wichtige genetische Informationen auf ihre Wirte zu übertragen. Diese Informationen versorgten die Wirte mit den Genen zur Produktion von vielen Molekülen, die ihnen fehlten. Aus einigen dieser Moleküle entstanden die Neurotransmitter, Hormone, Darmpeptide, Zytokine und sonstigen Signalmoleküle, die unser Körper heute benutzt.

Im Laufe von Jahrmillionen entwickelten sich primitive Meerestiere zu komplexeren Organismen und bildeten einfache Nervensysteme in Form von Nervengeflechten, die den einfachen Darm umgaben und sich kaum von dem enterischen Nervensystem unterschieden, das sich heute um unseren Darm windet. Die Nervengeflechte dieser Geschöpfe bildeten Signalmoleküle unter Rückgriff auf genetische Anweisungen von Mikroben. Nun konnten Neuronen Botschaften austauschen und Muskelzellen zur Kontraktion veranlassen. Das waren die Vorläufer unserer Neurotransmitter.

Erstaunlicherweise waren die primitiven Tiere vor Millionen von Jahren dank ihrer einfachen Nervengeflechte und ihrer Signalmoleküle in der Lage, Nahrung auf ähnliche, programmierte Weise zu sich zu nehmen wie unser Darm. Wenn sie fraßen, machten sie rhythmische Bewegungen, die denen des menschlichen Verdauungstraktes entsprachen: eine Reihe von Reflexen, die die verzehrte Nahrung von der Speiseröhre durch den Magen und den oberen Darm beförderten und dazu beitrugen, unverdauliche Reste auszuscheiden. Wenn diese Tiere Toxine aufnahmen, waren sie imstande, sie an beiden Enden ihres Magen-Darm-Kanals hinauszubefördern, so wie Menschen, die sich bei einer Lebensmittelvergiftung übergeben und/oder Durchfall bekommen. Diese frühen Meereslebewesen besaßen außerdem Zellen, die bestimmte Chemikalien absonderten, um den Verdauungsreflex zu unterstützen. Das könnten durchaus die Vorfahren unserer spezialisierten endokrinen Darmzellen gewesen sein, die den größten Teil des Serotonins im Körper bilden. Auch die Darmhormone, die das Hunger- oder Sättigungsgefühl auslösen, verdanken wir diesen Zellen.

Die neue Symbiose zwischen den winzigen Meeresbewohnern und den Mikroben in ihrem Inneren war für beide mit zahlreichen Vorteilen verbunden. Die Tiere erwarben die Fähigkeit, bestimmte Substanzen zu verdauen, Vitamine aufzunehmen, die sie nicht selbst synthetisieren konnten, Gifte auszuscheiden und anderen gefährlichen Stoffen in ihrer Umgebung auszuweichen. Den Mikroben in ihrem Verdauungssystem stand nun eine geschlossene, bequeme Umwelt zur Verfügung, in der sie gedeihen und problemlos von einem Ort zum anderen reisen konnten. Wir können diese Mikroben als älteste Version unserer Darmmikrobiota betrachten.

Die symbiotische Beziehung zwischen Darmmikroben und ihren Wirten erwies sich für beide Partner als derart nützlich, dass sie heute noch in fast jedem lebenden Vielzeller zu finden ist, von Ameisen, Termiten und Bienen bis zu Kühen, Elefanten und Menschen. Die Tatsache, dass diese grundlegenden Verdauungsprozesse sich über Hunderte von Millionen Jahren hinweg erhalten haben, zeugt von der erstaunlichen evolutionären Intelligenz, die dem Darm und seinem enterischen Nervensystem einprogrammiert ist. So wird auch verständlich, warum zwischen der Darmmikrobiota, dem Darm und dem Gehirn eine so enge Beziehung besteht.

Als sich komplexere Tierarten entwickelten, wuchsen primitive Nervensysteme zu ausgeklügelten Nervengeflechten außerhalb des Verdauungssystems heran. Dieses Netzwerk war vom enterischen Nervensystem geografisch unabhängig und doch eng mit ihm verbunden, und es behielt die meisten signalgebenden Mechanismen bei. Das ausgeklügelte neue Nervengeflecht entwickelte sich mit der Zeit zu einem Zentralnervensystem, das seine Leitstelle im Kopf einrichtete.

Nach und nach übernahm das Zentralnervensystem die Steuerung des Verhaltens in der äußeren Welt und die Koordination aller körperlichen Organe und Systeme. Ursprünglich war dafür ausschließlich das enterische Nervensystem zuständig gewesen; es hatte den Organismus auch befähigt, vor anderen Tieren zu fliehen, wenn die Umstände es erforderten. Diese Funktionen wurden schließlich den Gehirnregionen übertragen, die die Emotionen regelten, während das enterische Nervensystem für die grundlegenden Verdauungsfunktionen zuständig blieb. Diese Arbeitsteilung ist heute noch in unserer Darm-Gehirn-Achse zu finden.

Hunderte von Millionen Jahre sind vergangen, seit eine Handvoll Mikroben zum ersten Mal mit dem primitiven Darm eines einfachen Meereslebewesens in Berührung kam. Doch die lange evolutionäre Reise, die wir hinter uns haben, hilft uns zu erklären, warum unser Darm, sein enterisches Nervensystem und sein Mikrobiom heute noch einen so enormen Einfluss auf unsere Emotionen und unser Wohlbefinden ausüben.

Ein uralter, bindender Vertrag

Nehmen Sie sich einen Augenblick Zeit, um über das Wunder Ihrer Darmmikrobiota nachzudenken. Diese Ansammlung von etwa tausend Mikrobenarten enthält tausendmal mehr Zellen als das Gehirn und das Rückenmark und eine vergleichbare Anzahl von Zellen als der ganze Körper. Zusammen wiegen die Darmbakterien etwa so viel wie die Leber und mehr als das Herz oder das Gehirn. Deshalb wird die Darmmikrobiota manchmal als neu entdecktes Organ bezeichnet, dessen Komplexität sich mit der des Gehirns messen kann.

Die weitaus meisten Mikroben im Darm sind nicht nur harmlos, sondern sogar nützlich für unsere Gesundheit und unser Wohlbefinden. Deshalb sprechen Wissenschaftler hier von »Kommensalen«, symbiotisch zusammenlebenden Zellen. Die Symbionten werden von ihrem Wirt mit Nährstoffen versorgt und helfen ihm als Gegenleistung, den Darm im Gleichgewicht zu halten und Eindringlinge abzuwehren. Es gibt jedoch eine kleine Zahl von potenziell schädlichen Mikroben, die sogenannten Pathobionten, die ebenfalls im Darm leben. Unter bestimmten Bedingungen können diese nur bedingt vertrauenswürdigen Mikroben gegen uns agieren. Pathobionten besitzen molekulare Werkzeuge, die ihnen bei Attacken als »Artillerie« dienen: Sie verursachen Schleimhautentzündungen und Magengeschwüre. Der Loyalitätswechsel kann die Folge einer Ernährungsumstellung, einer Behandlung mit Antibiotika oder einer zunehmenden Virulenz (Ansteckungskraft) bestimmter Bakterienstämme sein. So werden frühere Symbionten zu Pathobionten.

Aber die Darmmikroben verhalten sich nur selten derart aggressiv. Meist leben sie in Harmonie mit uns und kümmern sich um ihre eigenen Angelegenheiten: Verdauung, Wachstum und Fortpflanzung. Und unser Immunsystem geht seinerseits nicht mit seinen gewaltigen Waffen gegen sie vor. Das hat einen einfachen Grund: Für beide Seiten wären die Kosten viel höher als der Nutzen. Stattdessen dient jeder Partner dem anderen. Es ist ein uralter, bindender Vertrag, der sich sowohl als Friedensvertrag wie auch als Handelsabkommen bewährt hat und allen Beteiligten erhebliche Vorteile garantiert.

Die Symbiose zwischen den Mikroben und ihren Wirten, die sich in ihrer einfachsten Form vor Millionen Jahren entwickelt hat, setzt sich heute in unserem Körper fort. Mikroben profitieren von einem privilegierten Leben in unserem Darm, wo sie ständig mit Nahrung versorgt werden, eine mäßige Temperatur vorfinden und uneingeschränkte Reisefreiheit genießen. Obendrein erhalten sie freien Zugang zu unserem inneren Internet: zum unaufhörlichen Informationsfluss, den Hormone, Darmpeptide, Nervenimpulse und andere chemische Signale aufrechterhalten. Dank dieser Informationen kennen sie unseren emotionalen Zustand, unseren Stresspegel – einerlei, ob wir schlafen oder wach sind – und die aktuellen Umweltbedingungen. Diese privaten Informationen helfen den Mikroben, die Produktion ihrer Metaboliten anzupassen, nicht nur, um für sich selbst optimale Lebensbedingungen zu schaffen, sondern auch, um mit unserem Darmmilieu in Harmonie zu leben. Als Gegenleistung versorgen uns die Mikroben mit lebenswichtigen Vitaminen, sie bauen Gallensäure ab, die wir für die Verdauung benötigen, und sie entgiften Xenobiotika, Chemikalien, die unserem Körper fremd sind. Am wichtigsten ist, dass sie Ballaststoffe und komplexe Kohlenhydrate verdauen, die unser Verdauungssystem nicht verarbeiten kann. Auf diese Weise liefern sie uns eine beträchtliche zusätzliche Kalorienmenge, die wir ansonsten ungenutzt ausscheiden würden. In vorgeschichtlicher Zeit, als die Menschen mehr damit beschäftigt waren, durch Jagen und Sammeln genügend Nahrung zu beschaffen, als sich in enge Jeans zu zwängen, trugen die zusätzlichen Kalorien, die ihre Darmmikrobiota der Nahrung entzog, zu ihrem Überleben bei. Heute sind wir jedoch überreichlich mit Essen versorgt, und Adipositas ist zur Epidemie geworden – die zusätzlichen Kalorien, mit denen die Mikroben im Darm uns versorgen, stellen eher eine Bürde dar.

Dass wir die wichtigsten Bestimmungen dieses uralten, bindenden Vertrages eingehalten haben, ermöglicht seit Millionen von Jahren eine außergewöhnlich friedliche und wechselseitig nützliche Koexistenz zwischen den Mikroben und ihren Wirten. Wir Menschen untereinander sind Lichtjahre von einer solchen Erfolgsbilanz der Harmonie entfernt.

Mikroben-Jargon und unser inneres Internet

Unsere Darmmikrobiota unterhält sich ständig mit unserem Magen-Darm-Trakt, unserem Immunsystem, unserem enterischen Nervensystem und unserem Gehirn – und wie bei jeder kooperativen Beziehung ist eine gute Kommunikation auch hier äußerst wichtig. Neuere Studien belegen, dass eine Störung dieser Kommunikation zu Erkrankungen des Magen-Darm-Bereichs führen kann, etwa zu entzündlichen Darmerkrankungen, zu Durchfall nach der Einnahme von Antibiotika oder zu Adipositas mit allen ihren schädlichen Folgen. Vielleicht hat sie auch eine Mitschuld an vielen schweren Gehirnerkrankungen wie Depression, Alzheimer und Autismus.

Die Kommunikation mit dem Gehirn erfolgt über mehrere parallele »Kanäle« mit unterschiedlichen Übertragungswegen. Dazu gehören Moleküle, die das Gehirn über Entzündungen unterrichten, wie Hormone mit dem Blut reisen oder dem Gehirn Nervensignale übermitteln. Diese Kommunikation findet nicht isoliert statt; wie wir noch sehen werden, existiert auch zwischen den Kanälen ein intensiver Wortwechsel. Die Darmmikrobiota kann die Dauergespräche des Gehirn mithören und umgekehrt, und der Informationsfluss durch die biologischen Kanäle, die die Darmmikroben nutzen, um mit dem Gehirn zu kommunizieren, verläuft höchst dynamisch.

Die Datenmenge, die durch dieses System fließen darf, ist weitgehend bestimmt von der Stärke und Integrität der dünnen Darmschleimhaut, der Durchlässigkeit (oder Löchrigkeit) der Darmwand und der Blut-Gehirn-Schranke. Normalerweise sind diese natürlichen Barrieren ziemlich dicht, und der Informationsfluss von der Darmmikrobiota zum Gehirn ist eingeschränkt. Stress, Entzündungen, fettreiche Kost und bestimmte Lebensmittelzusätze können sie jedoch durchlässiger machen.

Um wirklich zu verstehen, was die Mikroben in Ihrem Körper leisten, sollten Sie die verschiedenen mikrobischen Kommunikationskanäle vorläufig als einen Informationskanal betrachten, der dem Kabel oder Glasfaserkabel gleicht, das Ihr Haus mit dem Internet verbindet. Die durch diesen Kanal fließende Datenmenge ist unterschiedlich groß. Manchmal laden die Mikroben, um im Bild zu bleiben, nur Textdokumente hoch, und die übermittelte Informationsmenge bleibt klein, ein andermal stellen sie eine ganze Reihe von mit Informationen vollgestopften Videoclips mit riesiger Datengröße in das Netz ein.

Im mancher Hinsicht arbeitet dieses Kommunikationssystem jedoch anders als Ihr Breitbandanschluss zu Hause. Der Servicevertrag mit Ihrem Internetprovider deckelt möglicherweise die Datenmenge, die Sie pro Sekunde herunter- oder hochladen können. Mit anderen Worten, Sie haben eine fixe Bandbreite, je nachdem, ob Sie sich für einen billigen oder teuren Servicevertrag entschieden haben. Die Internetverbindung zwischen Ihrer Darmmikrobiota und Ihrem Gehirn ist dagegen sehr dynamisch, als ob Sie zwar meist den Standardservice in Anspruch nähmen, aber rasch zum Premiumservice wechseln könnten, wenn Sie unter Stress stehen – zum Beispiel wenn Sie in einem französischen Restaurant als Vorspeise Gänsestopfleber und dann ein in reichlich Butter gebratenes Seezungenfilet gegessen haben.

Wenden wir uns nun den Kommunikationskanälen des Mikroben-Jargons zu. Beginnen wir mit der Rolle des Immunsystems beim Informationsfluss von der Darmmikrobiota zum Gehirn. Das Gespräch zwischen den Mikroben, dem Immunsystem und dem Gehirn spielt sich auf mehreren Wegen ab, und Störungen in dieser Interaktion haben in jüngster Zeit einige Aufmerksamkeit erregt, weil sie mit einer Vielzahl von Gehirnerkrankungen in Verbindung gebracht werden.

Eine Möglichkeit der Kommunikation bieten spezialisierte Immunzellen, die dentritischen Zellen, gleich unter der Darmschleimhaut. Dentritische Zellen verfügen über »Tentakel«, die bis ins Innere des Darms reichen, wo sie unmittelbar mit der Gruppe von Darmmikroben kommunizieren können, die in der Nähe der Darmwand siedelt. Diese Immunzellensensoren nehmen wichtige Daten als Erste auf. Unter normalen Umständen registrieren Rezeptoren auf diesen Zellteilen – sogenannte Mustererkennungsrezeptoren oder Toll-ähnliche Rezeptoren (engl. toll-like receptors, TLR) – verschiedene Signale von nützlichen Darmmikroben und versichern dem Immunsystem, dass alles in Ordnung ist und Abwehrmaßnahmen sich erübrigen. Unsere Immunzellen lernen früh, diese Friedensbotschaften – das Ergebnis zahlreicher Interaktionen mit vielen verschiedenen Darmmikroben – richtig zu deuten. Wenn diese Mechanismen jedoch schädliche oder potenziell gefährliche Bakterien entdecken, lösen sie eine Immunreaktion aus – eine Kaskade von Entzündungsreaktionen in der Darmwand –, um die Krankheitserreger in Schach zu halten.

Neuere Studien zeigen, dass die Schleimschicht, die die Darmoberfläche schützt, von spezialisierten Zellen in der Darmwand produziert wird. Diese Schleimschicht besteht selbst aus zwei Schichten: aus einer dünnen inneren Schicht, die fest an den Zellen der Darmwand haftet, und aus einer dickeren, nicht haftenden Schicht. Zusammen sind diese beiden transparenten Schleimfolien für das menschliche Auge fast unsichtbar: Sie sind nur 150 Mikrometer dick, was der anderthalbfachen Stärke eines menschlichen Haars entspricht. Die innere Schleimschicht ist dicht und lässt keine Bakterien durch; daher ist die Oberfläche der Epithelzellen bakterienfrei. Im Gegensatz dazu beherbergt die äußere Schicht die meisten Darmmikroben und komplexen Zuckermoleküle (Mucine), die für die Mikroben eine wichtige Nährstoffquelle darstellen, vor allem wenn Sie fasten oder wenn Ihr Essen arm an Ballaststoffen ist.

Wenn Mikroben die schützende Schleimschicht durchdringen, aktivieren die Moleküle Ihrer Zellwände Immunzellen unter der Darmschleimhaut, die daraufhin für eine maßgeschneiderte Immunreaktion sorgen, je nachdem, ob oder in welchem Ausmaß die Mikroben eine Gefahr darstellen. Eines dieser Moleküle – ein Lipopolysaccharid oder LPS – ist für diesen Dialog zwischen den Mikroben und dem Immunsystem besonders wichtig. Dieses LPS, ein Bestandteil der Zellwand bestimmter Mikroben, der gramnegativen Bakterien, kann die Durchlässigkeit des Darms steigern und auf diese Weise den Transfer von Mikroben an das Immunsystem erleichtern.

Im Gegensatz zu einer verbreiteten Meinung ist keine Darminfektion mit einem fiesen Bakterium oder Virus notwendig, um solch entzündliche Reaktionen des Immunsystems auszulösen. Menschen, deren Kost viel tierisches Fett enthält, haben mehr gramnegative Bakterien oder Firmicutes und Proteobakterien im Darm, sodass eine unterschwellige Immunreaktion bei ihnen häufiger ausgelöst wird. Wenn Entzündungen, Stress oder zu viel Fett im Essen die beiden natürlichen Barrieren geschädigt haben, die uns von den unzähligen Mikroorganismen im Darm trennen, können die Darmmikroben oder ihre Signalmoleküle die Darmschleimhaut in größerer Zahl durchdringen und das Immunsystem im Darm noch stärker beanspruchen. Die Folge kann eine sich im ganzen Körper ausbreitende Entzündung sein; dieser Prozess wird als metabolische Toxämie (metabolic toxemia) bezeichnet.

Einerlei, wie das Immunsystem des Darms Mikroben aufspürt, es reagiert auf sie, indem es bestimmte Moleküle, die Zytokine, produziert. Unter bestimmten Bedingungen können die Zytokine eine heftige Entzündung des Darms hervorrufen. Das geschieht bei der entzündlichen Darmerkrankung oder bei akuter Gastroenteritis. Doch sobald die Zytokine im Darm gebildet wurden, können diese Signale auch an das Gehirn übermittelt werden. Manchmal binden sich die Zytokine beispielsweise an Rezeptoren auf sensorischen Nervenenden (des Vagusnervs, der Datenautobahn zwischen Darm und Gehirn) und schicken Botschaften über weite Entfernungen an wichtige Gehirnregionen, die den Energiepegel senken, Müdigkeit und die Schmerzempfindlichkeit steigern und sogar depressive Störungen hervorrufen können. Bei leichteren Entzündungen, die mit dem Vagusnerv zusammenhängen, nimmt die Empfindlichkeit der Vagusnervenden für Sattheitssignale ab. Das stört die normalen Mechanismen, die Sie davon abhalten, nach einer reichlichen Mahlzeit weiterzuessen. Bei Patienten, die viel Fett zu sich nehmen, stellt das oft ein Problem dar.

Zytokine können aber auch ins Blut gelangen, wie ein Hormon zum Gehirn reisen, die Blut-Gehirn-Schranke überwinden und Immunzellen, »Mikrogliazellen« genannt, im Gehirn aktivieren. Da eine Großzahl von Gehirnzellen Mikrogliazellen sind, die auf Zytokine reagieren, ist das Gehirn ein empfängliches Ziel für Signale vom Immunsystem und von der Mikrobiota des Darms. Neuere Forschungsergebnisse legen nahe, dass solche entzündlichen Signale eine Rolle bei der Entstehung von verschiedenen neurodegenerativen Krankheiten spielen.

Außer der raffinierten Kommunikation mit dem Immunsystem nutzen Mikroben auch ihre Metaboliten, um mit dem Gehirn auf weniger effektvolle, aber ebenso wichtige Art und Weise zu kommunizieren. Darmmikroben sind sehr vielfältig und zahlreich – auf ein menschliches Gen kommen 360 Mikrobengene –, und sie können Substanzen verdauen, die für uns unverdaulich sind. So entstehen eine Unzahl verschiedene Metaboliten, darunter viele, die unser Verdauungssystem selbst nicht produziert. Sehr viele dieser mikrobischen Metaboliten gelangen ins Blut, wo sie fast 40 Prozent aller zirkulierenden Moleküle ausmachen. Viele gelten als neuroaktiv, das heißt, sie können mit dem Nervensystem interagieren. Der Dickdarm resorbiert einige dieser Metaboliten und gibt sie ans Blut ab. Wenn Sie einen pathologisch durchlässigen Darm haben, enthält das Blut noch mehr Metaboliten. Mit dem Blut gelangen sie wie die Hormone in viele Organe des Körpers, auch ins Gehirn.

Die mit Serotonin gefüllten enterochromaffinen Zellen in der Darmwand bieten den mikrobischen Metaboliten eine weitere wichtige Möglichkeit zur Signalsendung an das Gehirn. Diese Zellen besitzen Rezeptoren, die verschiedene mikrobische Metaboliten erkennen, auch Gallensäuremetaboliten und kurzkettige Fettsäuren wie Butyrate (Ester und Salze der Buttersäure), die aus Vollkornprodukten, Spargel oder Ihrem Lieblingsgemüse stammen. Einige dieser Metaboliten können die Bildung von Serotonin in den enterochromaffinen Zellen steigern, sodass diese Moleküle in größerer Menge für Signale an das Gehirn über den Vagusnerv zur Verfügung stehen. Außerdem können sie den Schlaf, die Schmerzempfindlichkeit und das Wohlbefinden beeinflussen. Tierversuche zeigen, dass sie auch Einfluss auf die Entwicklung angstähnlicher Verhaltensweisen und des Sozialverhaltens haben. Vielleicht entscheiden sie auch mit, wie Sie sich nach einer gesunden Mahlzeit mit Obst, Vollkornprodukten und Gemüse fühlen und wie gut oder schlecht es Ihnen geht, wenn Sie zu viele fettige Kartoffelchips oder ein Brathähnchen verspeist haben.

Millionen innere Gespräche

Was die Rolle der Darmmikrobiota so faszinierend und folgenschwer macht, ist die Tatsache, dass diese Mikroben genau an der Schnittstelle leben, die unsere Darmreaktionen von den Darmempfindungen trennt. Je nachdem, was Sie eben gegessen haben oder ob der Darm völlig leer ist, verändert das enterische Nervensystem das Darmmilieu und reguliert die Verdauung durch den Säure- und Flüssigkeitsgehalt des Speisebreis und mithilfe der Verdauungssäfte und mechanischen Kontraktionen des Magen-Darm-Trakts. Die Darmmikrobiota passt sich ständig den örtlichen Veränderungen des Säuregehalts, der Sekretion wichtiger Verdauungssäfte und der verfügbaren Nährstoffe an und berücksichtigt auch die Zeit, die ihr für die Verdauung der Nährstoffe zur Verfügung steht, bis diese ausgeschieden werden. Wenn Stress oder starke Unruhe das emotionale Betriebsprogramm des Gehirns zum Verfassen von Dramen veranlassen, die dann im Darm aufgeführt werden, verändern sich die Darmkontraktionen, die Geschwindigkeit, mit der die Nahrung vom Dünn- in den Dickdarm gelangt, und die Durchblutung. Dadurch können sich auch die Lebensbedingungen der Darmmikroben im Dünndarm und im Dickdarm massiv ändern. Das ist wahrscheinlich einer der Gründe dafür, dass Stress die Zusammensetzung der Darmmikrobiota beeinflusst. Wenn Sie dagegen deprimiert sind und alle Vorgänge im Darm langsamer ablaufen, nehmen die Mikroben diese Veränderungen wahr und aktivieren Gene, die ihnen helfen, sich den neuen Bedingungen anzupassen.

Unterdessen kommunizieren die Verdauungsorgane, das Immunsystem und das Nervensystem miteinander, und zwar mithilfe von Signalmolekülen, zu denen unter anderem Peptide, Zytokine und Neurotransmitter gehören. All diese Substanzen sind Elemente der biochemischen Sprachen, die dank unserer langen, gemeinsamen evolutionären Geschichte im Grunde entfernte Verwandte des Mikroben-Jargons sind.

Als sich bei uns Wissenschaftlern unsere anfängliche Verwunderung über die Rolle des Darmmikrobioms bei der Gehirn-Darm-Kommunikation gelegt hatte und wir diese Beziehung in den letzten paar Jahren genauer untersuchten, wurde uns noch klarer, dass das Gehirn, der Darm und das Mikrobiom eine ständige intensive Kommunikation pflegen. Wir begannen das Gehirn, den Darm und das Mikrobiom als Teile eines einzigen integrierten Systems zu betrachten, in dem es viele Wortwechsel und eine Menge Feedback zwischen allen Teilen gibt. In diesem Buch nenne ich dieses System »Darm-Mikrobiom-Gehirn-Achse«.

Noch zu Ende des 20. Jahrhunderts konnten Forscher unsere mikrobischen Partner nicht sehen, weil die allermeisten von ihnen nicht im Labor gezüchtet werden konnten. Vor der automatisierten Gensequenzierung zur Identifizierung von Mikrobenarten und dem Aufkommen von Supercomputern, die gewaltige mikrobische Daten verarbeiten konnten, hatten wir keine Möglichkeit zur Durchführung umfangreicher Studien, um herauszufinden, welche Mikroben vorhanden waren, welche Gene sie als Kollektiv besaßen und welche Metaboliten sie produzierten. Vor allem verstanden wir nur unzureichend, wie die verschiedenen Teile der Darm-Mikrobiom-Gehirn-Achse miteinander kommunizierten.

Heute ist klar, dass unsere Darmmikroben nicht nur eine besondere Rolle im Körper spielen. Der bedeutende Mikrobiom-Experte David Relman von der Stanford University drückte es so aus: »Das menschliche Mikrobiom stellt eine fundamentale Komponente des Menschseins dar.« Darmmikroben sind nicht nur deshalb unentbehrlich, weil sie uns helfen, große Teile unseres Essens zu verdauen; sie haben auch einen erheblichen und völlig unerwarteten Einfluss auf die Gehirnzentren, die unseren Appetit, unsere Emotionen, unser Verhalten und sogar unseren Geist steuern. Diese unsichtbaren Lebewesen im Verdauungssystem haben ein Wort mitzureden, wenn es darum geht, wie wir uns fühlen, wie wir Entscheidungen »aus dem Bauch heraus« treffen und wie unser Gehirn sich entwickelt und wie es altert.

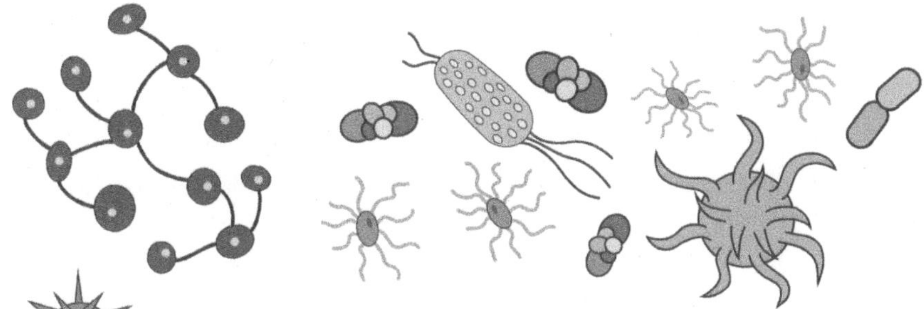

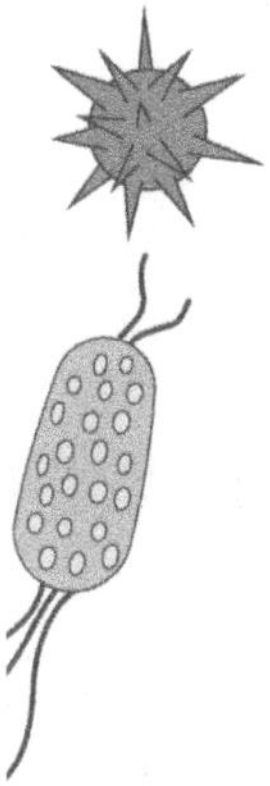

Teil 2

INTUITION UND BAUCHGEFÜHLE

KAPITEL

5

Ungesunde Erinnerungen – die Wirkung frühkindlicher Erfahrungen auf den Dialog zwischen Darm und Gehirn

Es ergibt unmittelbar Sinn, dass die Persönlichkeit eines Menschen davon profitiert, wenn er wohlbehütet in harmonischen Familienverhältnissen aufwächst. Auf der ganzen Welt bemühen sich Eltern, ein optimales Umfeld für ihre Kinder zu schaffen. Doch seit dem Aufkommen der Psychoanalyse wissen wir, dass bestimmte unterdrückte Kindheitserlebnisse im späteren Leben psychische Störungen auslösen können. Auf diese Kindheitserlebnisse haben die Eltern meist keinen Einfluss. Die Psychologin Alice Miller behauptete bereits vor fast vierzig Jahren in ihrem Bestseller *Das Drama des begabten Kindes*, alle Geisteskrankheiten hätten ihren Ursprung in ungelösten, unbewussten Traumata in der Kindheit, die körperlicher oder seelischer

Natur sein könnten. Obwohl ich von Millers Buch fasziniert war, als ich es Anfang der Achtzigerjahre während meines Medizinstudiums las, brauchte ich mehr als zwanzig Jahre, um zu erkennen, dass der von ihr erläuterte Zusammenhang zwischen frühen unerfreulichen Ereignissen im Leben und der Gesundheit im Erwachsenenalter nicht nur die Entwicklung psychischer Probleme wie Depression, Angst und Suchtverhalten fördert, sondern möglicherweise auch die Beschwerden meiner Patienten, vor allem derjenigen mit Magen-Darm-Störungen.

Heute ist die Erkundung der ersten achtzehn Lebensjahre eines Patienten für mich ein wesentlicher Teil der Anamnese. Es zeigt sich immer wieder, dass dies ganz einfach ist; man braucht dafür keine spezielle psychoanalytische Ausbildung, und es kostet wenig Zeit. Bei vielen Patienten erhalte ich wichtigere Hinweise zu ihrer Erkrankung, wenn ich sie nach ihren frühen Erlebnissen frage, als wenn ich mich gründlich mit den Details ihrer Symptome befasse. Ich stelle meinen Patienten immer die einfache Frage: »Hatten Sie eine glückliche Kindheit?« Am erstaunlichsten ist, dass ich allein mit dieser Frage und ohne weiteres Nachhaken gewöhnlich einen ehrlichen Bericht über traumatische Erfahrungen in den ersten achtzehn Lebensjahren der Patienten bekomme. Die meisten Patienten stellen keinen Zusammenhang zwischen solchen Erfahrungen und ihren derzeitigen Gesundheitsproblemen her. Wie ich im Laufe der Jahre gelernt habe, enthüllen ihre Antworten eine Menge über den Ursprung und die Natur der Magen-Darm-Probleme, an denen sie als Erwachsene leiden.

Im Laufe der Zeit haben mir mehr als die Hälfte meiner Patienten von familiären Problemen in ihrer Kindheit berichtet. Vielleicht war ein Elternteil schwer krank, oder einer bitteren Scheidung folgte ein langer Streit über das Sorgerecht, oder, in extremen Fällen, ein naher Angehöriger war alkohol- oder drogensüchtig. Manche Patienten vertrauen mir an, dass sie als Kind von einem Elternteil oder einem Fremden verbal, körperlich oder sexuell misshandelt wurden.

Vor ein paar Jahren konsultierte mich eine fünfunddreißigjährige Frau namens Jennifer. »Ich habe mein ganzes Leben lang Bauchschmerzen gehabt, aber im letzten Jahr sind sie schlimmer geworden«, klagte sie. Um mehr über ihre Beschwerden herauszufinden, fragte ich zunächst nach ihrem Stuhlgang. Sie sagte, an manchen Tagen müsse sie ständig zur Toilette rennen, dann wieder habe sie tagelang Verstopfung. Wenn sie an Durchfall litt, waren die Schmerzen stärker, und die Darmentleerung linderte diese vorübergehend. Während unseres Gesprächs wurde klar, dass Jennifer auch seelisches Leid erfahren hatte. Schon als junger Teenager hatte sie an Angst- und Panikattacken und immer wieder an depressiven Schüben gelitten.

Jennifer hatte mehrere andere Fachärzte konsultiert, darunter zwei Gastroenterologen und einen Psychiater, und sich den üblichen diagnostischen Tests unterzogen, einschließlich einer Endoskopie des oberen und unteren Verdauungstrakts und einer Computertomografie des Bauchraums. Kein Test förderte etwas Bedenkliches zutage. »Die beiden Ärzte, die ich zuletzt aufgesucht habe«, berichtete sie, »sagten, es sei nichts Ernstes, und deuteten an, es handle sich um bloße Einbildung.«

Jennifers Ärzte hatten ihr den typischen Medikamentencocktail für solche unerklärlichen Gehirn-Darm-Symptome verschrieben: das Antidepressivum Citalopram und ein Omeprazol-Präparat, das die Säureproduktion im Magen vermindert. Aber sie hatten ihr auch erklärt, sie müsse mit ihren Symptomen leben, und mehr könne man nicht für sie tun. »Ich habe mein Vertrauen in die Ärzte fast vollständig verloren«, gestand sie mir.

Ärzte verbringen meist viel mehr Zeit damit, Patienten nach den kleinsten Details ihrer Darmtätigkeit zu fragen, den Blutdruck zu messen und den Cholesterinspiegel zu bestimmen, als ihre Risikofaktoren im Zusammenhang mit Kindheitserlebnissen zu untersuchen. Eine neuere amerikanische Studie mit fast 54 000 zufällig ausgewählten Teilnehmern zeigt jedoch, dass Kinder oder Teenager, die belastende Erfahrungen gemacht haben, als Erwachsene häufiger einen schlechten Gesundheitszustand aufweisen und an Herzinfarkten, Schlaganfällen, Asthma und Diabetes erkranken. Das Risiko für solche Krankheiten im Erwachsenenalter steigt mit der Zahl der negativen Erfahrungen vor dem Alter von achtzehn Jahren. Die Adverse Childhood Experiences (ACE) Study, eine ältere Analyse von Aufzeichnungen einer großen Betriebskrankenkasse, berichtete von ähnlichen Ergebnissen, unter anderem von einer vier- bis zwölffachen Zunahme des Risikos für Alkoholismus, Depression und Drogenmissbrauch sowie von einer Verschlechterung des selbst eingeschätzten Gesundheitszustandes um das Zwei- bis Vierfache. Der in beiden Studien verwendete Fragebogen (der ACE Questionnaire) erkundigte sich nach traumatischen Ereignissen der Teilnehmer in der Kindheit – zum Beispiel nach sexueller, körperlicher und seelischer Misshandlung – und nach Störungen des Familienlebens, die mit den Eltern zusammenhingen. Die meisten Fragen betrafen Situationen, in denen die Stabilität der Familie erschüttert und die Interaktion zwischen der wichtigsten Bezugsperson und dem Kind beeinträchtigt war. Andere Studien belegen, dass der bekannte Zusammenhang zwischen Armut und schlechterer Gesundheit vor allem auf die negativen Auswirkungen von chronischem Stress zurückzuführen ist, den ein Leben mit niedrigem sozioökonomischen Status mit sich bringt.

Der Zusammenhang zwischen traumatischen Erlebnissen oder instabilen Verhältnissen in der Kindheit und schlechter Gesundheit ist uns unmittelbar klar, doch erst in den letzten dreißig Jahren hat die Wissenschaft herausgefunden, welche biologischen Faktoren dafür verantwortlich sind. Diese wissenschaftlichen Erkenntnisse sind nicht nur verblüffend, sie haben auch weitreichende Folgen für unsere Gesundheit. Wenn sich mehr Ärzte dieser Zusammenhänge bewusst wären und sich die Zeit nehmen würden, ihre Patienten nach ihrer Kindheit zu fragen, könnten sie wichtige Risikofaktoren aufdecken und vielleicht sogar wirksamere Behandlungspläne erstellen.

Ich fragte Jennifer, warum man ihr Citalopram verschrieben hatte, und wir sprachen über ihre depressiven Schübe und Angstattacken. »Das hat mit meinen Bauchschmerzen nichts zu tun«, beharrte sie. Ich beabsichtigte nicht, ihre Meinung zu diesem sensiblen Thema zu ändern, sondern suchte weiter behutsam nach Faktoren, die, so nahm ich an, sowohl ihren chronischen Verdauungsstörungen als auch ihren psychischen Symptomen zugrunde lagen.

»Denken Sie, dass Sie eine glückliche Kindheit hatten?«, wollte ich wissen. Es war unglaublich, wie schnell diese Frage ein ganzes Buch voller traumatischer Geschichten zutage förderte. Als sich Jennifer noch im Mutterleib befand, wurde bei ihrer Großmutter mütterlicherseits Brustkrebs diagnostiziert, was ihrer schwangeren Mutter großen Kummer bereitete. Als kleines Mädchen erlebte Jennifer die heftigen Streits ihrer Eltern mit, die in einer bitteren Scheidung endeten, als sie acht Jahre alt war. Jennifer war nicht die Einzige in der Familie, die mit depressiven Schüben und Darmstörungen zu kämpfen hatte. Sowohl ihre Mutter als auch ihre Großmutter hatten ihr Leben lang immer wieder an depressiven Episoden sowie Angstschüben gelitten, und Jennifer erinnert sich daran, dass die beiden ständig über »Magenbeschwerden« klagten. Jennifers Vorgeschichte enthielt Hinweise auf die möglichen Ursachen ihrer Magen-Darm- und Gehirnsymptome – und bestärkten mich darin, dass ich ihr helfen konnte.

Wie viele andere Patienten hatte Jennifer nie daran gedacht, dass ihre körperlichen und seelischen Symptome mit ihren belastenden frühen Lebenserfahrungen zusammenhängen könnten oder dass diese Erfahrungen möglicherweise die Interaktionen zwischen ihrem Gehirn, ihrem Darm und ihrer Darmmikrobiota ungünstig beeinflussten. Immer mehr wissenschaftliche Befunde deuten jedoch darauf hin, dass es höchste Zeit ist, diese Vorstellung in die moderne medizinische Praxis zu integrieren.

Auf Stress programmiert

Im Frühjahr 2002 boten zwei Wissenschaftler auf einer Konferenz in Sedona, Arizona, gegensätzliche Erklärungen für stressbedingte Störungen an. Ich hatte die Tagung zusammen mit Charles Nemeroff, einem bedeutenden Psychiater von der Emory University in Atlanta, Georgia, organisiert, um die Bedeutung frühkindlicher Traumata für eine Reihe von chronischen medizinischen und psychiatrischen Krankheiten zu diskutieren. Sedonas einsame Lage mitten in einer faszinierenden, von roten Felsformationen bestimmten

Wildnis half uns, führende Forscher und Praktiker aus ganz Nordamerika anzulocken.

Am zweiten Tag trat der bekannte kanadische Psychoanalytiker und Chirurg Ghislain Devroede ans Rednerpult. Er hatte sich auf die Behandlung von Patienten spezialisiert, die als Kinder sexuell missbraucht worden waren, und nutzte die Psychoanalyse, um ihre verdrängten Schmerzen und Schamgefühle an die Oberfläche zu bringen. Ohne eine solche Behandlung, behauptete er, bleibe die verdrängte Emotion im Körper begraben und verursache körperliche Symptome. Zur Illustration seiner Annahme berichtete er von Patienten mit Beckenschmerzen und Darmstörungen, zum Beispiel schwerer chronischer Verstopfung, deren Symptome verschwunden waren, nachdem sie sich mit ihrer schwierigen Vergangenheit im Rahmen einer psychoanalytischen Behandlung auseinandergesetzt hatten.

Doch Nemeroff, der sich mit dem Studium der biologischen Grundlagen schwerer psychiatrischer Störungen einen Namen gemacht hatte, wollte nichts davon hören und forderte Devroede heraus: »Wir haben gelernt, dass die Psychoanalyse nicht sehr effektiv ist, wenn wir die seelischen und körperlichen Folgen frühkindlicher Traumata behandeln.« Das Publikum hörte gespannt zu. Keine noch so intensive Psychoanalyse werde jemals die Spuren tilgen, die ein in der Kindheit erlittenes seelisches oder körperliches Trauma im Gehirn zurückgelassen habe, erklärte Nemeroff. Die meisten Teilnehmer stimmten darin mit ihm überein. Wir bräuchten nicht länger Gedanken an unklare freudsche Vorstellungen von frühkindlicher Sexualität oder Neurosen zu verschwenden, um unseren Patienten bei der Genesung zu helfen.

Stattdessen hat sich unsere Denkweise aufgrund wissenschaftlicher Erkenntnisse verändert. Wir haben heute solide Beweise dafür, dass traumatische Erfahrungen in der Kindheit, etwa ein gestörtes Verhältnis zu einer wichtigen Bezugsperson, dauerhafte Spuren im Gehirn zurücklassen können. Dank umfangreicher und in verschiedenen Bevölkerungsgruppen durchgeführter Datenerhebungen wissen wir zudem, dass diese Veränderungen die Entwicklung stressbedingter Störungen wie Depression und Angst fördern und bei Magen-Darm-Beschwerden wie dem Reizdarmsyndrom (RDS) eine Rolle spielen können. Aber Daten aus Fragebögen und psychologische Theorien sind nicht genug, um den Betroffenen zu helfen. Bei der Entwicklung neuer Therapien, die diese frühe Programmierung aufheben können, mussten wir wissen, wie unsere frühesten Erfahrungen spezifische Nervenschaltkreise im Gehirn verändern, die unsere Reaktionen auf verschiedene belastende Situationen steuern. Dieses Wissen konnten wir nur durch Grundlagenstudien mit Tieren erwerben, deren Forschungsdesign negative frühkindliche Erlebnisse nachbildete. Als Psychiater in den Achtzigerjahren erkannten, dass Stress bei Tieren – Ratten, Mäusen, Affen und anderen – ähnliche biologische Auswirkungen hat wie bei Menschen, stellte das einen Durchbruch dar. In diesen Experimenten lag der Fokus hauptsächlich auf den Auswirkungen der Interaktionen zwischen der Mutter und ihrem Nachwuchs, da sie im Labor leichter nachzubilden waren als spezifisch menschliche Verhaltensweisen wie verbale und seelische Misshandlung oder Ehestreit.

Nagetiere beispielsweise zeigen wie Menschen unterschiedliche Temperamente: Manche sind scheu, andere gesellig, einige sind kühne Abenteurer, andere bleiben lieber »zu Hause«. Und manche Rattenmütter – selbst genetisch identische Tiere – kümmern sich um ihre Jungen besser als andere. Eine fürsorgliche Rattenmutter stellt sich mit auffällig gekrümmtem Rücken und gespreizten Beinen über ihre Kinder, sodass sie die Zitzen wechseln können, und sie verbringt eine Menge Zeit damit, die Kleinen zu lecken und zu putzen. Eine nachlässigere Rattenmutter liegt faul auf der Seite oder gar auf ihrem Nachwuchs, der sich anstrengen muss, um an die Milch heranzukommen. Das hindert die Jungen daran, die Zitzen zu wechseln und sich frei zu bewegen; beides aber ist gut für kleine Ratten.

In bahnbrechenden Experimenten seit Ende der Achtzigerjahre untersuchte Michael Meaney, ein Neurowissenschaftler an der McGill University in Montreal, wie die Interaktionen zwischen Rattenmüttern und ihrem Nachwuchs sich auf das spätere Leben der Jungtiere auswirken. Sein Forschungsteam arbeitete mit genetisch identischen Rattenmüttern, nahm ihr Verhalten auf Video auf, analysierte es und prüfte, wie die Jungen der fürsorglichen Rattenmütter sich im Vergleich zu denen gestresster Mütter entwickelten. Die umsorgten Jungtiere wuchsen zu Erwachsenen heran, die entspannter waren, weniger heftig auf Stress reagierten und seltener zu Suchtverhalten neigten, zum Beispiel zu Überkonsum, wenn man ihnen reichlich Alkohol oder Kokain anbot. Zudem waren sie geselliger, mutiger und eher bereit, neue Plätze zu erkunden. Aus den Jungtieren gestresster, nachlässiger Mütter wurden für Angst, Depression und Suchtverhalten anfällige Einzelgänger. Studien mit Affenmüttern und ihren Kleinkindern erbrachten ähnliche Ergebnisse. Gestresste Makakenkinder, deren Mütter wankelmütig, launisch und manchmal abweisend sind, wachsen zu scheuen, unterwürfigen, ängstlichen und weniger geselligen Tieren heran, die eher zu Depression neigen als ihre besser versorgten Artgenossen. Diese frühen Befunde bedeuteten den Anfang eines Paradigmenwechsels hinsichtlich des Einflusses von Kindheitserfahrungen auf unsere Gesundheit und den Dialog zwischen Darm und Gehirn.

In einem anderen Experiment untersuchten Paul Plotsky von der Emory University und Michael Meaney Rattenjunge, deren Mütter entweder von Natur aus fürsorglich oder von Natur aus nachlässig waren. Als die Jungtiere erwachsen waren, setzte man sie unter Stress, indem man sie ein paar Minuten in winzige, enge Boxen sperrte. Die Ratten mit mehr Zuwendung in ihrer Kindheit besaßen einen niedrigeren Corticosteronspiegel (das Äquivalent zum Cortison bei Menschen). Außerdem kam es zu Veränderungen des Hormonspiegels im Blut und im Gehirn, die sie davor bewahrten, in Panik zu geraten. Wie sich herausstellte, setzten Jungtiere, die geleckt und gehätschelt worden waren, mehrere Hormone frei, die wichtig für die Entwicklung des jungen Gehirns sind, darunter das Wachstumshormon.

Mittlerweile bestätigen zahlreiche wissenschaftliche Befunde die enge Beziehung zwischen dem Stressniveau der Mutter und der Art und Weise, wie das Nervensystem des Kindes später im Leben auf Stress reagiert. In mehreren Laborsituationen, die eine Tiermutter unter Stress setzen – und dadurch auch ihr Verhalten gegenüber ihren Jungen beeinflussen – sollten, stellten Wissenschaftler fest, dass die stressbedingten Veränderungen des mütterlichen Verhaltens das Gehirn der Jungen umprogrammiert, sodass sie als Erwachsene heftiger auf traumatische Situationen reagieren und ängstlicher werden. Einerlei, worum es sich bei dem anfänglichen Stressor handelt und um welches Tier es geht, ist die Wirkung ähnlich. Je stärker der Stress der Mutter ist, desto nachlässiger behandelt sie ihre Jungen. Selbst einst fürsorgliche Mütter vernachlässigen nun ihre Kinder. Gestresste Mütter trampelten auf ihren Jungen herum, säugten sie nicht lange genug und leckten und hätschelten sie seltener. Einige waren so stressgeplagt, dass sie ihre Jungen töteten und auffraßen!

Es war erstaunlich zu beobachten, dass der Stress, dem die Ratten- oder Mausmütter ausgesetzt waren, unweigerlich negative Auswirkungen auf das Verhalten der Jungtiere hatte. Noch überraschender war die Entdeckung der biologischen Mechanismen hinter diesen Verhaltensänderungen. Bei der Untersuchung der Gehirne betroffener Mäuse entdeckte man massive strukturelle und molekulare Veränderungen. Ganze Gehirnschaltkreise und Verbindungen hatten sich anders entwickelt, je nach dem Verhalten der Mütter, und mehrere Neurotransmittersysteme, die an diesen Verbindungen beteiligt waren, hatten sich ebenfalls verändert. Die vernachlässigten Tiere hatten das Stressmolekül CRF in größerer Menge produziert, und die Systeme, die die Stressreaktion regulieren können, unter anderem der Signalschaltkreis, der den Neurotransmitter GABA (Gamma-Aminobuttersäure) verwendet, und seine Rezeptoren waren weniger effektiv. Wegen dieser Veränderungen konnte selbst ein starkes angstlösendes Medikament wie Diazepam (besser bekannt unter dem Handelsnamen Valium) den Stress kaum lindern. Jeden Tag begegnen mir Patienten, die von belastenden Erfahrungen in ihrer Kindheit berichten. Studien legen nahe, dass bis zu 40 Prozent aller gesunden Menschen und bis zu 60 Prozent der Patienten mit dem Reizdarmsyndrom solche Erfahrungen gemacht haben. Deshalb konzentrierte ich mich bei meiner Forschung in den letzten zwanzig Jahren darauf, den Zusammenhang zwischen veränderten Gehirn-Darm-Interaktionen und schlimmen Kindheitserfahrungen besser zu verstehen.

Früher Stress und überempfindlicher Darm

Nicht lange nach der Veröffentlichung der ersten Studien zur Programmierung junger Rattengehirne durch das Verhalten der Mutter wurde ich zu einer vom American College of Neuropsychopharmacology in Puerto Rico organisierten Konferenz eingeladen, zu der sich Experten für biologische Psychiatrie aus ganz Nordamerika einfanden. Ich fühlte mich von der Einladung geehrt und nahm an einem Minisymposium über Stressmechanismen teil, wo ich Paul Plotsky, den Neurowissenschaftler von der Emory University, zum ersten Mal persönlich traf. Er sprach über seine Arbeit mit Rattenmüttern, die starkem Stress ausgesetzt waren, und berichtete, wie die Biologie und das Verhalten ihrer Jungen sich veränderten. Ich fragte mich sofort, wie ich seine Erkenntnisse in meinem Forschungsgebiet anwenden könnte und, wichtiger noch, wie Patienten mit chronischen Magen-Darm-Störungen davon profitieren könnten.

Kurz nach Ende der Konferenz flog ich nach Atlanta – vielleicht ergab sich eine Möglichkeit für eine Zusammenarbeit. Es war ein regnerischer, heißer Abend, und wir unterhielten uns beim Essen in einem Restaurant und danach bei einem Drink in Pauls Haus darüber, was seine Arbeit nicht nur für stressbedingte Darmstörungen, sondern auch für die Psychosomatik im Allgemeinen bedeutete. Ich erwähnte die Darmstörungen, Schmerzen und anderen psychischen Symptome meiner Patienten. »Das bin ich. Ich habe alle diese Symptome«, scherzte er. Laut fragte ich mich, ob die Symptome meiner Patienten vielleicht auf die Programmierung ihrer Darm-Gehirn-Achse in der Kindheit zurückgingen, und beschloss, zur Überprüfung dieser Theorie einige Zeit in Pauls Labor zu verbringen.

Bei meiner Versuchsplanung hatte ich RDS-Patienten wie Jennifer im Auge. Wir wussten damals bereits, dass traumatische Erfahrungen in der Kindheit die Ursache von Angst- und Panikattacken und depressiven Störungen im Erwachsenenalter sein können. Doch abgesehen von ein paar Berichten, die RDS mit sexuellem Missbrauch in der Kindheit in Verbindung brachten, wusste niemand, ob solche Ereignisse Magen-Darm-Schmerzen verursachen und die Häufigkeit des Stuhlgangs beeinflussen können, und wir hatten keine Ahnung, ob eine veränderte Darmmikrobiota dabei eine Rolle spielte.

Wenn wir Rattenmütter unter Stress gesetzt hatten, indem wir sie während der ersten drei Lebenswochen ihrer Jungen drei Stunden täglich von diesen trennten, wie Plotsky es getan hatte, traten später bei den Jungtieren viele Symptome auf, die dem RDS ähnelten. Bei RDS-Patienten kann die normale Darmfunktion Bauchschmerzen, Krämpfe und einen deutlich aufgeblähten Bauch verursachen. Das alles ist im Wesentlichen auf einen überempfindlichen und überreagierenden Darm zurückzuführen. Die meisten Patienten sind zudem überängstlich, und ein erheblicher Prozentsatz leidet an Angststörungen oder Depressionen. Ähnliche Symptome zeigten in unseren Versuchen diejenigen Ratten, die eine weniger angenehme Kindheit gehabt hatten. Die Tiere waren ängstlicher, ihr Darm war empfindlicher, und wenn wir sie unter Stress setzten, schieden sie mehr kleine Kotkügelchen aus, bei Ratten das Äquivalent für Durchfall. Wer jemals vor einer wichtigen Präsentation oder vor einem Bewerbungsgespräch noch schnell zur Toilette laufen musste, kennt dieses Gefühl; aber RDS-Patienten – und unsere Ratten – leiden ständig an solchen stressbedingten Symptomen.

Erstaunlicherweise beseitigte eine Substanz, die das Hormon CRF blockiert – den Hauptschalter im Gehirn, der, wie wir wissen, durch Stress in der Kindheit aktiviert wird –, all ihre Symptome: das stressbedingte Verhalten, die Überempfindlichkeit des Darms und den stressbedingten Durchfall. Obwohl wir große Hoffnung hatten, mit solchen Medikamenten eines Tages möglicherweise RDS und andere stressempfindliche Störungen behandeln zu können, blieben bisherige Bemühungen, ungefährliche und wirksame Medikamente zu entwickeln, die das CRF-Signalsystem in der Darm-Gehirn-Achse beeinflussen, leider erfolglos. Viele Wissenschaftler, die daran arbeiten, auch die in meinem Labor, versuchen den Grund für dieses Scheitern herauszufinden. Ist die Sache bei Menschen einfach komplizierter, als wir ursprünglich dachten? Grundlagenforscher ziehen gerne schnelle Schlüsse, wenn es um neue medikamentöse Therapien auf der Basis ihrer Versuche mit Nagetieren geht, doch unser Gehirn ist nicht nur viel größer als das Gehirn von Nagetieren, sondern es besitzt auch Schaltkreise und Regionen, die im Gehirn einer Maus entweder unterentwickelt sind oder fehlen. Beispiele dafür sind unser präfrontaler Cortex oder die Inselrinde. Deshalb fasste ich schon früh den Entschluss, direkt das Gehirn menschlicher Probanden mit negativen Kindheitserlebnissen zu untersuchen, um herauszufinden, ob die bahnbrechenden Beobachtungen bei Tieren uns helfen könnten, medizinische Symptome bei Menschen zu verstehen.

Mit diesem Ziel vor Augen nutzten wir die Magnetresonanztomografie (MRT, auch Kernspintomografie), um direkt ins Gehirn lebendiger Menschen blicken zu können. Dank dieser Technik erhielten wir Bilder von den Gehirnen unserer einhundert gesunden Versuchspersonen, die vor dem Alter von achtzehn Jahren Vernachlässigung erfahren hatten, verbal, emotional oder körperlich misshandelt worden waren oder schwere Krankheiten oder den Tod eines Elternteils, die Scheidung der Eltern oder andere schwere familiäre Störungen hatten verkraften müssen. Die Ergebnisse überraschten mich: Selbst bei Gesunden, die nicht an Ängsten, Depressionen oder Darmstörungen litten, waren auf den MRT-Aufnahmen veränderte Gehirnstrukturen und veränderte neuronale Aktivitäten erkennbar, und zwar in den neuronalen Netzen, die es uns ermöglichen, die Gefahr einer Situation oder die Bedeutung einer bestimmten körperlichen Empfindung einzuschätzen. Dieses sogenannte Salienzsystem spielt eine wichtige Rolle, wenn wir positive oder negative Folgen einer Situation vorhersagen wollen, und es ist unentbehrlich, wenn wir Entscheidungen »nach Bauchgefühl« treffen. Diese Befunde waren in mehrfacher Hinsicht erstaunlich. Wir hatten zum ersten Mal nachgewiesen, dass das menschliche Gehirn sich als Reaktion auf negative Kindheitserfahrungen verändert – manchmal dauerhaft. Als wir diese Veränderungen bei völlig gesunden Menschen sahen, erkannten wir zudem, dass sie nicht unbedingt mit bestimmten Beschwerden einhergehen. Betroffene sind zwar häufiger ängstlich und scheuen Risiken eher als andere, aber es ist möglich, dass sie nie an Magen-Darm-Störungen leiden, wie Jennifer sie beschrieb. Erhöhen diese veränderten neuronalen Netze vielleicht nur das Risiko, an zahlreichen stressbedingten Störungen, zum Beispiel am RDS, zu erkranken? Unsere Studien belegen, dass bei RDS-Patienten Veränderungen in neuronalen Netzen auftreten, die bei ihrer Überempfindlichkeit auf psychischen Stress und auf normale Signale aus dem Magen-Darm-Trakt als Reaktion auf Essen eine wichtige Rolle spielen.

Die Übertragung von Stresswirkungen von einer Generation auf die nächste

Eine der Teilnehmerinnen unserer Konferenz in Sedona war Rachel Yehuda, eine bedeutende Neurowissenschaftlerin an der Icahn School of Medicine at Mount Sinai in New York. Sie sprach über ihre bahnbrechenden Befunde: Erwachsene Kinder von Holocaust-Überlebenden, die selbst ohne Traumata aufgewachsen waren, litten häufiger an psychiatrischen Störungen wie Depression, Angststörungen und Posttraumatischer Belastungsstörung. Seitdem haben weitere Studien ähnliche Formen von »intergenerationaler Übertragung« von Stress und sonstigen Widrigkeiten belegt. An einigen der Studien nahmen Kinder von Menschen teil, die am 11. September 2001 aus dem World Trade Center evakuiert worden waren oder die während des Zweiten Weltkriegs in den Niederlanden die damalige Hungersnot miterlebt hatten. Die Probanden waren zwar selbst in einer sicheren und fürsorglichen Umgebung aufgewachsen, jedoch von Eltern großgezogen worden, die unvorstellbare Traumata erfahren hatten. Doch warum traten bei den erwachsenen Kindern häufiger Verhaltensänderungen auf, die wir normalerweise nur bei Menschen sehen, die selbst solche Traumata erlebt haben?

Kommen wir auf Meaneys Rattenstudien zurück: Wenn die Töchter gestresster, nachlässiger Rattenmütter selbst Mütter wurden, verhielten sie sich gegenüber ihrem Nachwuchs nicht besser. Meaneys Studien zeigten, dass diese Folgen über mehrere Generationen hinweg auftreten können. Das lässt darauf schließen, dass der Stress der Mutter und seine Auswirkungen auf ihr Verhalten gegenüber ihren Jungen irgendwie an den Nachwuchs weitergegeben werden.

Die Frage lautete: Wie? Meaney und der Molekularbiologe Moshe Szyf von der McGill University leisteten mehrere Jahre lang wahre Detektivarbeit im Labor, um das Rätsel zu lösen. Die Resultate revolutionierten die Biologie. Die Forscher stellten fest, dass sehr spezifische Aspekte der Interaktionen zwischen Rattenmüttern und ihren Jungen (zum Beispiel das Säugen und Lecken mit gekrümmtem Rücken) die Gene eines neugeborenen Tieres modifizieren können. In den Zellen vernachlässigter Jungtiere versahen Enzyme die DNA mit chemischen Markierungen, sogenannten Methylgruppen. Diese Art der Vererbung wird als epigenetisch bezeichnet, weil die Markierungen sich auf der DNA befinden (das altgriechische Präfix *epi-* bedeutet »auf«). Sie unterscheidet sich von der normalen, genetischen Vererbung insofern, als das markierte Gen immer noch dieselben Erbinformationen enthält und für die Herstellung des gleichen Proteins zuständig ist. Aber wenn es markiert ist, fällt ihm das schwer.

Man kann die biologischen Abläufe auch so betrachten: Wenn das menschliche Genom – die Summe all unserer Gene – das Buch des Lebens ist, dann liest eine Gehirnzelle, eine Leberzelle und eine Herzzelle jeweils einen anderen Abschnitt des Buches. Epigenetische Markierungen sind die Lesezeichen und Hervorhebungen, die eine Gehirnzelle und eine Leberzelle anweisen, unterschiedliche Passagen des Buches zu lesen.

Mangelnde Fürsorglichkeit der Rattenmütter veränderte nur wenige Lesezeichen und Hervorhebungen. Doch einige der markierten Gene veränderten die Gehirnsignale, wodurch die erwachsenen Töchter ihrerseits zu schlechten Müttern wurden. Dann markierten deren Kinder ihre Gene, und der Kreislauf setzte sich fort. Heute wissen wir, dass diese epigenetische Markierung unserer Gene nicht nur Zellen und Mechanismen beeinflussen kann, die die Gehirnentwicklung steuern, sondern auch Gameten (Keimzellen), in denen die genetischen Informationen enthalten sind, die an die Kinder weitergegeben werden. Die Entdeckung der Epigenetik beendete einen langen Streit über die Frage, in welchem Umfang die Erbanlagen oder die Umwelt stressbedingte Krankheiten auslösen können. Die Epigenetik widersprach allem, was moderne Biologen über Vererbung gelehrt hatten.

Denken Sie daran, dass Jennifers Mutter und ihre Großmutter an ganz ähnlichen Symptomen gelitten hatten wie sie selbst: depressive Schübe, Angstattacken und Bauchschmerzen. Die meisten Ärzte würden dies als Anzeichen dafür betrachten, dass diese Störungen erblich bedingt sind. Doch eine von Rona Levy von der University of Seattle durchgeführte Studie zur Rolle der Erbanlagen bei RDS, an der fast 12000 eineiige Zwillingspaare teilnahmen, stellte diese einfache Erklärung infrage. Die Wahrscheinlichkeit, dass beide Zwillinge am RDS litten, war höher als bei zweieiigen Zwillingen – nicht überraschend, besitzen eineiige Zwillinge doch das gleiche Erbgut. Dieser Befund bestätigte, dass die Gene eine wichtige Rolle beim Entstehen des RDS spielen. Levy stellte jedoch noch etwas Wichtiges fest: Eltern mit RDS waren ein stärkerer Prädiktor für eine RDS-Diagnose bei ihren Kindern als ein Zwilling mit RDS. Das bedeutet, dass nicht die Gene, sondern *andere* Faktoren bei der Entstehung des RDS eine entscheidende Rolle spielen. Andere Interpretationen sind zwar möglich (zum Beispiel soziales Lernen), doch es ist plausibel, dass epigenetische Faktoren ebenfalls von Bedeutung sind, wenn wir erklären wollen, warum stressbedingte Störungen wie RDS »in der Familie liegen«.

Die Epigenetik stellt nicht nur die vorherrschende Lehrmeinung infrage, dass ein erworbenes Merkmal nicht genetisch übertragen werden kann; sie stellt auch psychiatrische Dogmen auf den Kopf. Ein Jahrhundert lang glaubten die Psychiater, das Unterbewusstsein enthalte verdrängte Gefühle, die Kindheitstraumata, verborgene Wünsche und ungelöste Konflikte zwischen Mutter und Kind betreffen. Diese ungelösten Konflikte konnten der Psychoanalyse zufolge bei Erwachsenen psychische Probleme hervorrufen, aber auch stressbedingte Krankheiten wie RDS bei Patienten wie Jennifer.

Heute wissen wir, dass viele dieser freudschen Ideen falsch sind. Solide wissenschaftliche Studien stützen die Auffassung, dass belastende Ereignisse in der Kindheit, auch mangelnde mütterliche Fürsorge, das Gehirn stressempfindlicher machen können und dass diese Programmierung über Generationen hinweg weitergegeben werden kann, wodurch eine Anfälligkeit für verschiedene Gehirnstörungen verstetigt wird.

Hat Ihr Kind eine gestresste Darm-Gehirn-Achse?

Wenn Ihre kleine Tochter ängstlich ist; wenn Ihr Sohn im Teenageralter sich so über Klassenarbeiten und Prüfungen aufregt, dass er Haschisch raucht, um sich zu beruhigen, und Medikamente nimmt, um seine ADHS-Symptome in den Griff zu bekommen; oder wenn Ihr Kind am RDS leidet – hat es ihm oder ihr dann an mütterlicher Fürsorge in der frühen Kindheit gefehlt? Keine Sorge: Die Antwort auf diese Frage lautet eindeutig NEIN. Frauen hegen und pflegen ihre Neugeborenen durch Stillen, Berühren und andere Formen des Körperkontaktes. Diese Verhaltensweisen sind vergleichbar mit dem gekrümmten Rücken, dem Lecken und dem Putzen, die bei jungen Ratten für eine gesunde Gehirnentwicklung sorgen.

Das Gehirn des Menschen ist allerdings sehr viel komplexer als das Gehirn einer Ratte. Und es gibt viele Beispiele für äußerst erfolgreiche und glückliche Menschen mit gestressten Müttern, die für ihren Lebensunterhalt kämpfen oder schwerste traumatische Kindheitserlebnisse bewältigen mussten. Viele Faktoren können uns vor den negativen Auswirkungen frühkindlicher Traumata schützen, zum Beispiel Erbanlagen. Aber auch Väter, die zu Hause bleiben, Großeltern, ältere Geschwister oder fürsorgliche Kindermädchen können zu einem wohlwollenden, stabilen familiären Umfeld beitragen und Kindern helfen, die Folgen früher negativer Erfahrungen zu überwinden. Denken Sie daran, dass äußere Einflüsse die Entwicklung des menschlichen Stresssystems bis zu zwanzig Jahre lang beeinflussen können.

Selbst ohne solche Puffer verfügen wir Menschen über viele Werkzeuge, um die Programmierung durch frühen Stress und frühe Traumata teilweise aufzuheben. Ratten und anderen Tiere fehlen diese Werkzeuge. Mehrere Psychotherapien, zum Beispiel Verhaltenstherapie, Hypnotherapie und Meditation, verändern nachweislich die Art und Weise, wie wir Situationen und körperliche Empfindungen bewerten. All diese therapeutischen Methoden beeinflussen nicht nur die Psyche, sie verbessern auch die kortikale Steuerung der Gehirnschaltkreise, die Emotionen und Stressreaktionen hervorrufen. Wir wissen heute, dass diese Therapien die Struktur und die Funktion jener neuronalen Netze im Gehirn ändern können, die für Aufmerksamkeit, emotionale Erregung und die Einschätzung besonderer Ereignisse zuständig sind. Das geschieht, indem sie den präfrontalen Cortex des Gehirns stärken.

Das Darmmikrobiom unter Stress

Bisher haben wir uns vor allem mit der Programmierung unserer Gehirnschaltkreise durch frühkindliche Erfahrungen beschäftigt. Wenn ein stabiles, fürsorgliches Umfeld in den ersten zwei Lebensjahrzehnten gestört wird, kann das zweifellos die Entwicklung des erwachsenen Gehirns und des Verhaltens beeinflussen. Wir können diese Veränderungen als frühe Programmierung des Nervensystems verstehen, die unsere ersten negativen Interaktionen mit der Welt widerspiegelt. Wir sollten jedoch nicht vergessen, dass ein überaktives Stresssystem von einem gewissen Vorteil sein kann, wenn wir in einer gefährlichen Umwelt leben. Doch welchen Vorteil hat es, ein Leben lang am RDS zu leiden? An diese »Nebenwirkung« hat die Natur nicht gedacht. Und welche Folgen hat eine so programmierte Darm-Gehirn-Achse für unsere Interaktionen mit den Billionen Mikroben im Darm?

Wir verstehen heute sehr viel besser, wie frühkindliche Traumata den Dialog zwischen Darm und Gehirn verändern und welche Rolle die Darmmikrobiota bei diesen Interaktionen spielt. Es zeigt sich allmählich deutlich, dass Stress nicht nur das Gehirn und den Darm beeinflusst, sondern auch weitreichende Auswirkung auf das Darmmikrobiom hat.

Studien zeigten, dass es bei erwachsenen Rhesusaffen, die zum ersten Mal ihre Mütter verlassen, zu Trennungsangst und Durchfall kommt – wie bei Teenagern, die zu Hause ausziehen, um in einer anderen Stadt zu studieren. Durchfall entsteht, weil Stress den Darm veranlasst, heftiger zu kontrahieren und den Darminhalt schneller weiterzubefördern. Außerdem fördert Stress die Bildung von Verdauungssäften, welche in den Darm gelangen. Diese stressbedingten Veränderungen wirken sich massiv auf die Lebensbedingungen der Darmmikroben aus. Die Folge ist eine erhebliche Abnahme der Zahl der Darmbakterien, wovon besonders die Laktobazillen (Milchsäurebakterien), eine nützliche Bakterienart, betroffen sind. Krankheitserreger wie Shigella und *E. coli* vermehren sich und lösen Darminfektionen aus, und das Stresshormon Noradrenalin lässt diese Eindringlinge aggressiver und hartnäckiger werden. In den Studien mit den Rhesusaffen hielt die Stresswirkung allerdings nur vorübergehend an. Am Ende der ersten Woche, als die jungen Affen sich an ihre neue Unabhängigkeit gewöhnt hatten, normalisierte sich die Zahl der Laktobazillen im Darm wieder. Es stellt sich die Frage, ob eine vorübergehende Wirkung überhaupt relevant ist, das heißt, ob sich diese Veränderungen der Darmmikrobiota auf das Gehirn auswirken.

Eine neuere Studie von Premysl Berciks Team an der McMaster University in Hamilton, Ontario, bestätigt unsere früheren Befunde mit dem gleichen Tierstudienmodell:, nämlich dass die Vernachlässigung durch die Mutter für die erhöhte Stressanfälligkeit des Darms verantwortlich ist, begleitet von Veränderungen neuronaler Schaltkreise. Dabei ist jedoch zu bedenken, dass bei Tieren, die von ihren Müttern nicht genug umsorgt worden waren, auch andere Veränderungen auftraten, zum Beispiel Angstgefühle und Verhaltensweisen, die an depressive Störungen erinnerten. Berciks Gruppe zeigte zum ersten Mal, dass die Darmmikrobiota bei diesen Verhaltensänderungen eine besondere Rolle spielt. Nur diese »psychischen« Folgen des gestörten mütterlichen Verhaltens waren auf Veränderungen der Darmmikrobiota und ihrer Metaboliten zurückzuführen, während die heftigeren Reaktionen des Darms hauptsächlich mit der erhöhten Stressempfindlichkeit der Tiere zusammenhingen. Sollten sich diese erstaunlichen Ergebnisse beim Menschen bestätigen, hätte das tiefgreifende Auswirkungen. Nicht nur erhielten wir ein größeres Verständnis für die Rolle der Darmmikrobiota bei stressbedingten psychischen Störungen, sondern könnten auch Patienten wie Jennifer mit stressabhängigen Störungen und belastenden Kindheitserfahrungen besser behandeln. Die Beeinflussung der Darmmikrobiota durch die Ernährung sowie die Einnahme von Präbiotika und Probiotika – was möglicherweise einige Auswirkungen der gestörten Darmmikrobiota auf das Gehirn rückgängig machen würde – könnte eine wichtige Maßnahme innerhalb eines integrativen Behandlungsplans darstellen.

Stress im Mutterleib

Seit Langem wissen wir, dass die Stressbelastung einer Schwangeren die künftige Gesundheit eines Babys gefährden kann. Babys von stark gestressten Müttern entwickeln sich langsamer, haben ein geringeres Geburtsgewicht und sind anfälliger für Infektionen. Bis vor Kurzem wussten wir allerdings wenig über die potenziell schädlichen Auswirkungen der mütterlichen Stressbelastung auf das Verhalten und die Gehirnentwicklung des Nachwuches.

Zwei Beweisketten führten einige dieser Stressfolgen auf eine gestörte Darmmikrobiota zurück. Experimente mit Affen zeigten, dass der Stress der Mütter die Darmmikrobiota verändert. Der Neurobiologe Chris Coe von der University of Wisconsin-Madison setzte schwangere Rhesusaffen sechs Wochen lang an jedem Werktag zehn Minuten lang beängstigendem Lärm aus. Dann folgten zehn Minuten Pause und so weiter. Das stresste die Affenmütter etwa so stark, wie Straßenverkehr, Lärm oder Berufstätigkeit bis wenige Tage vor der Entbindung eine schwangere Frau in einer Großstadt belastet. Überraschend war, dass die Neugeborenen der gestressten Affenmütter viel weniger Darmbakterien – Laktobazillen und Bifidobakterien – besaßen als die Neugeborenen von Affenmüttern, die man in Ruhe gelassen hatte.

Anfangs war unklar, wie der Stress der Mutter die Darmmikrobiota des Neugeborenen verändern kann, da der Darm neugeborener Babys kaum Mikroben enthält. Heute wissen wir, dass Stress die Mikrobiota der Scheide verändert, was sich erheblich auf die Darmmikrobiota des Neugeborenen auswirkt. Die Neurowissenschaftlerin Tracy Bale von der University of Pennsylvania und ihr Team setzten trächtige Mäuse stressigen Situationen aus, zum Beispiel längere Zeit dem Geruch eines Fuchses. Bales Labor hatte bereits früher nachgewiesen, dass dieses vorgeburtliche Stressmuster bei männlichen Jungtieren zu deutlichen Veränderungen in neuronalen Netzen führt, die Emotionen und Stress regulieren.

Wie Stress sich auf die Mikroben im *Darm* eines Tieres auswirkt, wissen wir bereits. Die Forscher entdeckten aber auch erhebliche Veränderungen im *vaginalen* Mikrobiom gestresster Mütter, vor allem eine Abnahme der Laktobazillen. Man wusste seit Langem, dass eine stressbedingte Reduzierung der vaginalen Laktobazillen den Säuregehalt der Schleimhaut verändern und Frauen für Scheidenentzündungen anfällig machen kann. Doch warum in aller Welt sollten diese Stressfolgen beim vaginalen Mikrobiom so wichtig für die Entwicklung des Gehirns und das Verhalten des Jungtieres sein?

Da die Mikroben in der Scheide der Mutter zuerst den Darm des Babys besiedeln, brachten diese Mäuse Junge zur Welt, deren Darm weniger Laktobazillen enthielt, so wie der Darm der Babys der gestressten Affenmütter. Diese Stresswirkung ist besonders prekär, weil sie zu einem kritischen Zeitpunkt eintritt, nämlich dann, wenn die komplexen Strukturen sowohl des kindlichen Darmmikrobioms als auch der neuronalen Schaltkreise für das ganze Leben programmiert werden.

Aber der Stress der Mäusemutter beeinflusste nicht nur die Darmmikroben, sondern auch das Gehirn ihrer Jungen! Bales Team analysierte die von der Darmmikrobiota der Mäusebabys produzierte Molekülmischung und fand Veränderungen bei Molekülen, die die Tiere mit Energie versorgten – das Gehirn der Jungtiere ist ein gieriger Energieverbraucher –, und einen Mangel an Aminosäuren, die dem sich schnell entwickelnden Gehirn beim Wachstum helfen und dabei, neue Verbindungen zwischen bestimmten Gehirnregionen zu knüpfen.

Welche Bedeutung haben diese Laborstudien für Schwangere und Mütter? Viele Gehirnstörungen bei Erwachsenen, unter anderem Angst, Depression, Schizophrenie, Autismus – und höchstwahrscheinlich auch RDS –, gelten heute als neurologische Entwicklungsstörungen. Das heißt, die grundlegenden Veränderungen im Gehirn treten sehr früh im Leben ein, viele schon im Uterus. Wie bereits erörtert, hat Stress großen Einfluss auf diese neurologischen Veränderungen, und frühkindliche Belastungen können die Darm-Gehirn-Achse mindestens auf zweierlei Weise schädigen: durch epigenetische Modifikation des Stressreaktionssystems und der Darm-Gehirn-Achse und durch stressbedingte Veränderungen der Darmmikrobiota und ihrer Metaboliten, was auch dem Gehirn schaden kann. Wenn wir die Entwicklung und den Verlauf dieser ernsten Krankheiten nennenswert und dauerhaft beeinflussen wollen, muss die Therapie also sehr früh im Leben beginnen. Wenn ein Erwachsener mit dem ausgeprägten Syndrom in die Klinik kommt, bleiben die meisten Maßnahmen im Wesentlichen symptomatisch und haben keine dauerhafte Wirkung. Anhaltende therapeutische Erfolge sind dann schwieriger zu erreichen. Doch wie wir im Fall Jennifer noch sehen werden, eröffnen die neuen wissenschaftlichen Erkenntnisse auch bei erwachsenen Patienten wirksamere therapeutische Möglichkeiten.

Mikroben für einen gesunden Start

Jahre bevor ich meine Forschungslaufbahn begann, wurde ich Zeuge eines erstaunlichen Ereignisses, das meine Einstellung zu unseren mikrobischen Gefährten bis heute prägt. In den Semesterferien hatte ich das Glück, einen Dokumentarfilmer auf einer Expedition zum Volk der Yanomami begleiten zu können. Diese Menschen leben am Oberlauf des Orinoco, tief im Amazonas-Regenwald von Brasilien und Venezuela. In einer mondhellen Nacht lag ich in der Nähe der Yanomami-Familie, deren Gast ich war, in meiner Hängematte und lauschte den Geräuschen des Dschungels. Da ich nicht schlafen konnte, stand ich auf und ging ein paar Schritte in den Wald hinein, weil ich dort Geräusche gehört hatte. Plötzlich sah ich eine fünfzehnjährige Frau, die alleine über einem großen Bananenblatt hockte und in fast völliger Stille ein Kind gebar; die Nabelschnur durchtrennte sie mit einem scharfen Gegenstand.

Dieses Kind wurde ganz natürlich geboren, ohne ärztliche Hilfe und so leise, dass niemand im Dorf etwas zu merken schien. Die Umstände dieser Geburt waren eine ganze Welt von unseren modernen Entbindungen im Krankenhaus entfernt, die ich während meines Medizinstudiums miterlebt hatte: keine sterile Klinikumgebung, keine Gynäkologen und Geburtshelfer, die die Scheide der Mutter mit Antiseptika behandelten, um sie von Mikroben zu »säubern«. Stattdessen war das neugeborene Yanomami-Kind nicht nur dem vaginalen Mikrobiom seiner Mutter ausgesetzt, sondern auch den vielen Mikroben an ihren (ungewaschenen und nicht desinfizierten) Händen, auf dem Bananenblatt und im Boden. Trotzdem schien das Baby, das von beiden Eltern gehätschelt wurde, in den folgenden Wochen völlig gesund zu sein.

In der westlichen Welt spielen sich Entbindungen natürlich ganz anders ab, und die Wurzeln unserer Verfahren reichen tief. An der Wende zum 20. Jahrhundert behauptete der französische Kinderarzt Henry Tissier, ungeborene Kinder entwickelten sich in einer sterilen Umgebung und gerieten während des Geburtsvorgangs in der Scheide der Mutter zum ersten Mal mit Mikroorganismen in Kontakt. Diese Auffassung hatte über mehr als hundert Jahre Bestand, doch heute gibt es gute Gründe dafür, an ihr zu zweifeln.

Neueren Studien zufolge lassen sich selbst bei gesunden Schwangeren Darmbakterien – die meisten von ihnen nützlich – im Blut der Nabelschnur, im Fruchtwasser, im Mekonium und auf der Plazenta nachweisen. Wenn die Entbindung naht, verändert sich die vaginale Mikrobiota erheblich. Die Vielfalt der Mikrobenarten nimmt ab, und eine Laktobazillenart, die man normalerweise im Dünndarm findet, vermehrt sich. Während des Geburtsvorgangs ist ein Baby, das natürlich geboren wird, der vaginalen Mikrobiota der Mutter ausgesetzt, auch dieser Laktobazillenart, und vor allem diese Mikroben besiedeln später den Darm des Neugeborenen. Die individuelle vaginale Mikrobenmischung ihrer Mutter bildet somit die Grundlage für die Architektur der eigenen Darmmikrobiota, welche lebenslang im Prinzip unverändert bleibt. Die Mikroben der Mutter versehen das Neugeborene zudem mit einem wichtigen Teil seiner metabolischen Maschinerie, womit sie es befähigen, den Milchzucker und spezielle Kohlenhydrate in der Muttermilch zu verdauen.

Weil vaginale Mikroben dem Darm eines Neugeborenen zu einem gesunden Start verhelfen können, untersuchen Wissenschaftler, ob ein Kaiserschnitt dem Gehirn eines Babys schadet. Es ist erstaunlich, dass die Zahl der Babys, die durch Kaiserschnitt entbunden werden, in Ländern wie Brasilien und Italien größer ist als die Zahl der Babys, die auf natürliche Weise geboren werden, obwohl uns die langfristigen Folgen dieser »Umgehung« der normalen, vom vaginalen Mikrobiom ausgelösten Programmierung der Gehirnentwicklung noch unbekannt sind. Bisher wissen wir nur, dass der Darm von Kaiserschnitt-Kindern nicht von den vaginalen Mikroben der Mutter besiedelt wird, sondern von Mikroben, deren Quelle die Haut der Mutter, die Hebamme, Ärzte, Krankenschwestern und andere Neugeborene in der Wöchnerinnenstation sind. Außerdem ist bekannt, dass nützliche Mikroben wie Bifidobakterien länger brauchen, um sich im Darm dieser Kleinkinder anzusiedeln, als bei vaginal geborenen Kindern. Wir wissen auch, dass die gefährliche Darmmikrobe *Clostridium difficile* im Darm von Kaiserschnitt-Babys häufiger wuchert und sie häufiger schädigt. Weiterhin haben diese Kinder ein größeres Risiko, in späteren Jahren adipös zu werden. Wissenschaftler vermuten ferner, dass eine Geburt durch Kaiserschnitt ein Kind für Gehirn-Darm-Störungen und schwere Gehirnstörungen anfälliger macht. Mehrere derzeit laufende Studien sollen darüber Klarheit bringen.

Auf den Überlebenskampf vorbereitet

Die Erhaltung der Art ist eines der zentralen Themen der Evolution, und die Natur hat jede Spezies dementsprechend programmiert. So haben wir und unsere Urahnen Millionen Jahre überlebt. In diesem Kapitel habe ich beschrieben, dass Stress in der frühen Kindheit auf verschiedene Weise das Gehirn und das Verhalten von Tieren und Menschen beeinflussen kann. Dabei habe ich mich vor allem mit der Frage befasst, wie eine belastende Umwelt und eine gestresste Mutter das Gehirn eines Babys dauerhaft verändern können. Diese Veränderungen kommen auf verschiedenen biologischen Wegen und durch unterschiedliche Mechanismen zustande und programmieren die Stressreaktion des Kindes in einer gefährlichen Welt. Die Mutter interagiert mit ihrem Kind und modifiziert das Salienzsystem im Gehirn des Kleinkindes so, dass seine Intuition auf eine potenziell gefährliche Welt vorbereitet wird, in der es als Erwachsener einmal leben muss. Die Mikroben in der Scheide der Mutter verändern sich, und mit ihnen verändert sich das

Darmmikrobiom des Babys. Enzyme der Mutter versehen wichtige Gene, die für die Stressreaktion zuständig sind, mit chemischen Markierungen, den Methylgruppen, und rufen dadurch epigenetische Veränderungen hervor, die mehrere Generationen überdauern können.

Warum sollte die Evolution ein System entwickelt haben, das uns krank und unglücklich macht? Wenn die Natur in ihrer Weisheit mehrere Strategien entworfen hat, um ein einziges Ziel zu erreichen, und wenn diese Strategien bei vielen Spezies, auch bei uns Menschen, beobachtet werden können, dann muss es einen guten Grund für sie geben.

Alle wissenschaftlichen Befunde deuten in eine Richtung. Wenn die Mutter Gefahren wahrnimmt, programmiert sie in ihrem Baby unbewusst Regelungsmechanismen, wie zum Beispiel eine deutlicher ausgeprägte Kampf-oder-Flucht-Reaktion oder auch vorsichtigere, weniger aggressive und eher introvertierte Verhaltensweisen. Damit bereitet die Mutter ihr Baby auf eine gefährliche Welt vor.

Dieses System mag hilfreich gewesen sein, als wir vor Löwen fliehen oder einen Rivalen mit den Fäusten besiegen mussten, so wie unsere Urahnen. Obwohl keine wissenschaftlichen Befunde zur Stützung dieser Hypothese vorliegen, könnte diese Programmierung heute Millionen von Menschen, die das Pech haben, Krieg, Hunger und Naturkatastrophen zu erleiden, oder die in einer rauen Umwelt aufwachsen, widerstandsfähiger machen, sodass sie besser in der Lage sind, mit ihren ungünstigen Lebensbedingungen fertigzuwerden.

Menschen, die in einer relativ sicheren Industriegesellschaft leben, zahlen hingegen einen hohen Preis für diese uralten, angeborenen biologischen Programme. Wie wir gesehen haben, kann ein überaktives Kampf-oder-Flucht-System mit ständig erhöhtem Stresshormonspiegel schwere körperliche wie auch psychische Krankheiten hervorrufen, darunter Angststörungen, Panikattacken und Depression. Außerdem kann es eine Reihe von schweren stressbedingten körperlichen Störungen verursachen, unter anderem Adipositas, das metabolische Syndrom, Herzinfarkte und Schlaganfälle. Schließlich können Überreaktionen der Darm-Gehirn-Achse, die mit dieser Programmierung einhergehen, zu chronischen Darmstörungen, zum Beispiel zu einem Reizdarmsyndrom und zu chronischen Bauchschmerzen, führen.

Wir wissen noch nicht, ob eine Schwangere sich Sorgen machen muss, wenn sie sich mit Verkehrsstaus, kurzen Projektabgabefristen und finanziellen Sorgen herumschlägt und bis wenige Tage vor der Entbindung arbeitet. Ebenfalls wissen wir nicht, wie stark ein verändertes vaginales Mikrobiom – durch Antibiotika vor und während der Entbindung, durch einen Kaiserschnitt oder durch die Ernährung oder den Stress der Mutter – die Gesundheit eines Kindes gefährdet. Wir wissen auch nicht, ob die enormen Veränderungen, denen wir unsere Babys aussetzen, dazu beigetragen haben, dass die Zahl der Kinder, die an Autismus, Adipositas und anderen Krankheiten leiden, im letzten halben Jahrhundert so stark zugenommen hat. Klar ist jedoch, dass bestimmte Stressarten während der Schwangerschaft und familiäre Probleme während der Kindheit schädlich für die Entwicklung des kindlichen Gehirns sind und die Struktur der Darm-Mikrobiom-Gehirn-Achse möglicherweise dauerhaft verändern. Ich bin fest davon überzeugt, dass vermeidbarer Stress, ein Kaiserschnitt, eine unnötige Anwendung von Antibiotika und ungesunde Ernährung vor und nach der Entbindung die normale Programmierung der kindlichen Darmmikrobiota stören und den Grundstein für Darm-Gehirn-Krankheiten legen können. Die Veränderung der kindlichen Darm-Gehirn-Achse macht sich vielleicht erst in höherem Alter bemerkbar, wenn es für eine Heilung möglicherweise zu spät ist. Sich diese Zusammenhänge bewusst zu machen und die zugrunde liegenden biologischen Mechanismen zu verstehen, ist der erste Schritt; der zweite, deutlich schwierigere ist es, diese ungesunden Einflüsse zu minimieren. Doch gesunde Ernährung, einfache Methoden des Stressabbaus während der Schwangerschaft und der Verzicht auf unnötige Behandlungen mit Antibiotika sind Optionen, für die sich die meisten Mütter entscheiden können.

Neue Therapien bei Gehirn-Darm-Störungen

Wir wissen heute, dass die Stressbelastung einer Mutter die Anfälligkeit des ungeborenen Kindes für Stress, Darmkrankheiten, Angststörungen und Depression beeinflussen kann. Für diese frühkindliche Programmierung ist jedoch nicht nur das Verhalten der Mutter verantwortlich. Jedes Ereignis, welches das Wohlbefinden des Kindes ernstlich bedroht, erhöht sein Risiko für die erwähnten Krankheiten.

All diese Befunde können uns helfen, Jennifers Gesundheitsprobleme und ihre tieferen Ursachen zu verstehen. Denken Sie daran, dass bei ihrer Großmutter mütterlicherseits Brustkrebs diagnostiziert wurde, als Jennifer sich noch im Mutterleib befand. Das löste Angst und großen Kummer bei der Schwangeren aus. Als Jennifer ein kleines Kind war und eine fürsorgliche familiäre Umwelt brauchte, stritten sich ihre Eltern heftig. Und als sie acht Jahre alt war, ließen ihre Eltern sich scheiden. Viele Patienten mit RDS berichten von traumatischen Ereignissen in ihrer Kindheit, und Jennifer ging es besonders schlecht. Dieser Stress vergrößerte höchstwahrscheinlich ihr Risiko, als Erwachsene an Angstzuständen, depressiven Schüben und Magen-Darm-Symptomen zu leiden. Die Tatsache, dass sowohl bei ihrer Mutter als auch bei ihrer Großmutter stressbedingte Symptome auftraten, erhöhte ihre Anfälligkeit für diese Symptome ebenfalls, wahrscheinlich durch genetische oder epigenetische Mechanismen oder beide.

Wenn mir heute eine Patientin begegnet, die wie Jennifer an stressbedingten Symptomen leidet, einschließlich Angstzuständen oder RDS, stütze ich meinen Rat auf die stetig zunehmenden wissenschaftlichen Erkenntnisse über Gehirn-Darm-Interaktionen, die das Thema dieses Kapitels bilden. »Ihre Erlebnisse als Kind spielten fast sicher eine Rolle bei der Entstehung Ihrer Symptome«, erkläre ich dann. »Das gilt sowohl für die Darmsymptome als auch für die Angst- und die depressiven Schübe.« Ich möchte der Patientin verständlich machen, dass ihre Symptome biologische Wurzeln haben, dass sie keine »Einbildung« sind, wie andere Ärzte möglicherweise behaupten würden. »Aber wenn das alles in meinen ersten Lebensjahren programmiert wurde und meine Familiengeschichte mein Risiko, an diesen Symptomen zu leiden, weiter erhöht, muss ich dann bis an mein Lebensende damit leben?«, fragte mich Jennifer mit etwas gequältem Gesichtsausdruck. Die Programmierung ihrer Darm-Gehirn-Achse sei zwar dauerhaft, antwortete ich, hatte aber auch eine gute Nachricht für sie: Wir Menschen besitzen eine einzigartige Gehirnregion, den präfrontalen Cortex, der uns befähigt, fehlerhafte neuronale Schaltkreise auszuschalten und neue Verhaltensweisen zu erlernen. Es gibt mehrere Therapien, die uns dabei helfen können, neue Verhaltensweisen zu erlernen. Es ist, als würden wir einem Computerprogramm einen neuen Code – einen Software-Patch – hinzufügen und so die Fehler des Programms überschreiben. Geeignete Therapien sind unter anderem die Verhaltenstherapie, Hypnotherapie oder eine andere Mind-Body-Therapie wie die Stressbewältigung durch Achtsamkeit (Mindfulness-Based Stress Reduction). Sie alle lindern nicht nur Gehirn-Darm-Symptome, wie zum Beispiel das Reizdarmsyndrom, sondern helfen uns oft auch, damit einhergehende Symptome von Depression oder Angststörungen zu behandeln. Jüngere Studien bieten noch mehr Anlass zur Hoffnung: Diese Therapien können sogar die Anatomie des Gehirns verändern und dem präfrontalen Cortex helfen, ein überaktives emotionales Netz im Gehirn in gewissem Umfang zu steuern. Außerdem können sie dazu beitragen, das Salienzsystem des Gehirns neu einzustellen, sodass wir in potenziell bedrohlichen Situationen gelassener bleiben. Manchmal brauchen diese kognitiven Therapien ein wenig Unterstützung durch die oft geschmähten Psychopharmaka, vor allem durch verschiedene Typen von Antidepressiva, die sich bei früh gestressten Mäusen als wirksam erwiesen haben. Mein Behandlungsplan schließt anfangs fast immer das trizyklische Antidepressivum Amitriptylin oder ein ähnliches Medikament in sehr niedriger Dosierung ein. Es kann helfen, den Feuersturm im limbischen System zu Beginn der Therapie zu dämpfen. Die gleichen Arzneimittel können Bauchschmerzen mit minimalen Nebenwirkungen lindern, ohne die Stimmung oder den mentalen Zustand zu beeinflussen. Wenn es angebracht ist, können auch moderne Antidepressiva, einschließlich SSRIs (selektive Serotonin-Wiederaufnahmehemmer), in normalen Dosen Angststörungen und Depressionen lindern und die Stimmung stabilisieren. Allein diese Medikamente haben bei etwa 30 Prozent aller Patienten eine deutliche positive Wirkung, aber die Erfolgsquote ist viel höher, wenn man sie mit anderen, nichtpharmakologischen Therapien kombiniert. Gestützt auf neue wissenschaftliche Erkenntnisse über die Rolle der Darmmikrobiota bei fehlerhaften Gehirn-Darm-Interaktionen, empfahl ich Jennifer zudem, mehr Probiotika einzunehmen. Nützliche Bakterien wie Laktobazillen und Bifidobakterien, die in fermentierten Lebensmitteln, Joghurts oder probiotischen Kapseln enthalten sind, können die Vielfalt der Darmmikrobiota, des Ökosystems des Darms, verbessern. Zusätzlich zu den Probiotika, die in fermentierten Produkten natürlich vorkommen, empfehle ich einen Versuch mit einer kleinen Zahl von künstlichen Probiotika, die sich in klinischen Studien als nützlich erwiesen haben.

Letztlich stimmte Jennifer der integrativen Therapie zu, die ich ihr empfohlen hatte. Dazu gehörten eine kurze Verhaltenstherapie, einschließlich einer Unterweisung in Selbstentspannung und Selbsthypnose. Sie stellte sich auf eine an fermentierten Produkten reiche Kost um, nahm ergänzend Probiotika ein und fügte ihrem Citalopram nun eine geringe Dosis Amitriptylin hinzu. Ich legte Wert auf den Hinweis, dass sie die Medikamente und die nichtpharmakologischen Therapien wahrscheinlich nur vorübergehend brauche, damit ihre Gesundheit sich besserte. Wenn sie den Behandlungsplan befolge, habe sie gute Aussichten, die Medikamente innerhalb eines Jahres allmählich absetzen zu können.

Jennifers Symptome verschwanden nicht vollständig. Doch einige Monate später, als sie zu einem Folgebesuch in meine Klinik kam, berichtete sie, ihre Lebensqualität und ihr Wohlbefinden hätten sich um 50 Prozent verbessert, sie habe viel seltener Bauchschmerzen, lange Phasen mit fast normalem Stuhlgang und viel weniger Angst. Bevor sie meine Praxis verließ, schüttelte sie meine Hand und sagte mit Tränen in den Augen: »Ich wünschte, jemand hätte mir all diese Zusammenhänge viel früher erklärt, besonders, dass meine harte Kindheit mich für Angst, Depression und einen Reizdarm empfänglich gemacht hat.« Jennifer ist nicht die einzige Patientin, die sich mit solchen Worten von mir verabschiedet hat.

In gewissem Sinne haben sich Menschen wie Jennifer der stressigen Welt ihrer Jugend perfekt angepasst. Ihr Gehirn, ihr Darm und sogar ihre Darmmikrobiota wurden in vielerlei Hinsicht von der Natur auf Gefahren im Leben programmiert. Wäre dies mehr Ärzten bekannt, würden sie Patienten mit RDS und vielen anderen stressbedingten Beschwerden helfen, anstatt sie zu frustrieren. Und wäre dies mehr Patienten bekannt, würden sie schneller Hilfe und mehr Seelenfrieden finden.

Aber die Programmierung in der Kindheit betrifft uns alle. Unsere Mütter haben uns instinktiv und biologisch für das Überleben programmiert, als wir noch im Mutterleib waren. Später taten unsere Familien ihr Bestes, um uns durch eine komplexe Welt zu führen. Das alles hinterließ bleibende Spuren in unserem emotionalen Erbgut und hat Einfluss darauf, wie wir mit der Welt zurechtkommen und Entscheidungen treffen. Vielleicht beeinflusst diese Programmierung sogar unsere Persönlichkeit. Wenn wir verstehen, wie diese natürliche Programmierung abläuft, und wenn wir lernen, fehlerhafte »Software« im Gehirn zu reparieren, können wir Überreaktionen vermeiden, die uns in der Welt, in der wir leben, nichts mehr nützen.

KAPITEL 6

Emotionen in neuem Licht

Seit unseren ersten Lebenstagen färben Emotionen unsere Gedanken und beeinflussen unsere Entscheidungen. Wenn Gefahr droht, unterstützen uns Emotionen bei der Entscheidung, zu kämpfen oder zu fliehen; sie liefern die Energie für die Triebe, die uns bei der Partnersuche helfen; und sie lassen uns eine tiefe Verbindung mit unseren Kindern aufbauen. Emotionen sind die Quelle unserer Vorlieben, sie haben Einfluss auf unsere Gesundheit, bestimmen mit, was uns besonders ärgert, und entzünden unsere Leidenschaften. Emotionen gehören zum Kern dessen, was uns menschlich macht.

Im Laufe der Jahrhunderte beschäftigten sich Philosophen, Psychologen und schließlich Neurowissenschaftler mit der Erforschung von Emotionen und entwarfen immer komplexere Theorien, die erklären sollten, wie Emotionen entstehen und wo sie entstehen: ob im Geist, im Gehirn oder im Körper. Seit einigen Jahren jedoch deuten geradezu revolutionäre wissenschaftliche Erkenntnisse darauf hin, dass Emotionen möglicherweise von einer Quelle beeinflusst werden, mit der fast niemand gerechnet hatte, nämlich, dass die Darmmikrobiota eine entscheidende Rolle bei den komplexen Interaktionen zwischen Geist, Gehirn und Darm spielt. Betrachten wir nun den Einfluss der für uns unsichtbaren unzähligen Mikroorganismen auf unsere Darmreaktionen und Darmempfindungen, aber auch auf unsere Stimmung, unseren Geist und unser Denken.

Können Darmmikroben das Gehirn verändern?

Als ich Lucy vor einigen Jahren zum ersten Mal untersuchte, schienen ihre gesundheitlichen Probleme nicht besonders ungewöhnlich zu sein. Die Sechsundsechzigjährige litt seit vielen Jahren an leichter Verstopfung und an einem Unbehagen im Bauchraum; außerdem hatte ein Arzt bei ihr ein Reizdarmsyndrom diagnostiziert. Ungewöhnlich an Lucys Geschichte waren ihre Angstsymptome. Als sie mich aufsuchte, litt sie seit zwei Jahren alle paar Wochen an schweren Panikattacken mit Symptomen wie heftiger Furcht, Herzklopfen, Kurzatmigkeit und einer allgemeinen Untergangsstimmung. Die Symptome traten plötzlich auf und legten sich meist innerhalb von zwanzig Minuten. Lucy war aufgefallen, dass allgemein ihr Angstgefühl in den Perioden zwischen den Attacken ebenfalls größer geworden war. Nun berichten zwar viele Patienten, die mich wegen ihrer Magen-Darm-Beschwerden konsultieren, von Panikattacken; aber die Umstände, unter denen Lucys Symptome auftraten, waren äußerst ungewöhnlich.

Vor etwa zwei Jahren entwickelte sich bei ihr eine hartnäckige Sinusitis (Nasennebenhöhlenentzündung), begleitet von Kopfschmerzen. Als sie zwei Wochen lang Ciprofloxacin einnahm (ein Breitbandantibiotikum, das viele verschiedene Krankheitserreger vernichtet, aber auch die Darmmikrobiota angreift), bemerkte sie, dass sie öfter Stuhlgang hatte und dass der Stuhl dünn war. Ansonsten ging es ihr gut. Nachdem sie ein paar Wochen lang Probiotika eingenommen hatte, fühlte sie sich wieder wohl.

Etwa sechs Monate später stellten sich die Nebenhöhlenprobleme und die Kopfschmerzen erneut ein. Ihr Arzt verschrieb ihr ein anderes Breitbandantibiotikum, das sie über drei Wochen einnahm. Wieder spürte sie ein chronisches Unbehagen im Bauch. So weit war nichts von alledem ungewöhnlich: Die Darmfunktion ist bei vielen Patienten während der Einnahme von Antibiotika zeitweilig gestört, da sie die Vielfalt der Darmmikrobiota, die für eine optimale Darmfunktion wichtig ist, vorübergehend verringern. Wir wissen von Patienten und aus klinischen Studien, dass diese Nebenwirkungen anhaltende Magen-Darm-Störungen und manchmal sogar RDS-Symptome auslösen können. Bei den weitaus meisten Patienten treten diese Probleme jedoch nur vorübergehend auf. Patienten, die bereits vor der Einnahme eine weniger vielfältige Darmmikrobiota besitzen, sind für solche Nebenwirkungen offenbar anfälliger.

Da Lucy keine Antibiotika mehr einnahm, ermunterte ich sie, ihren Speiseplan um viele verschiedene fermentierte Lebensmittel zu ergänzen, zum Beispiel Joghurt, Sauerkraut und Kimchi, und zusätzlich zu Probiotika in Kapselform zu greifen und so die Vielfalt ihrer Darmmikrobiota zu steigern und deren ursprüngliche Zusammensetzung wiederherzustellen. Auch sollte sie dringend mithilfe verschiedener Techniken wie Selbstentspannung, tiefer Bauchatmung und Achtsamkeitsübungen ihre Angstsymptome lindern. Zudem verschrieb ich ihr Clonazepam, ein Valium-ähnliches Medikament, das sich unter der Zunge auflöst. Sie sollte es einnehmen, sobald sich eine heftige Panikattacke ankündigte. Diese kombinierte Therapie normalisierte allmählich ihren Stuhlgang, und nach sechs Monaten traten die Panikattacken seltener auf. Als ich sie zum letzten Mal sah, hatte sie nur eine einzige, leichte Attacke erlebt und brauchte das Clonazepam nicht mehr.

Lucys Panikattacken und ihr gesteigertes Angstgefühl hatten sich mehrere Wochen nach den Magen-Darm-Symptomen entwickelt und wurden seltener, als die Verdauungsbeschwerden sich besserten. Ich vermutete, dass die beiden aufeinanderfolgenden Behandlungen mit Breitbandantibiotika die Zusammensetzung und Funktion ihrer Darmmikrobiota verändert hatte. Das könnte die RDS-ähnlichen Magen-Darm-Symptome ausgelöst haben, die verschwanden, kurz nachdem sie die Medikamente abgesetzt hatte. Hatten die Antibiotika zu Veränderungen der Darmmikrobiota geführt, die ihrerseits zu den Angstsymptomen beigetragen hatten?

Ist die Darmmikrobiota unsere eigene Valium-Fabrik?

Als ich Lucy im Jahr 2011 kennenlernte, existierten mit Ausnahme einiger klinischer Fallberichte keine wissenschaftlichen Belege für einen Zusammenhang zwischen der Darmmikrobiota und emotionalem Stress. Doch später im selben Jahr berichtete eine Gruppe von kanadischen Forschern von einigen faszinierenden Tierversuchen, die nahelegten, dass die Darmmikrobiota Neurotransmitter herstellen kann, die das emotionale Verhalten ändern.

Premysl Bercik und sein Team an der McMaster University hatten normale Mäuse eine Woche lang mit einer Mischung aus drei Breitbandantibiotika behandelt. Sie überwachten die Zusammensetzung der Darmmikrobiota der Tiere und deren Verhalten vor, während und nach der Behandlung. Wie erwartet, veränderten die Antibiotika die Darmmikrobiota der Tiere erheblich: Einige Mikrobenpopulationen vermehrten sich (vor allem mehrere Arten von Laktobazillen), andere schrumpften. Doch zu seiner Überraschung stellte Bercik fest, dass die mit Antibiotika behandelten Mäuse unternehmungslustiger waren. Sie verbrachten mehr Zeit in den hellen, offenen Teilen ihrer Käfige oder Versuchsanlagen anstatt an den dunklen, geschützten Orten, die sie gewöhnlich bevorzugten. Da Mäuse uns nichts über ihre Angstsymptome erzählen können, dient dieses Verhalten als Ersatzkriterium dafür, dass die Tiere weniger furchtsam sind oder, wie Wissenschaftler sagen, weniger »angstähnliches Verhalten« zeigen.

Zwei Wochen nach dem Ende der Antibiotikabehandlung normalisierten sich das Verhalten wie auch die Darmmikrobiota der Mäuse, was darauf hindeutet, dass die beobachteten Veränderungen des emotionalen Verhaltens und der Darmmikrobiota miteinander zusammenhingen. Doch wie wurde das Gehirn von den Veränderungen im Darm unterrichtet? Ein offenkundiger Kandidat für eine solche Signalübertragung von der Darmmikrobiota zum Gehirn war der Vagusnerv, die wichtigste Datenautobahn zwischen Darm und Gehirn. Und in der Tat nahm die Angst bei Mäusen, deren Vagusnerv durchtrennt worden war, bei einer Veränderung ihrer Darmmikrobiota durch die Antibiotika nicht ab. Diese Resultate legen nahe, dass die Darmmikrobiota normaler Mäuse ständig Substanzen bildet, die Angst unterdrücken, und dass der Vagusnerv die Wirkung dieser Chemikalien an das Gehirn übermittelt.

Welche angstlösenden Substanzen könnten die Darmmikroben produzieren? Frühere Studien haben gezeigt, dass bestimmte Mikroorganismen in der Lage sind, den Neurotransmitter Gamma-Aminobuttersäure (GABA) zu produzieren. Diese Substanz ist eines der wichtigsten Signalmoleküle im Nervensystem und hält zusammen mit anderen Botenstoffen den emotionalen Teil des Gehirns, das limbische System, im Gleichgewicht. Viele Medikamente zur Behandlung von Angststörungen, zum Beispiel Diazepam (Valium), Alprazolam und Clonazepam, zielen auf ebendieses Signalsystem ab und imitieren die Wirkungen der GABA.

Schon vor etwa dreißig Jahren gab es erste Hinweise auf einen Zusammenhang zwischen der Darmmikrobiota, der GABA und der Gehirnfunktion, und zwar bei Patienten mit fortgeschrittener Leberzirrhose; bei ihnen sind die psychische Verfassung und die Aufmerksamkeit meist beeinträchtigt. Wenn sie ein Medikament erhalten, welches das GABA-Signalsystem blockiert, verbessern sich rasch ihre kognitiven Funktionen und ihr Energieniveau rasch. Überraschend war, dass die Gehirnfunktion sich auch verbesserte, wenn die Patienten Breitbandantibiotika bekamen. Damals fanden die Forscher keine hinreichende Erklärung für die Steigerung der GABA-Aktivität im Gehirn infolge einer Leberzirrhose. Heute können wir darüber spekulieren, dass die größere GABA-Menge, die eine veränderte Darmmikrobiota erzeugt, zu den spezifischen GABA-Rezeptoren im Gehirn gelangt, wo sie kognitive Prozesse und emotionale Gehirnsysteme dämpft. Wie bei Berciks Experimenten mit Mäusen reduzieren Breitbandantibiotika die Populationen dieser GABA-produzierenden Bakterien, was zu einem niedrigeren GABA-Gehalt des Gehirns führt und die Gehirnfunktion verbessert. Diese Versuche konnten eindeutig beweisen, dass Mikroben, die in unserem Darm leben, angstlösende Moleküle bilden können, welche unter bestimmten Umständen das Gehirn beeinflussen; dennoch treten bei den allermeisten Patienten, die Antibiotika erhalten, keine emotionalen Nebenwirkungen auf. Aber können wir dieses

Wissen nutzen, um Angststörungen mit GABA-produzierenden Mikroben in Form von Probiotika zu behandeln? Wir wissen, dass bestimmte Stämme von zwei der am besten untersuchten nützlichen Darmbakterienarten, Laktobazillen und Bifidobakterien, in der Lage sind, GABA zu produzieren. Da verschiedene Bakterienstämme aus diesen beiden Arten aktive Bestandteile der meisten handelsüblichen Probiotika sind und beide Arten in fermentierten Lebensmitteln reichlich vorkommen, wäre es denkbar, dass die zusätzliche Einnahme dieser Mikroben uns noch mehr entspannt. Könnten fermentierte Lebensmittel und die Einnahme von Probiotika Menschen, die zu Angststörungen neigen, auf einfache Weise helfen, diese zu mildern? Ein paar Studien mit Mäusen deuten darauf hin. In einer von ihnen beobachteten die Forscher einen Rückgang des angstähnlichen Verhaltens, wenn sie gesunden ausgewachsenen Mäusen das probiotische Milchsäurebakterium *Lactobacillus rhamnosus* gaben. Eine andere Studie zeigte eine erhebliche Milderung des angstähnlichen Verhaltens bei Mäusen mit Colitis ulcerosa, einer chronischen Dickdarmentzündung, durch das probiotische *Bifidobacterium longum*. Auch liegen einige klinische Indizien dafür vor, dass diese »psychobiotischen« Wirkungen auch bei Patienten erreichbar sind.

Der einzige zuverlässige Weg, die mögliche Wirkung von Probiotika auf das menschliche Gehirn zu erforschen, ist eine kontrollierte klinische Studie mit Menschen. Bei einer solchen Studie werden Freiwillige nach dem Zufallsprinzip einer von zwei Gruppen zugeteilt: entweder der Gruppe, die die aktive Substanz erhält (zum Beispiel ein Probiotikum), oder der Kontrollgruppe. Die Mitglieder der Kontrollgruppe erhalten ein Placebo, in dem Fall ein Nahrungsmittel, das sich in Bezug auf Aussehen, Geschmack und Geruch nicht vom aktiven Mittel unterscheidet, jedoch keine bekannte spezifische Wirkung hat. Um die Zuverlässigkeit der Ergebnisse zu erhöhen, wissen weder die Teilnehmer noch die Forscher vor Ende der Studie, welcher Gruppe ein Proband zugeteilt wurde. Solche verblindeten, randomisierten, kontrollierten Studiendesigns sind der Goldstandard, wenn es um die Beurteilung der Wirkung irgendeiner Behandlung in der Medizin geht.

Im Jahr 2013 verwendete Kirsten Tillisch ein solches Studiendesign in unserem Forschungszentrum; 36 Frauen wurden nach dem Zufallsprinzip einer von drei Gruppen zugeteilt. Vier Wochen lang aßen die Probandinnen die ersten Gruppe zweimal am Tag Joghurt, der mit einem speziellen Stamm des Probiotikums *Bifidobacterium lactis* sowie mit drei weiteren Bakterienarten (*Streptococcus thermophilus, Lactobacillus bulgaricus* und *Lactococcus lactis*) angereichert war; diese Bakterien werden häufig bei der Herstellung von Joghurt verwendet. Eine zweite Gruppe verzehrte ein nichtfermentiertes Milchprodukt ohne Probiotika, das sich hinsichtlich des Geschmacks, der Konsistenz und des Aussehens nicht von dem angereicherten Joghurt unterschied. Eine dritte Gruppe aß weder Joghurt noch Milchprodukte.

Am Anfang und am Ende der vierwöchigen Studie befragten wir jede Frau nach ihrem Wohlbefinden, ihrer Stimmung, ihrer Angst und der Häufigkeit der Darmentleerungen. Dann führte Tillisch bei jeder Frau einen MRT-Gehirnscan durch; während die Frauen in dem Kernspintomografen lagen, wurde ihre Fähigkeit getestet, die Emotionen anderer Menschen anhand ihres Gesichtsausdrucks einzuschätzen.

Den Frauen wurden die Gesichter von drei Menschen mit wütendem, furchtsamem oder traurigem Ausdruck gezeigt, und durch Drücken eines Knopfes mussten sie rasch entscheiden, welche zwei der drei gezeigten Gesichter die gleiche Emotion widerspiegelten. Menschen auf der ganzen Welt, unabhängig von ihrer ethnischen Zugehörigkeit, ihrem Herkunftsland oder ihrer Muttersprache, sind ausgesprochen gut darin, solche Einschätzungen in einem Sekundenbruchteil zu treffen. Das lässt darauf schließen, dass es sich hier um eine sehr grundlegende, angeborene emotionale Reflexreaktion handelt, die wahrscheinlich mit dem emotionalen Reflexverhalten der Tiere verwandt ist. Bei dieser Aufgabe sind die komplexen neuronalen Netze, die wir zur Erzeugung von Emotionen brauchen, nicht beteiligt; darum fühlen sich die Probanden nicht traurig oder wütend, wenn sie den Test machen.

Im Vergleich zu den Frauen, die über vier Wochen Milchprodukte ohne Probiotika gegessen hatten, wiesen diejenigen mit der Probiotikamischung auf dem Speiseplan während des Tests weniger Interaktionen zwischen einer Anzahl von Gehirnregionen auf. Diese Befunde belegten zum ersten Mal, dass einige der erstaunlichen Resultate der Mäusestudien auch für Menschen gelten – vor allem, dass die Manipulation der Darmmikrobiota die Gehirnfunktion des Menschen während eines Tests, bei dem es um Emotionen geht, messbar verändern kann, zumindest auf einer sehr fundamentalen emotionalen Reflexebene.

Aber wie kommunizierten die probiotischen Bakterien aus dem Joghurt mit dem Gehirn unserer Probandinnen? Anfangs dachten wir, der regelmäßige Verzehr der Probiotika verändere die Zusammensetzung der Darmmikrobiota, die ihrerseits das Gehirn beeinflusse. Doch als wir die Mikroben im Stuhl der Teilnehmerinnen untersuchten, war kein Einfluss der Probiotika auf die Art und die Zahl der Darmmikrobiota festzustellen, abgesehen vom Vorhandensein der aufgenommenen probiotischen Organismen selbst. Der Verzehr des Joghurts veränderte also nicht die Zusammensetzung der Spieler in der Darmmikrobiota. Dank einer früheren Studie wussten wir jedoch, dass die gleiche Behandlung mit Probiotika die von der Darmmikrobiota gebildeten Metaboliten verändern kann. Deshalb lag die Überlegung nahe, dass einige dieser von Probiotika stimulierten Metaboliten das Gehirn erreichten – entweder mit dem Blut oder in Form eines Vagussignals – und dessen emotionale Reaktion beeinflussten. Vielleicht sind sogar die serotoninhaltigen Zellen des Darms an dieser Mikroben-Gehirn-Kommunikation beteiligt. In einer Untersuchung wurde vor Kurzem gezeigt, dass bestimmte Darmmikroben die Serotoninproduktion in diesen Zellen stimulieren können, was einen veränderten Gehalt an Serotonin im Darm zur Folge hat. Ebenfalls ändert sich dadurch tiefgreifend die Verfügbarkeit dieses Darm-Gehirn-Signals, wodurch unsere Emotionen, unsere Schmerzempfindlichkeit und unser Wohlbefinden moduliert werden. Falls sich dies bestätigen sollte, sind die Implikationen dieser Befunde für die künftige Behandlung von Gehirn-Darm-Störungen wahrhaft erstaunlich. Wenn wir bestimmte Arten von Probiotika zu uns nehmen – sie sind in manchen fermentierten Nahrungsmitteln von Natur aus enthalten, und einige Milchprodukte und Fruchtsäfte werden mit ihnen angereichert –, die die Menge des lebenswichtigen Neurotransmitters Serotonin regulieren können, sind wir möglicherweise in der Lage, ein Kontrollsystem in unserem Körper zu optimieren, das bei vielen vitalen Funktionen, von der Stimmung über die Schmerzempfindlichkeit bis zum Schlaf, eine entscheidende Rolle spielt.

Da wir unsere Studienteilnehmerinnen sorgfältig ausgewählt hatten – sie waren gesund und wiesen keine körperlichen oder psychischen Symptome auf –, können wir nur spekulieren, ob die von uns ausgewerteten Veränderungen nach Verabreichung des Probiotikums auch ihr Angstniveau beeinflusst hätten. Da die emotionalen neuronalen Netze der Probanden weniger stark reagierten, wenn sie wütende, traurige und furchtsame Gesichter sahen, wissen wir, dass bestimmte Probiotika imstande sind, emotionale Reaktionen auf negative Kontexte zu dämpfen.

Ich war erstaunt über diese Befunde. Noch vor wenigen Jahren hätte kaum jemand geglaubt, dass der regelmäßige Verzehr eines im Supermarkt erhältlichen Joghurts das Gehirn in einer positiven Art beeinflussen könnte. Für unser Forschungsteam eröffneten die Resultate einen völlig neuen Weg, die Gehirnfunktion gesunder und kranker Menschen zu untersuchen – und herauszufinden, wie wir geistig gesund bleiben.

Erst in den letzten paar Jahren haben Wissenschaftler damit begonnen, die Rolle der Ernährung für die Gesundheit des Gehirns zu untersuchen und eine mögliche Funktion der Darmmikrobiota in dieser Beziehung zu bestimmen. Angesichts der raschen wissenschaftlichen Fortschritte auf diesem Gebiet bin ich davon überzeugt, dass dieser neue Blickwinkel unsere Auffassungen darüber, welche Nahrungsmittel unserem emotionalen und mentalen Wohlbefinden nützen, tiefgreifend verändern wird. Vielleicht beeinflusst er sogar die Art und Weise, wie wir in Zukunft Angststörungen und Depression behandeln.

Die Rolle der Mikrobiota bei Depression

Wenn Sie schon einmal deprimiert waren, erinnern Sie sich wahrscheinlich daran, wie traurig, mutlos und hoffnungslos Sie sich fühlten. Das sind die Symptome, die wir anführen, wollen wir Freunden und Angehörigen erklären, was eine Depression ist; es ist ein schmerzhafter Zustand. Aber vielleicht fallen Ihnen auch ein paar weitere Symptome ein. Waren Sie nervös oder reizbar? Fiel es Ihnen schwer, einzuschlafen oder sich zu konzentrieren? Das sind die gleichen Symptome, die bei einer Angststörung auftreten. Fast die Hälfte der Menschen, bei denen eine Depression diagnostiziert wird, haben Symptome einer Angststörung, und viele chronisch ängstliche Menschen haben Symptome einer Depression. Und die Therapien bei Depression – vor allem die als selektive Serotonin-Wiederaufnahmehemmer (SSRIs) bekannten Medikamente – lindern oft auch die Angstsymptome. Die beiden Störungen sind also eng miteinander verwandt.

Da verschiedene Manipulationen der Darmmikrobiota bei Mäusen, unter anderem der Verzehr von Probiotika, angstähnliches Verhalten dieser Tiere dämpfen können, stellt sich die Frage, ob sie das Mäuse-Äquivalent der Depression ebenfalls lindern. John F. Cryan, ein Psychiater am University College in Cork, Irland, hat mehrere Artikel veröffentlicht, die diese Hypothese stützen, und den einprägsamen Begriff *melancholische Mikroben* geprägt, um die stimmungsverändernden Eigenschaften der Darmmikroorganismen zu beschreiben.

In einer Studie verabreichte sein Team Laborratten die probiotischen Mikroorganismen *Bifidobacterium infantis*, so genannt, weil sie zu den ersten Bakterienstämmen gehören, die eine Mutter an ihr Neugeborenes weitergibt. Dann ließen die Forscher die Ratten schwimmen, was diese Tiere gar nicht mögen und ihr Stresssystem aktiviert. Wenn das geschieht, werden mehr Zytokine – entzündungsfördernde Proteine – an das Blut abgegeben (die gleiche Reaktion spielt sich bei Menschen ab). Bei Ratten, die ein Probiotikum bekommen hatten, schienen die Veränderungen sowohl im Blut als auch im Gehirn geringer auszufallen; allerdings änderte sich nichts am »deprimierten« Verhalten der Tiere. In einer anderen Studie konnten die Forscher belegen, dass ein bestimmter Stamm von Bifidobakterien eine experimentell herbeigeführte Depression und angstähnliches Verhalten bei Mäusen ebenso deutlich lindert wie das häufig verwendete Antidepressivum Escitalopram.

Lassen diese Ergebnisse darauf schließen, dass Probiotika auch Menschen mit Depression helfen können? Vorläufige Ergebnisse legen nahe, dass dies bei manchen Menschen der Fall ist. In einer randomisierten Blindstudie hatten französische Forscher 55 gesunden Männern und Frauen einen Monat lang täglich ein Probiotikum mit Laktobazillen und Bifidobakterien verabreicht. Verglichen mit den Teilnehmern, die ein Placebo erhalten hatten, war bei ihnen eine leichte Besserung hinsichtlich ihrer psychischen Befindlichkeiten und gelegentlichen Angstattacken, die bei jedem Menschen von Zeit zu Zeit auftreten, festzustellen. In einer von britischen Wissenschaftlern durchgeführten Studie erhielten 124 gesunde Teilnehmern eine andere Laktobazillenspezies. Bei denjenigen, die zu Beginn der Studie eher zu Niedergeschlagenheit neigten, verbesserte diese Gabe die Stimmung signifikant.

Solche Studien sind zwar ein guter Start, aber wir brauchen größere und besser geplante klinische Studien, um eindeutig nachzuweisen, ob probiotische Mikroorganismen uns aufheitern können, wenn wir niedergeschlagen sind, ob sie uns beruhigen können, wenn wir ängstlich sind, und ob sie überhaupt unser seelisches Wohlbefinden beeinflussen können. Bis Ergebnisse hierzu vorliegen, können wir auf unseren Gehirn-Darm-Dialog positiv einwirken, indem wir stärker darauf achten, womit wir unsere Darmmikroben füttern. In den folgenden Kapiteln werden wir uns genauer der Frage widmen, welch großen Einfluss unser Essen auf die Darmgesundheit hat. Damit steht uns eine einfache, schmackhafte und preiswerte Methode zur Verfügung, unsere Darm-Gehirn-Interaktionen zu verändern und zu verbessern.

Die Rolle von Stress

Die meisten Patienten mit Angststörungen, Depressionen, RDS oder anderen Gehirn- und Gehirn-Darm-Störungen reagieren auf belastende Ereignisse besonders empfindlich. Oft flackern bei ihnen Magen-Darm-Symptome wieder auf, wenn sie unter Stress stehen. Heute wissen wir, dass Darmmikroben großen Einfluss auf die Reaktionsbereitschaft der Stressschaltkreise haben. Außerdem wissen wir, dass die Mediatoren unseres Stresssystems, zum Beispiel das Stresshormon Noradrenalin, das Verhalten der Darmmikroben tiefgreifend verändern und sie aggressiver und gefährlicher machen können.

Einen der ersten Hinweise auf den möglichen Einfluss der Darmmikroben auf unsere Emotionen lieferten Experimente mit sogenannten keimfreien Mäusen oder Ratten. Die meisten veröffentlichten Studien über Darmmikroben und das Gehirn stützen sich auf diese Methode. Im Gegensatz zu Tieren, die unter normalen Bedingungen aufwuchsen und Mikroben mit dem Futter, aus der Luft, aus ihren eigenen Fäkalien und von den sie versorgenden Menschen aufnehmen, werden keimfreie Tiere unter völlig aseptischen Bedingungen geboren und aufgezogen, also in einer Umwelt ganz ohne Mikroben. Keimfreie Mäuse werden gezüchtet, indem Jungtiere durch einen Kaiserschnitt zur Welt gebracht und sofort in isolierte Container gesetzt werden, wo die einströmende Luft, das Futter und das Wasser sterilisiert werden. Wenn diese Tiere in dieser sterilen Welt aufgewachsen sind, studieren Wissenschaftler ihr Verhalten und ihre Biologie und vergleichen sie mit genetisch identischen, aber unter normalen Bedingungen aufgewachsenen Tieren. Verhaltens- oder biochemische Unterschiede im Gehirn zwischen den beiden Gruppen sind wahrscheinlich auf normale Darmbakterien zurückzuführen.

Nicht lange nachdem diese Tiere zum ersten Mal gezüchtet worden waren, beobachteten Forscher, dass sie als Erwachsene auf belastende Reize überreagierten: Sie produzierten das Stresshormon Corticosteron in größerer Menge (wie bereits erwähnt, ist dies das Ratten-Äquivalent von Cortison, dem menschlichen Stresshormon). Transplantierten die Wissenschaftler nützliche Mikrobiota in den Darm dieser Ratten, während sie noch sehr jung waren, konnten sie die übersteigerte Stressreaktion rückgängig machen. Diese positive Wirkung der transplantierten Darmmikroben trat jedoch nicht mehr bei ausgewachsenen Tieren ein. Wie diese Experimente zeigten, können Darmmikroben die Entwicklung der Stressreaktion des Gehirns in einem frühen Alter beeinflussen.

Wenn man einen Wurf Mäuse nach der Geburt in zwei Gruppen aufteilt und eine davon keimfrei aufwachsen lässt, weisen die beiden Geschwistergruppen überraschend viele unterschiedliche Messwerte auf. Die keimfrei aufgewachsenen Mäuse sind weniger schmerzempfindlich und weniger gesellig, wenn sie mit Artgenossen in Kontakt kommen. Außerdem sind die biochemischen und molekularen Mechanismen im Gehirn und im Darm im Vergleich zu normalen Mäusen verändert. Sven Petterssons Forschungsgruppe am Karolinska-Institut wies beispielsweise nach, dass keimfreie Mäuse weniger angstähnliches Verhalten zeigten als normal aufgewachsene Tiere; zudem war bei ihnen die Expression von Genen verändert, die jene Gehirnregionen steuern, welche Nervenimpulse an die Zellen senden und an der Motorik und am angstähnlichen Verhalten beteiligt sind. Wurden die keimfreien Mäuse jedoch früh von Darmmikroben besiedelt, trat keine dieser biochemischen Abweichungen auf. Pettersson und seine Kollegen schlossen daraus, dass die Darmmikrobiota auf irgendeine Weise die biochemischen Signalmechanismen im Gehirn in Gang setzen, die das emotionale Verhalten beeinflussen. Seit einiger Zeit wissen wir, dass verschiedene Arten von Stress zeitweilig die Zusammensetzung der Darmmikrobiota verändern; vor allem reduzieren sie die Zahl der Laktobazillen im Kot gestresster Tiere. Daten aus einem anderen Forschungsgebiet legen jedoch nahe, dass die Stresswirkung über diese vorübergehenden Veränderungen der mikrobischen Populationen hinausgeht. Es ist seit Langem bekannt, dass Noradrenalin, ein Hormon, das unter Stress freigesetzt wird, den Puls und den Blutdruck erhöht. Aber wir haben erst vor Kurzem erfahren, dass dieser Stressmediator auch in den Darm gelangen kann, wo er unmittelbar mit den Darmmikroben kommuniziert. Mehrere Labors haben nachgewiesen, dass Noradrenalin das Wachstum schädlicher Bakterien anregen kann, die schwere Darmentzündungen, Magengeschwüre und sogar Sepsis hervorrufen können. Aber das Stresshormon kann nicht nur das Wachstum von Krankheitserregern fördern, sondern auch ihre Gene aktivieren, sodass sie sich aggressiver verhalten und größere Chancen haben, im Darm zu überleben. Bestimmte Darmmikroben können sogar Noradrenalin, das in Stresssituationen im Darm im Umlauf ist, in eine stärkere Form umwandeln, wodurch die Wirkung des Hormons auf andere Mikroben gesteigert wird. Das alles bedeutet, dass Sie in ernste Schwierigkeiten geraten können, wenn Sie sich eine Darmentzündung einfangen, während Sie unter starkem Stress stehen.

Frau Stone ist eine Patientin, die ich in meiner Klinik behandelte und bei der sich die klinischen Folgen der Beziehung zwischen Stress und Darmentzündungen zeigten. Die Fünfzigjährige hatte gerade ein langes und belastendes Scheidungsverfahren hinter sich, das ihre Ehe nach 25 Jahren im Streit beendet hatte. Ihre Arbeit als Geschäftsführerin war sehr anstrengend, sie musste 80 Stunden pro Woche arbeiten und viel reisen. Sie konnte sich nicht erinnern, je Magen-Darm-Beschwerden gehabt zu haben, aber sie bekam häufig Angstanfälle und hatte fast ihr ganzes Leben lang an chronischen Rücken- und Kopfschmerzen gelitten. Frau Stone stand unter großem Stress, und sie wusste es.

Um sich eine Pause zu gönnen, flog sie von Los Angeles nach Cabo San Lucas in Mexiko in Urlaub. Die ersten beiden Tage verliefen ganz so, wie sie gehofft hatte, und sie genoss die Ruhe und Entspannung am Hotelpool. Am dritten Tag in dem malerischen Strandort auf der Halbinsel Baja California aß Frau Stone in einem örtlichen Fischrestaurant. Bis Ende der Woche ging es ihr miserabel, sie verließ kaum ihr Hotelzimmer und hatte ständig mit Bauchkrämpfen, Blähungen, Übelkeit und Durchfall zu kämpfen.

Als Frau Stone nach Los Angeles zurückkehrte, ging es ihr besser; trotzdem konsultierte sie ihren Hausarzt. Er diagnostizierte Reisedurchfall, eine häufige Form von Gastroenteritis (Magen-Darm-Entzündung), die meist von Bakterien im Trinkwasser verursacht wird. Als Frau Stone bei ihrem

Arzt war, hatten sich ihre Symptome bereits gebessert, und in ihrer Stuhlprobe waren keine infektiösen Bakterien nachweisbar. Deshalb riet ihr der Arzt von der Einnahme von Antibiotika ab und versicherte ihr, die Symptome würden in ein paar Tagen völlig verschwinden.

Leider traf diese Vorhersage nicht ein, und nachdem Frau Stone mehrere Wochen lang unter den Restsymptomen gelitten hatte – darunter ständige Blähungen, unregelmäßiger Stuhlgang und gelegentliche Krämpfe –, vereinbarte sie einen Termin mit mir. Da ihre Stuhlprobe erneut kein Anzeichen für infektiöse Mikroorganismen aufwies und bei ihr nie zuvor irgendwelche Magen-Darm-Symptome aufgetreten waren, empfahl ich ihr eine Darmspiegelung. Als auch diese Untersuchung keine Anomalien zutage förderte, diagnostizierte ich ein postinfektiöses Reizdarmsyndrom.

Von diesem Syndrom sind etwa 10 Prozent der Patienten betroffen, die nachweislich an einer bakteriellen oder viralen Magen-Darm-Entzündung erkrankt sind, und es kommt am häufigsten bei Menschen vor, die schon vorher an Schmerzen und Unbehagen irgendwo im Körper gelitten haben, deren erste Magen-Darm-Entzündung länger als üblich andauerte und die sich diese Entzündung zugezogen haben, als sie unter chronischem, schwerem Stress standen. (Wenn Sie an diesem Syndrom erkranken, sollten Sie wissen, dass die Symptome meist im Laufe mehrerer Monate verschwinden und dass das Syndrom mit den RDS-Standardtherapien behandelbar ist.)

Bei Menschen mit diesen Risikofaktoren ist die Wahrscheinlichkeit größer als bei den meisten anderen, dass postinfektiöse, RDS-ähnliche Symptome auftreten, wenn sie sich mit Krankheitserregern wie enterotoxischen *Escherichia coli* – der häufigsten Ursache für Reisedurchfall – infizieren. Das ergibt durchaus Sinn, weil chronischer Stress das Wachstum vieler Krankheitserreger, einschließlich *E. coli,* im Darm fördert und sie aggressiver macht. Zudem veranlasst er das vegetative Nervensystem im Darm, Stresssignale abzugeben, die dazu führen können, dass die Dickdarmschleimhaut dünner und der Darm »löchriger« wird, sodass Mikroben vielen Verteidigungsstrategien des Darms ausweichen können und so leichter Zugang zum Immunsystem des Darms finden. Diese Ereigniskette führt zu einer länger anhaltenden Immunreaktion im Darm und zu langwierigen Symptomen.

Wie wir alle wissen, ist nicht jeder Stress schlecht für uns. Im Gegensatz zum chronischen oder wiederkehrenden Stress verbessern akuter Stress und die mit ihm einhergehende emotionale Erregung unsere Leistungsfähigkeit bei schwierigen Aufgaben, zum Beispiel wenn wir einen Test lösen oder eine Rede halten müssen. Er nützt auch der Darmgesundheit, weil er unsere Abwehr gegen Darmentzündungen stärkt. Das hat mehrere Gründe: Akuter Stress steigert die Säureproduktion im Magen als Reaktion auf stressabhängige Gehirnsignale, was die Wahrscheinlichkeit erhöht, dass mit dem Essen aufgenommene Mikroben abgetötet werden, bevor sie den Darm erreichen. Zudem signalisiert akuter Stress dem Darm, dass er die Sekretion von Flüssigkeiten erhöhen und seinen Inhalt samt den Krankheitserregern ausstoßen soll. Und schließlich erhöht er die Sekretion von antimikrobischen Peptiden, den Defensinen. All diese Reaktionen zielen darauf ab, den Magen-Darm-Trakt vor potenziell gefährlichen Eindringlingen zu schützen und die Dauer einer Infektion zu verkürzen.

Trotz dieser schützenden Wirkungen, die akuter Stress auf den Darm und seine Mikroben ausübt, wird zu viel Stress zur Last. Chronischer Stress erhöht das Risiko für Magen-Darm-Entzündungen und sorgt wahrscheinlich dafür, dass Sie länger an Restsymptomen leiden, nachdem eine Infektion abgeklungen ist. Und wenn Sie an stressbedingten Krankheiten wie RDS oder zyklischem Erbrechen leiden, ist chronischer Stress eine der Hauptursachen für heftige Symptome.

Positive Emotionen

Wir wissen eine Menge über die schädlichen Wirkungen von chronischem Stress auf die Interaktionen zwischen Gehirn, Darm und Mikrobiom. Aber haben außer dem Stress auch andere Emotionen, vor allem positive, Einfluss auf die Darmmikroben? Lösen Glücksgefühle und allgemeines Wohlbefinden andere, nützliche Darmreaktionen aus?

Wir haben bereits gesehen, dass jede dieser Emotionen und die ihnen zugrunde liegenden Betriebssysteme im Gehirn durch ein bestimmtes chemisches Signal eingeschaltet werden können – durch Endorphine, wenn wir glücklich sind, durch Oxytocin, wenn wir uns unserem Partner oder unseren Kindern nahe fühlen, und durch Dopamin, wenn wir uns nach irgendetwas sehnen. Wenn diese chemischen Schalter das jeweilige Betriebssystem im Gehirn anknipsen, ist eine typische Darmreaktion mit charakteristischen Mustern aus Kontraktionen, Sekretionen und Durchblutung des Darms die Folge.

Ich vermute, dass einige der Darmreaktionen, die von positiven Emotionen ausgelöst werden, auch mit der Übermittlung bestimmter chemischer Signale an die Darmmikroben zusammenhängen. Wir wissen bereits, dass Serotonin, Dopamin und Endorphine ins Innere des Darms abgegeben werden. Sie wären gute Kandidaten für solche positiven Signale des Darms an seine Mikroben. Diese mit Emotionen zusammenhängenden Signale vom Gehirn an die Darmmikroben könnten möglicherweise das Verhalten der Mikroben so verändern, dass unsere Gesundheit davon profitiert und wir vor Darminfektionen geschützt wären. Vielleicht wird sich noch herausstellen, dass Signale, deren Quelle Glücksgefühle oder Zuneigung sind, die Vielfalt der Darmmikroben vergrößern und uns vor Darmentzündungen und anderen Krankheiten bewahren.

Andere Wirkungen von Emotionen auf die Darmmikroben

Bisher kennen wir nur einen kleinen Teil dieser faszinierenden Geschichte. Wir beginnen zu verstehen, wie Darmmikroben Informationen, die unser Essen enthält, in molekulare Signale umwandeln, die viele Organe und Gewebe des Körpers beeinflussen, auch das Gehirn. Wir wissen bereits, dass bis zu 40 Prozent der vielen tausend verschiedenen Metaboliten in unserem Blut von unseren Darmmikroben stammen. Mehr noch, möglicherweise können Darmreaktionen auf spezifische Emotionen – positiver wie negativer Art – die Metabolitenmischung, die Darmmikroben aus dem Essen produzieren, massiv verändern – mit anderen Worten, sie bereiten womöglich gründlich die molekularen Signale auf, die unsere Darmmikroben an den Rest des Körpers senden. Ich bin sicher, wir werden noch herausfinden, dass diese unzähligen Darmbakterien, die Wissenschaftler so viele Jahre lang ignorierten, nicht nur von unseren Emotionen beeinflusst werden, sondern auch auf unseren Darm und sogar auf unser Denken und Fühlen einwirken.

Können Ihre Darmmikroben Ihr Sozialverhalten ändern?

Falls unsere Darmmikroben unsere Emotionen beeinflussen können und falls Emotionen und das Bauchgefühl unser Verhalten steuern, ist es nur logisch, dass Darmmikroben auch unser Verhalten ändern können müssten. Und falls Darmmikroben unser Verhalten ändern können, könnte dann eine anomale Mischung von Darmmikroben anomales Verhalten auslösen? Und wenn *das* der Fall wäre, könnten wir dann anomale Darmmikroben gegen gesunde austauschen und dadurch nicht nur Darmbeschwerden lindern, sondern sogar unser Verhalten selbst verbessern?

Jonathan und seine Mutter hielten genau das für möglich. Als die beiden in meine Klinik kamen, war Jonathan 25 Jahre alt. Ein Arzt hatte bei ihm eine Autismus-Spektrum-Störung sowie eine Zwangsstörung und chronische Angststörung diagnostiziert. Wie viele andere Autisten hatte Jonathan immer an einer ganzen Reihe von Magen-Darm-Problemen gelitten, unter anderem an Blähungen, Schmerzen und Verstopfung.

Jonathans Blähungen wurden viel schlimmer, nachdem er mehrere Male mit einem Breitbandantibiotikum behandelt worden war. Das deutete darauf hin, dass veränderte Darmmikroben eine Rolle spielten, wenn seine

Magen-Darm-Symptome aufflackerten. Wie viele andere Patienten mit Autismus hatte er bereits mehrere Diäten, darunter eine glutenfreie Diät und eine milchfreie Diät, ausprobiert, jedoch ohne dauerhaften Erfolg. Seine ungewöhnliche Ernährungsweise half ihm ebenfalls nicht, doch das war keine Überraschung: Er aß fast kein Obst oder Gemüse, weil er sowohl ihre Konsistenz als auch ihren Geruch nicht mochte. Stattdessen bestand seine tägliche Kost hauptsächlich aus raffinierten (»leeren«) Kohlenhydraten, unter anderem Pfannkuchen, Waffeln, Kartoffeln, Nudeln, Pizza und Eiweißriegeln, und etwas rotem Fleisch und Hühnchen.

Jonathan hatte im Internet recherchiert und war daher über Gesundheitsprobleme im Allgemeinen und über das Darmmikrobiom im Besonderen gut informiert. Er hatte über die Wirkungen schädlicher Darmbakterien und Darmparasiten auf das Magen-Darm-System gelesen und war davon überzeugt, dass seine Darmsymptome mit den Missetaten eines Parasiten in seinem Darm zusammenhingen. Vor Kurzem hatte er eine Verhaltenstherapie begonnen, um seine Phobien und Zwangsvorstellungen zu behandeln, und im Rahmen dieser Therapie musste er Essen zu sich nehmen, das er nicht mochte. Das löste beträchtliche Angst und Stress bei ihm aus, und ich hatte den Verdacht, dass dieser zeitweilige Stress seine Magen-Darm-Symptome verschlimmert hatte. Also bat ich das American Gut Project – ein mittels Crowdfunding finanziertes Forschungsprojekt, das Stuhlproben von Tausenden ganz normaler Menschen analysiert, um mehr darüber zu erfahren, wie die Ernährungs- und Lebensweise unsere Darmmikrobiota beeinflusst – um eine detaillierte Analyse der Mikrobiota in Jonathans Stuhl. Eine Reihe von in den letzten Jahren durchgeführten Studien lässt darauf schließen, dass Patienten, verglichen mit Menschen ohne Autismus-Symptome, möglicherweise eine veränderte Mischung von Darmmikroben aufweisen, unter anderem einen proportional größeren Anteil eines Bakterienstamms namens Firmicutes und einen kleineren Anteil eines Stamms namens Bacteroidetes. Bei Patienten mit Reizdarmsyndrom liegt ein ähnliches Muster vor. Jonathans Analyse zeigte bei ihm das gleiche Muster. Er hatte weniger Proteobakterien und Actinobakterien als der Durchschnittsamerikaner. Allerdings war seine Ernährungsweise ungewöhnlich, und er litt an Angst-, Stress- und RDS-ähnlichen Symptomen. Deshalb konnten wir nicht feststellen, ob seine Autismus-Spektrum-Störung, das RDS oder seine ungewöhnlichen Essgewohnheiten die Ursache für die anomale Zusammensetzung seiner Darmmikrobiota waren.

Unter anderem wollten Jonathan und seine Mutter wissen, ob er eine Stuhltransplantation in Betracht ziehen oder Probiotika einnehmen solle, um sein Mikrobiom zu ändern und seine psychischen und gastrointestinalen Symptome zu lindern. Zu der Zeit hatte sich die Nachricht über eine neuere Tierstudie unter Autisten wie ein Lauffeuer verbreitet und große Hoffnung auf diese experimentellen Therapien geweckt.

Bis zu 40 Prozent der Patienten mit der Diagnose ASS leiden an Magen-Darm-Symptomen – meist an veränderten Stuhlgewohnheiten, Bauchschmerzen und Unwohlsein –, und viele von ihnen erfüllen die diagnostischen Kriterien des Reizdarmsyndroms. Außerdem weisen Menschen mit Autismus auch andere Anomalien in ihrer Darm-Mikrobiom-Gehirn-Achse auf; gewöhnlich enthält ihr Blut das Gehirn-Darm-Signalmolekül Serotonin in größerer Menge. (Denken Sie daran, dass 95 Prozent dieses Hormons im Darm gespeichert werden und serotoninhaltige Darmzellen intensiv mit dem Vagusnerv und dem Gehirn kommunizieren.) Zudem ist bei den Patienten die Zusammensetzung der Darmmikrobiota verändert, und einige Metaboliten im Blut sind ebenfalls verändert.

In einer der besten und einflussreichsten Tierstudien auf diesem Gebiet injizierten Sarkis Mazmanian und Elaine Hsiao vom California Institute of Technology (Caltech) in Pasadena trächtigen Mäusen eine Substanz, die Virusinfektionen imitiert und das Immunsystem aktiviert. Die Jungen dieser Mütter zeigen eine Reihe von veränderten Verhaltensweisen, die denen von Menschen mit ASS ähneln, zum Beispiel angstähnliches, stereotypes und repetitives Verhalten sowie gestörtes Sozialverhalten. Daher ist dieses sogenannte mütterliche Immunaktivierungsmodell ein brauchbares tierisches Modell für Autismus.

Die Caltech-Forscher stellten bei den jungen Mäusen Veränderungen des Darms und der Darmmikrobiota fest: eine unausgewogene Zusammensetzung der Darmmikroben, einen durchlässigeren Darm und ein aktiveres Immunsystem im Darm. Sie identifizierten einen bestimmten Metaboliten, der von den Darmmikroben produziert wurde und einem Metaboliten sehr ähnlich war, den sie zuvor im Urin von autistischen Kindern entdeckt hatten. Als sie diesen Metaboliten gesunden Mäusen verabreichten, deren Mütter kein aktiviertes Immunsystem aufwiesen, zeigten diese Mäuse die gleichen anomalen Verhaltensweisen wie Mäuse von Müttern mit aktiviertem Immunsystem. Am faszinierendsten war, dass keimfreie Mäuse mit normalem Verhalten sich plötzlich anomal verhielten, wenn man Stuhl von sich anomal verhaltenden Mäusen in ihren Darm transplantierte. Das war ein starkes Indiz dafür, dass transplantierter Stuhl von anomalen Tieren einen Metaboliten produzierte, der das Gehirn erreichen und das Verhalten gesunder Mäuse verändern konnte. Am wichtigsten für Menschen mit einer Autismus-Spektrum-Störung war, dass die Forscher mehrere (wenn auch nicht alle) autismusähnlichen Verhaltensweisen zum Verschwinden bringen konnten, indem sie die betroffenen Mäuse mit menschlichen Bakterien namens *Bacteroides fragilis* behandelten.

Diese sorgfältig konzipierte Studie erregte eine Menge Aufmerksamkeit nicht nur unter Wissenschaftlern, sondern auch bei den Eltern autistischer Kinder und bei Konzernen, die begierig darauf waren, neue Therapien für diese schwere Störung zu entwickeln. Jonathan und seine Mutter hatten ebenfalls von dieser Studie erfahren und fragten mich also, ob Jonathan zur Linderung seiner psychischen und gastrointestinalen Beschwerden eine Stuhltransplantation in Betracht ziehen oder Probiotika einnehmen solle. Mehrere im Gange befindliche Studien mit ASS-Patienten würden diese Fragen innerhalb der nächsten paar Jahre eindeutig beantworten, erklärte ich den beiden. Es wäre ein enormer wissenschaftlicher Durchbruch, wenn sich dank solcher Therapien die Symptome auch nur bei einer Teilgruppe der betroffenen Patienten mit Autismus bessern würden. Doch obwohl solche

Ergebnisse noch nicht vorlagen, konnte ich Jonathan einige Empfehlungen zur Linderung seiner Symptome geben. Wichtig in dem Zusammenhang war, dass mehrere Faktoren zu Jonathans Magen-Darm-Problemen beitrugen: Erstens wählte er seine Nahrungsmittel nicht nach deren Geschmack, sondern hauptsächlich nach der Konsistenz aus. Die Folge war eine sehr eingeschränkte Ernährung, der viele pflanzliche Produkte fehlten. Zweitens aß er eine Menge industriell verarbeiteter Produkte. Drittens veränderten seine starken Angstzustände und seine Stressanfälligkeit seine Magen-Darm-Kontraktionen sowie -Sekretionen und machten seinen Darm durchlässiger.

Mein Behandlungsplan zielte sowohl auf Jonathans Gehirn als auch auf seinen Darm ab. Unsere Diätetikerin arbeitete mit ihm und half ihm, seine Ernährung allmählich umzustellen: Er sollte sich ausgewogener ernähren und auch Obst, Gemüse und eine Reihe von fermentierten Produkten (unter anderem fermentierte Milchprodukte, mit Probiotika angereicherte Getränke, Kimchi, Sauerkraut, verschiedene Käsesorten) essen, die alle unterschiedliche Arten von Laktobazillen und Bifidobakterien enthalten. Ich schlug einen Versuch mit abführenden Kräutern vor, zum Beispiel Rhabarberwurzel- oder Aloe-vera-Präparaten in kleinen Dosen zur Behandlung seiner Verstopfung. Zudem brachten wir dem Patienten Übungen zur Selbstentspannung bei, zum Beispiel die Bauchatmung, und rieten ihm dringend, seine Verhaltenstherapie fortzusetzen, um seine Phobien und seine Angst zu lindern.

Als Jonathan zwei Monate später wieder zu uns kam, hatten sich seine Magen-Darm-Symptome deutlich gebessert. Seine Kost war jetzt vielfältiger und sein Stuhlgang normal. Über böse Parasiten in seinem Darm machte er sich keine Gedanken mehr; er war jetzt mehr daran interessiert zu verstehen, wie seine Ernährung das Verhalten seiner Darmmikrobiota beeinflusste und wie diese Interaktion seine gastrointestinalen Symptome lindern konnte.

Wir nähern uns einer neuen Theorie der Emotionen

Lange bevor jemand von der komplexen Darmmikrobiota, von Darmempfindungen und von ihren Wirkungen auf das Gehirn wusste, stellten zwei berühmte Gelehrte im 19. Jahrhundert die erste umfassende Theorie der Emotionen auf. Der amerikanische Philosoph, Psychologe und Arzt William James und der dänische Psychologe und Arzt Carl Lange trugen Mitte der 1880er-Jahre ihre Idee vor, dass unsere kognitive Bewertung körperlicher Empfindungen – das heißt interozeptive Informationen von intensiv arbeitenden Organen, zum Beispiel von einem schnell schlagenden Herzen, einem knurrenden Magen, einem krampfhaft kontrahierten Dickdarm oder einer rasch atmenden Lunge – der Ursprung unserer Emotionen sei. Die James-Lange-Theorie der Emotionen genießt unter Psychologen einige Berühmtheit, obwohl heutzutage nur wenige Menschen glauben, dass Emotionen *ausschließlich* von körperlichen Empfindungen herrühren.

Im Jahr 1927 widerlegte der renommierte Physiologe Walter Cannon von der Harvard University mit umfangreichen empirischen Daten die James-Lang-Theorie und formulierte eine eigene Theorie, deren Ausgangspunkt das Gehirn war. Danach werden Emotionen durch die Aktivität bestimmter Gehirnregionen, zum Beispiel der Amygdala und des Hypothalamus, als Reaktion auf Umweltreize erzeugt. Heute wissen wir, dass diese Gehirnregionen an der Entstehung von Emotionen in der Tat entscheidend beteiligt sind. Allerdings verfügte Cannon noch nicht über die hochleistungsfähigen Geräte für die Gehirnbildgebung, die wir heute haben, und wusste daher nichts von den Feedbacksystemen, deren Teil das Gehirn ist und die von Chemikalien oder Nerven vermittelt werden. Er konnte auch nichts von der herausragenden Rolle des Darms und der Darmmikroben in diesem interorezeptiven System wissen.

Erst als moderne Neurowissenschaftler, darunter Antonio Damasio und Bud Craig, anatomiebasierte Theorien über Gehirn-Körper-Feedbackschleifen vorlegten, die sowohl aus sensorischen als auch aus ausführenden

Komponenten bestanden, wurden die alten Theorien durch ein einheitliches Konzept ersetzt, das erklärt, wie Emotionen entstehen und moduliert werden.

Craig studierte eingehend die Neuroanatomie von Leitungsbahnen, die Informationen (interorezeptive Signale) vom Körper an das Gehirn übermitteln. Auf der Grundlage seiner Forschungen formulierte er die Theorie, dass jede Emotion zwei eng miteinander verbundene Bestandteile aufweist: einen sensorischen (einschließlich der Darmempfindungen) und einen aktiven (einschließlich der Darmreaktionen). Die sensorische Komponente ist ein interorezeptives Bild des Körpers, das in der Inselrinde aus unzähligen neuronalen Signalen zusammengesetzt wird. Diese Signale stammen aus verschiedenen Körperteilen, auch aus dem Magen-Darm-Trakt. Dieses Bild ist immer mit einer Aktion verknüpft, mit einer motorischen Reaktion, die aus einer anderen Gehirnregion, dem Gyrus cinguli, an den Körper zurückgeschickt wird. So entsteht eine Kreisschleife zwischen dem Körper und dem Gehirn. Craigs Theorie zufolge hat jede Emotion den Zweck, das Gleichgewicht des gesamten Organismus aufrechtzuerhalten.

In drei Büchern formulierte der renommierte Neurologe und Autor Antonio Damasio elegant seine revolutionäre Theorie der somatischen Marker, die er in *Descartes Irrtum. Fühlen, Denken und das menschliche Gehirn* vorstellte. Danach besitzen wir sogenannte Körperschleifen, bestehend aus Signalen, die vom Gehirn zum Körper und zurück wandern. Diese Informationen über die Reaktion des Körpers auf einen emotionalen Zustand werden als umfangreiche, unbewusste Erinnerung an einen körperlichen Zustand – Muskelspannung, schneller Puls, flache Atmung usw. – gespeichert. Überraschenderweise geht Damasio in seiner Theorie kaum auf die wichtige Rolle des Magen-Darm-Trakts innerhalb dieses Prozesses ein.

Die Inselrinde oder Insula, die »verborgene Insel« im Gehirn, die wir im nächsten Kapitel genauer betrachten, kann diese Somatische-Marker-Informationen abrufen – und tut es auch. Mit anderen Worten, unser Gehirn ruft in dem Fall einen aufbereiteten Videoclip ab, der zeigt, wie es uns erging, als wir lebhafte Emotionen fühlten, und was uns zu unserer Reaktion bewegte. Es kann auch archivierte Videoclips aus dem Gedächtnis holen, um Abneigung, Glücksgefühle und Begehren auszulösen, ohne die lange Gehirn-Darm-Schleife abzuspulen. Wenn wir als Erwachsene eine Emotion erfahren, braucht das Gehirn also keine Empfindungen wahrzunehmen, die beschreiben, was tatsächlich im Körper vorgeht. Stattdessen reagiert es einfach auf einen Auslösereiz, indem es zum Hervorrufen eines Gefühls auf seine Sammlung der emotionalen Videoclips zugreift. Die Filme in dieser Videothek können schon in der Kindheit oder frühen Jugend als echte Darmreaktionen aufgenommen worden sein, zum Beispiel als Kontraktionen des Darms, die mit Wut einhergingen. Sie werden dem Gehirn als Darmempfindungen gemeldet und in der Bibliothek bzw. Videothek als Darmgefühle wie Übelkeit, Wohlbefinden, Sättigung, Hunger und so weiter gespeichert. Auf diese Darmgefühle haben wir ein Leben lang sofortigen Zugriff.

Erst im letzten Jahrzehnt hat der enorme Wissenszuwachs über die Darmmikrobiota und ihre Interaktionen mit dem Darm und dem Gehirn uns gezwungen, diese modernen Theorien zu erweitern und die Darmmikrobiota als wesentliche dritte Komponente in eine umfangreichere Theorie der Emotionen aufzunehmen. Diese Theorie geht davon aus, dass unser fundamentaler emotionaler Schaltkreis im Gehirn überwiegend genetisch determiniert und schon bei der Geburt vorhanden ist und in der frühen Jugend epigenetisch modifiziert wird. Die volle Entwicklung der Emotionen und Darmreaktionen setzt jedoch einen umfangreichen lebenslangen Lernprozess voraus, der das Darm-Mikrobiom-System trainiert und präzise einstellt. Unsere individuelle persönliche Entwicklung, unsere Lebensweise und unsere Essgewohnheiten stimmen unsere Emotionen erzeugenden Mechanismen genau aufeinander ab und erstellen dadurch eine riesige Datenbank im Gehirn, die höchst persönliche Informationen speichert.

Wie sich herausstellt, spielt unsere Darmmikrobiota eine sehr wichtige Rolle in diesem Prozess. Sie ermöglicht uns die Erzeugung von Emotionsmustern, die ganz auf uns zugeschnitten sind, und wirkt auf unsere Emotionen hauptsächlich durch die von ihr gebildeten Metaboliten ein. Es gibt etwa acht Millionen mikrobische Gene im Darm – 400-mal so viele wie im menschlichen Genom. Noch erstaunlicher ist, dass wir Menschen uns genetisch sehr wenig voneinander unterscheiden und uns mehr als 90 Prozent unserer Gene teilen – aber die mikrobischen Gene in unserem Darm unterscheiden sich massiv voneinander: Zwei beliebige Individuen haben nur 5 Prozent dieser Gene gemeinsam. Das Darmmikrobiom fügt unseren Emotionen erzeugenden Mechanismen im Gehirn und im Darm eine ganz neue Dimension der Komplexität und der Möglichkeiten hinzu.

Da unsere Darmmikrobiota für unsere Wahrnehmung von Emotionen offenbar so entscheidend ist, kann alles, was die metabolische Aktivität der Mikrobiota modifiziert – zum Beispiel Stress, Ernährung, Antibiotika und Probiotika –, im Prinzip auch die Entwicklung und die Reaktionsbereitschaft jener Schaltkreise modulieren, die Emotionen erzeugen. Könnten beispielsweise die Unterschiede im Gefühlsleben, die wir bei Menschen in verschiedenen Teilen der Welt beobachten, mit geografischen Unterschieden hinsichtlich der Ernährung und der Funktion der Darmmikroben zusammenhängen? Wenn die vorgeschlagene neue Theorie der Emotionen korrekt ist, lautet die Antwort Ja. Wir benötigen zwar weitere Studien zur Bestätigung solcher Zusammenhängen, doch vorläufig können wir festhalten: Fundamentale Emotionen können möglicherweise in einem imaginären Gehirn in einem Glasbehälter entstehen, völlig isoliert vom Darm und vom Körper, doch ein solches Gehirn hätte ein sehr begrenztes Repertoire an emotionalen Erfahrungen. Ich bin davon überzeugt, dass der Darm und sein Mikrobiom die Intensität, die Dauer und die Einzigartigkeit unserer Emotionen entscheidend mitbestimmen.

Abbildung 5: Die enge Verbindung zwischen der Darm-Mikrobiom-Gehirn-Achse und der äußeren Welt

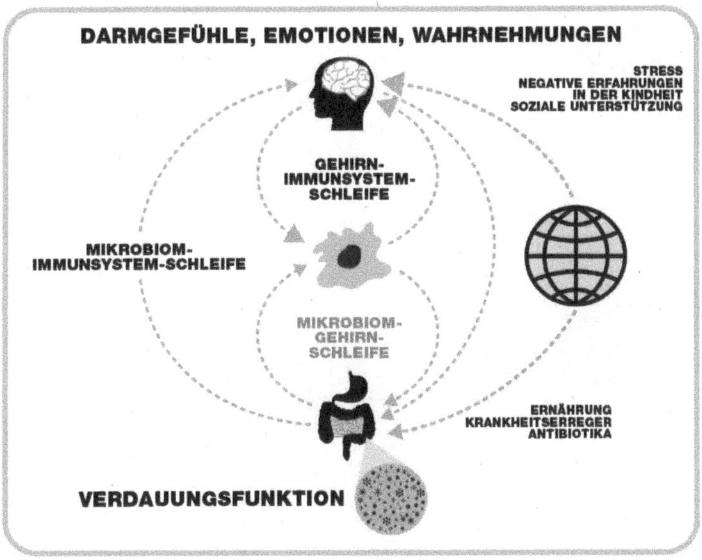

Die Darm-Mikrobiom-Gehirn-Achse ist nicht nur an regulierenden Schleifen im Körperinneren (Immunsystem und endokrine Systeme) beteiligt, sondern auch eng mit unserer Umwelt verbunden. Das Gehirn reagiert auf verschiedene psychosoziale Einflüsse, während der Darm und sein Mikrobiom auf unser Essen, auf Medikamente und auf Krankheitserreger reagieren. Das gesamte System funktioniert wie ein Supercomputer, der enorme Datenmengen verarbeitet, die aus dem Körper und aus der äußeren Welt stammen, um eine optimale Verdauung und optimale Gehirnfunktionen zu ermöglichen.

KAPITEL

7

Neue Erkenntnisse über intuitive Entscheidungsfindung

Viele Entscheidungen, die wir im Leben treffen, gründen auf der Vernunft, sie sind das Resultat einer umsichtigen und sorgfältigen Abwägung. Andererseits kennen wir auch Entscheidungen ohne echte Analyse oder vernünftigen Grund. Solche Entscheidungen treffen wir oft unbewusst, zum Beispiel wenn wir beschließen, etwas Bestimmtes zu essen, anzuziehen oder im Fernsehen anzuschauen.

In seinem Bestseller *Schnelles Denken, langsames Denken* vertritt der Psychologe Daniel Kahneman, der 2002 mit dem Wirtschaftsnobelpreis ausgezeichnet wurde, die Meinung, die intuitive Entscheidungsfindung sei »der geheime Autor vieler Optionen, die [wir] wählen, und vieler Urteile, die [wir] fällen«. Der Vorstellung, dass wir dank unserer Intuition oder unseres Bauchgefühls – im Gegensatz zum vernünftigen Abwägen – entscheiden können, was für uns am besten ist, kommt für unser Menschsein eine zentrale Bedeutung zu.

Die nichtrationale Entscheidungsfindung hat auch in meinem Leben eine wichtige Rolle gespielt. Als ich siebzehn Jahre alt war, arbeitete ich nach der Schule in unserem Familienbetrieb, der Konditorei meiner Eltern. Meine Heimatstadt in den Bayerischen Alpen war ein idyllischer Ort zum Heranwachsen, mitten in einem bekannten Ski- und Wandergebiet und nur wenige Autostunden von Italien entfernt gelegen. Die Konditorei hatte mein Urgroßvater 1887 gegründet, seither war sie im Besitz meiner Familie gewesen und von ihr geführt worden. Als Teenager fertigte ich Gebäck und Kuchen für jeden Anlass; besonders gerne bereitete ich feine Schokolade in ungewöhnlichen Formen und Größen zu. Ich lernte, bestimmte Aromen mit unterschiedlichen Jahreszeiten und Feiertagen zu verbinden, was (ohne dass ich mir dessen bewusst gewesen wäre) die Basis für mein künftiges Studium des komplexen Dialogs zwischen Nahrung, Darm und Gehirn legte.

Als es Zeit war, mich für oder gegen ein Studium zu entscheiden, zermarterte ich mir monatelang den Kopf. Sollte ich Konditor in der fünften Generation werden oder eine Laufbahn in der Wissenschaft und Medizin einschlagen? Einerseits war es verlockend, ein gut eingeführtes, lukratives Geschäft zu übernehmen, in einer Gemeinde verwurzelt zu bleiben, in der jeder jeden kannte, in der Nähe meiner Freunde und Angehörigen zu leben und meine Freizeit in einer schönen Landschaft zu verbringen. Da waren zudem die Erwartungen meines Vaters, der immer davon ausgegangen war, dass ich die stolze Familientradition fortsetzen würde. Andererseits fühlte ich mich in eine ganz andere Richtung gezogen: Ich lehnte Traditionen und Routine ab, liebte Bücher, vor allem solche über Psychologie, Philosophie und Naturwissenschaft, und wollte den menschlichen Geist wissenschaftlich ergründen. Unfähig, das Für und Wider anhand einer Liste abzuwägen, begann ich zum ersten Mal in meinem Leben, auf mein Bauchgefühl zu hören.

Letztlich beschloss ich, zur großen Enttäuschung meines Vaters, dem Familienbetrieb den Rücken zu kehren und in München zu studieren. Als ich einige Jahre später mein Medizinstudium beendet hatte, entfernte mich eine zweite intuitive Entscheidung noch weiter von zu Hause und von der üblichen Laufbahn eines deutschen Universitätsprofessors. Ich lehnte eine begehrte Facharztausbildung an der Münchner Universitätsklinik ab und ging an ein Forschungsinstitut in Los Angeles, das Center for Ulcer Research and Education (CURE). Das Center war ein Magnet für Forscher aus der ganzen Welt, die mehr über den Darm-Gehirn-Dialog erfahren wollten. Nach den ersten paar Tagen im Labor war mir völlig klar, dass meine neuen Tätigkeiten – das Reinigen und Testen verschiedener Moleküle aus Schweinedärmen, die wir in Schlachthäusern sammelten – nichts von dem Charme der häuslichen Schokoladenverarbeitung hatten.

Doch zusehends faszinierte mich meine neue Arbeit, als ich erkannte, dass die Ergebnisse und Auswirkungen meiner Forschung sich nicht auf den Darm beschränkten: Die Signalmoleküle, die wir aus den Schweinedärmen isolierten, waren identisch mit denen, die wir im menschlichen Gehirn fanden, und sie wurden zudem von zahlreichen Pflanzen, Tieren, tropischen Fröschen und sogar von Bakterien benutzt, um miteinander zu kommunizieren – ein Befund, der im Wissenschaftsjargon als *interkingdom signaling* (Signalübermittlung zwischen verschiedenen Reichen der Biologie, zum Beispiel zwischen Bakterien und ihrem Wirt) bekannt geworden ist. Ich ahnte nicht, dass die Kommunikation zwischen Gehirn und Darm das Fachgebiet war, das mein wissenschaftliches Interesse für den Rest meiner medizinischen Laufbahn in Anspruch nehmen würde.

Zwar hatte mein Bauchgefühl einen erheblichen Einfluss auf mein Leben, doch in Wahrheit war das Risiko nicht sonderlich groß. Ich hatte in diesen frühen Jahren viele Chancen, verschiedene Wege einzuschlagen – und wahrscheinlich wäre ich mit jeder Entscheidung glücklich geworden. Für andere Menschen können intuitive Entscheidungen jedoch eine Existenzfrage darstellen.

Am 26. September 1983 war Stanislaw Petrow, ein Offizier der sowjetischen Luftwaffe, in einem Bunker außerhalb von Moskau stationiert, als Satelliten irrtümlich fünf amerikanische Raketen meldeten, die Kurs auf die Sowjetunion nahmen. Obwohl der Alarm losging und auf einem Monitor

»ABSCHUSS« blinkte, traf Petrow die Entscheidung, dass es sich um einen Fehlalarm handeln müsse, und daher weigerte er sich, einen Gegenangriff zu starten. Hätte er nach seinen »vernünftigen« Befehlen für solche Situationen gehandelt (wie viele seiner Kameraden es wohl getan hätten), hätte seine Entscheidung sehr wahrscheinlich Millionen Menschen das Leben gekostet.

Anfangs nannte Petrow mehrere logische Begründungen für seine Entscheidung. Unter anderem erklärte er, ein Angriff mit fünf Raketen hätte keinen Sinn ergeben – jeder amerikanische Erstschlag würde massiv erfolgen, mit Hunderten von Raketen. Zudem war das Raketenwarnsystem neu und sei seiner Meinung nach noch nicht zuverlässig gewesen. Und schließlich habe das Bodenradar den Angriff nicht bestätigt.

In einem im Jahr 2013 geführten Interview, als es weniger riskant war, eine ehrliche Erklärung abzugeben, sagte Petrow jedoch, er sei sich nie sicher gewesen, dass der Alarm falsch gewesen sei, sondern er habe aufgrund »eines eigenartigen Gefühls in meinem Bauch« entschieden.

Überall auf der Welt benutzen Menschen für intuitive Entscheidungen ähnliche Ausdrücke. Offenbar spielt es keine Rolle, um welche Art von Entscheidung es geht – um eine politische, persönliche oder berufliche, wen man heiraten, welche Schule man besuchen oder welches Haus man kaufen soll. Auch Präsidenten fällen Entscheidungen über Krieg und Frieden, die Millionen Menschen betreffen, letztlich aufgrund eines Bauchgefühls, nachdem sie ihre Berater angehört und die Alternativen sorgfältig abgewogen haben. Wenn etwas wichtig ist, hören Menschen auf ihren Bauch.

Wir können Bauchgefühle und Intuition als verschiedene Seiten derselben Medaille betrachten. Die Intuition ist unsere Fähigkeit, schnelle und praktische Lösungen zu finden. Oft wissen und verstehen wir etwas sofort, ohne rationales Denken oder logische Schlussfolgerungen. Wir merken, wenn etwas faul ist, genauso, wie wir spüren, wenn wir uns mit einem Fremden sofort persönlich verbunden fühlen. Wir wissen genau, dass der charismatische Politiker im Fernsehen lügt wie gedruckt. Das Bauchgefühl spiegelt einen umfangreichen und oft zutiefst persönlichen Wissensschatz wider, zu dem wir Zugang haben und dem wir mehr trauen als dem Rat von unseren Angehörigen, hoch bezahlten Beratern und selbst ernannten Experten oder sozialen Medien.

Was genau ist ein Bauchgefühl? Worin besteht seine biologische Grundlage? Und welche Rolle spielen die vom Darm ausgehenden Signale bei der Entstehung eines Bauchgefühls? Manche Antworten finden wir in den vorzüglichen Arbeiten von Bud Craig, einem Neuroanatom, dem wir ein tieferes Verständnis des Schaltkreises verdanken, der es dem Gehirn ermöglicht, auf den Körper zu hören – und umgekehrt. Craigs Forschungsergebnisse und Gedanken, die er in seinem 2015 erschienenen Buch *How Do You Feel? An Interoceptive Moment with Your Neurobiological Self* vorstellt, waren und sind wichtig für meine eigene Forschung, die sich mit der Frage beschäftigt, wie das Gehirn dem Darm und den darin lebenden Mikroben zuhört (und umgekehrt).

Der komplexe neurobiologische Prozess, der das Gehirn befähigt, anhand der riesigen Datenmenge, die es 24 Stunden am Tag in Form von Darmempfindungen empfängt, ein subjektives Bauchgefühl zu entwickeln, ist die Grundlage für unsere subjektive Erfahrung, *unser Gefühl* im Moment des Aufwachens, nach einer köstlichen Mahlzeit oder nach längerem Fasten. Es gibt immer mehr Hinweise darauf, dass der stetige Strom von interozeptiven Informationen aus dem Darm (einschließlich des Geschnatters unserer Darmmikroben) eine wichtige Rolle bei der Entstehung des Bauchgefühls spielt und dabei unsere Emotionen beeinflusst.

Gefühle (auch das Bauchgefühl) sind sensorische Signale, die das sogenannte Salienzsystem des Gehirns »anzapfen«. Salienz ist das Ausmaß, in dem etwas in unserer Umgebung unsere Aufmerksamkeit wecken und fesseln kann, weil es wichtig oder bemerkenswert ist. Eine Biene, die Ihren Kopf umkreist, während Sie dieses Kapitel lesen, erregt Ihre Aufmerksamkeit vielleicht mehr als der Inhalt des Kapitels, vor allem deshalb, weil die Möglichkeit besteht, dass Sie gestochen werden. Ein Gewitter kann eine ähnliche Salienz haben und Ihre Aufmerksamkeit ebenso erfolgreich vom Buch ablenken, während leise Hintergrundmusik oder eine sanfte Brise vielleicht unbemerkt bleiben. Das Salienzsystem des Gehirns beurteilt die Bedeutung jedes Signals, einerlei, ob es vom Körper oder aus der Umwelt stammt, und veranlasst gegebenenfalls, dass das Signal in unsere Aufmerksamkeitsprozesse und ins Bewusstsein eindringt.

Abbildung 6: Wie das Gehirn Bauchgefühle aus Darmempfindungen konstruiert

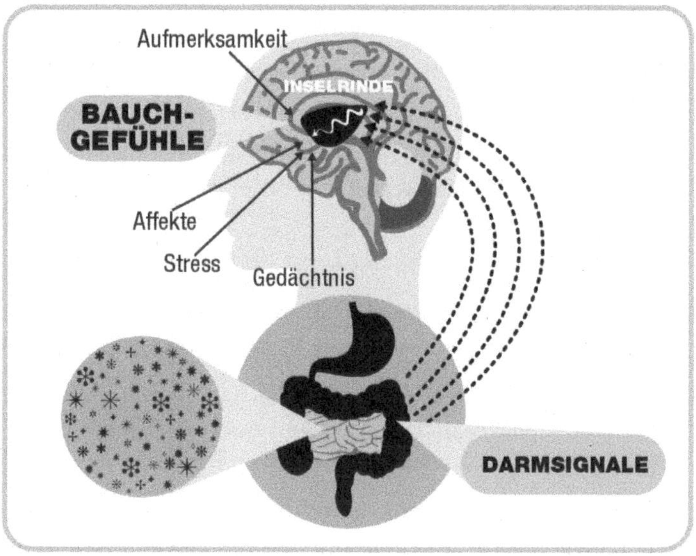

Sensorische Signale, die im Darm und seinem Mikrobiom entstehen, darunter chemische und mechanische Reize sowie Signale des Immunsystems, werden von zahlreichen Rezeptoren in der Darmwand codiert und über Nervenbahnen (vor allem über den Vagusnerv) und das Blut zum Gehirn geschickt. Diese Informationen, mit Rohbildern vergleichbar, gelangen in den hinteren Teil der Inselrinde und werden dann verarbeitet und mit vielen anderen Gehirnsystemen verflochten. Wir werden uns nur eines kleinen Teils dieser Informationen in Form von Bauchgefühlen bewusst. Obwohl diese ihren Ursprung im Darm haben, entstehen sie durch die Integration vieler anderer Einflüsse, darunter Erinnerungen, Aufmerksamkeit und Affekte.

Ereignisse mit hoher Salienz, die mit Darmempfindungen (zum Beispiel Übelkeit, Erbrechen und Durchfall) zusammenhängen, gehen meist mit emotionalen Gefühlen des Unbehagens und bisweilen mit Schmerzen einher; sie weisen uns darauf hin, dass etwas Wichtiges geschieht und dass dieses Ereignis Aufmerksamkeit und eine Reaktion erfordert. Aber ein Bauchgefühl kann auch mit positiven Darmempfindungen verbunden sein, zum Beispiel mit einem Gefühl des Behagens und der Sättigung nach einem guten Essen oder mit der angenehmen Empfindung, wenn wir völlig entspannt sind. Was das Gehirn als bedeutsam einschätzt, hängt von vielen Faktoren ab, etwa von den Genen, den Kindheitserlebnissen, dem derzeitigen emotionalen Zustand (je ängstlicher Sie sind, desto niedriger ist die Salienzschwelle), unserer Aufmerksamkeit für körperliche Empfindungen und unseren vielen Erinnerungen an emotionale Momente, die sich im Laufe des Lebens ansammeln. Denken Sie aber daran, dass das Salienzsystem, wenn es um Signale aus dem Verdauungssystem geht, meist unterhalb der Bewusstseinsschwelle arbeitet. Im Darm entstehen jeden Tag Billionen von sensorischen Signalen, die im Salienzsystem des Gehirns verarbeitet werden und Ihre Aufmerksamkeit meist nicht wecken. Sie bleiben unter der Oberfläche und geben sich damit zufrieden, ins Unterbewusstsein zu sickern.

Wie entscheidet das Salienzsystem, welches Signal zu einem bewusst wahrgenommenen Bauchgefühl wird? Eine Gehirnregion, die dabei eine entscheidende Rolle spielt, ist die Inselrinde, der zentrale Knotenpunkt des Salienzsystems. Die Insula, wie sie auch genannt wird, trägt ihren Namen, weil sie als »verborgene Insel« unter dem Temporallappen liegt. Nach einer Theorie, die auf den visionären, einen Paradigmenwechsel bedeutenden Ideen des Neurowissenschaftlers Bud Craig basiert und von einer Fülle von wissenschaftlichen Befunden gestützt wird, spielen verschiedene Regionen dieser verborgenen Insel im Gehirn bestimmte Rollen beim Aufzeichnen, Verarbeiten und Bewerten interozeptiver Informationen und der Reaktion darauf. Wie bewältigt das Gehirn diese gewaltige Aufgabe? Nach heutigem Verständnis wird die Darstellung des Primärbildes unseres Körpers zuerst in einem Netz aus Nuclei (Kernen) im tiefsten Teil des Gehirns codiert, im sogenannten Hirnstamm. Von dort aus gelangt ein großer Teil der Informationen in den hinteren Teil der Inselrinde. Was wir dort wahrnehmen, ist vergleichbar mit einem körnigen Schwarz-Weiß-Bild, das den Zustand jeder Körperzelle widerspiegelt, mit bloßem Auge aber kaum sichtbar ist.

Im Grunde ist unser Gehirn an unseren Kommentaren zu diesen Informationen nicht wirklich interessiert; darum ist dieses Rohbild nicht für unsere Unterhaltung. Die in ihm enthaltenen Informationen sind vor allem wichtig für das ganz normale, unaufhörliche Feedback des Gehirns an den Körperteil, aus dem sie stammen, in unserem Fall der Magen-Darm-Trakt. Theoretisch verfahren Nachrichtendienste mit Daten ebenso. In einer vollkommenen Welt müsste niemand auf die gespeicherten Daten zugreifen, es sei denn, eine Salienzschwelle würde überschritten; dann würden Sicherheitsbeamte das Telefon, die Internetnutzung und das Reiseverhalten verdächtiger Personen unter die Lupe nehmen.

Das Inselbild wird verfeinert und bearbeitet, ähnlich wie das Standbild eines Schauspielers bei Filmaufnahmen. Was Craig als »Re-repräsentation«, das heißt als allmähliche Verfeinerung des interozeptiven Körperbildes bezeichnet, kann man mit dem Verfahren professioneller Fotografen vergleichen. Wie ein Fotograf, der ein Bildbearbeitungsprogramm benutzt, verwendet das Gehirn affektive, kognitive und Aufmerksamkeit auslösende Werkzeuge sowie Datenbanken mit Erinnerungen an frühere Erfahrungen, um die Qualität und die Salienz des Bildes zu verbessern. Je weiter die Bearbeitung fortschreitet, desto stärker werden die Aufmerksamkeitssysteme des Gehirns beteiligt und veranlassen uns, das Bild bewusster zu betrachten und mit motivierenden Befindlichkeiten in Verbindung zu bringen, das heißt, wir werden gedrängt, als Reaktion auf das erzeugte Gefühl etwas zu tun. In diese Gehirnregionen werden die viszeralen Empfindungen und die Geschmackserlebnisse geschickt, damit Sie das Bedürfnis verspüren, zu essen oder auszuscheiden, zu ruhen oder zu rennen, Energie zu sparen oder Energie aufzuwenden. Sobald dieser Prozess die vordere Inselrinde erreicht, besitzt das Bild alle Merkmale eines bewussten emotionalen Gefühls, das den Zustand des ganzen Körpers beschreibt und das wir mit unserem Selbstgefühl verbinden: Wir fühlen uns wohl, übel, durstig, hungrig, gesättigt, entspannt oder einfach unwohl. Aus einem neurobiologischen Blickwinkel sind das unsere wahren Bauchgefühle.

Aber was macht unser Gehirn mit den unzähligen Bauchgefühlen, die wir im Laufe eines Lebens ansammeln? Es hätte kaum Sinn, dass die Evolution ein so erstaunlich komplexes System der Datensammlung und -verarbeitung entwickelt hat und dann die gespeicherten Informationen weggeworfen werden. Die Bibliothek der Bauchgefühle besteht aus einer enormen Menge von persönlichen, bedeutsamen Informationen über uns selbst, die in jeder Sekunde des Tages gesammelt werden, und zwar an 365 Tagen im Jahr. Derzeit nehmen die Wissenschaftler an, dass diese Daten in einer exponentiell wachsenden Datenbank gespeichert werden, analog zu den Datensammlungssystemen, die Unternehmen und Behörden anlegen. Die im Gehirn gespeicherten Daten betreffen höchst persönliche Erfahrungen, uns motivierende Antriebe und unsere emotionalen Reaktionen auf diese Erfahrungen, die das Gehirn seit unserer Geburt und vielleicht schon im Mutterleib konstruiert. Obwohl die meisten Menschen wenig auf diesen Prozess achten und kaum über seine Bedeutung nachdenken, werden wir noch sehen, dass er eine Menge mit Entscheidungen zu tun hat, die wir aufgrund eines Bauchgefühls treffen.

Diese gespeicherten Informationen repräsentieren zahllose positive und negative emotionale Zustände, die wir während unseres Lebens erfahren haben. Emotionale Erinnerungen können beispielsweise mit negativen Folgen bestimmter Entscheidungen verbunden sein, zum Beispiel mit schlimmen Bauchschmerzen und Übelkeit, wie ich sie in Manali erlebt habe. Diese Datenbank archiviert das Gegrummel im Magen vor einem Bewerbungsgespräch oder den Knoten im Bauch, wenn wir richtig wütend oder persönlich enttäuscht sind. Solche Marker können auch mit einem köstlichen Mahl, mit heißer romantischer Liebe oder mit Machtgefühlen zusammenhängen.

Individuelle Unterschiede

Angenommen, Sie nehmen an einem Experiment teil, das die Beziehung zwischen der interozeptiven und der emotionalen Intelligenz untersuchen soll. Sie liegen in einem Gehirnscanner, setzen Kopfhörer auf und legen den linken Mittelfinger auf ein kleines Polster, das die Herzfrequenz überwacht. Ihre rechte Hand liegt auf einem anderen Polster mit zwei Knöpfen. Während der Scanner Ihre Gehirnaktivität aufzeichnet, hören Sie über den Kopfhörer mehrere Serien zu je zehn Pieptönen. Jeder Sequenz aus zehn Tönen folgt eine Pause, in der Sie eine Entscheidung treffen sollen: Sie drücken auf den rechten Kopf, wenn Sie glauben, dass die Pieptöne die gleiche Frequenz wie Ihr Herzschlag haben, und Sie drücken auf den linken Knopf, wenn Sie den Eindruck haben, dass die Pieptöne und Ihr Herzschlag nicht ganz synchron sind. Diese Sequenzen wiederholen sich – manchmal synchron, manchmal nicht. Erkennen Sie den Unterschied?

Als dieses Experiment vor einigen Jahren mit neun Frauen und acht Männern durchgeführt wurde, waren vier Probanden äußerst zuversichtlich: Sie wussten, wann die Töne synchron oder asynchron zu ihrem Herzschlag waren. Sie fühlten den Unterschied jedes Mal genau. Zwei Versuchspersonen waren geradezu herzblind. Sie hatten nie eine Ahnung, ob die Pieptöne synchron oder asynchron waren, und konnten nur raten. Die anderen lagen dazwischen.

Die Gehirnscans zeigten bei allen Teilnehmern eine erhebliche Aktivität in mehreren Gehirnregionen, vor allem in der rechten vorderen Inselrinde. Dort war die Aktivität bei jenen Probanden am stärksten, die ihren Herzschlag am besten verfolgen konnten. Am wichtigsten war, dass diese Teilnehmer auch am besten abschnitten, wenn ihr Einfühlungsvermögen mit einem standardisierten Fragebogen gemessen wurde. Je besser es uns also gelingt, unserem Herzschlag zu folgen, desto eher sind wir imstande, die ganze Bandbreite menschlicher Emotionen und Bauchgefühle zu erleben. Und je klarer wir uns unserer Bauchgefühle bewusst sind, desto feinfühliger sind wir. Obwohl der Schwerpunkt der Studie auf der Wahrnehmung des Herzschlags lag, besteht kein Grund, daran zu zweifeln, dass sie ebenso für die Wahrnehmung von Darmempfindungen verwendbar wäre.

Die frühe Entwicklung

Bauchgefühle und moralische Intuition haben einen interessanten Ursprung, der ausgerechnet mit dem Essen zusammenhängt. Hunger ist ein frühes Gefühl, das mit dem Überleben im Zusammenhang steht, und er bildet die Grundlage aller Bauchgefühle, die Sie später im Leben empfinden, auch Ihres Gespürs für Recht und Unrecht.

Lassen Sie mich das mit einer Geschichte erklären. Neulich hatten meine Frau und ich gute Freunde übers Wochenende eingeladen, zusammen mit ihrer erwachsenen Tochter und ihrer sieben Monate alten Enkelin Lyla, die fast den ganzen Tag lang plapperte. Das Baby war meist fröhlich, aber ihr Lächeln und ihre offensichtlich gute Laune verschwanden, sobald sie hungrig, müde oder schläfrig war. Wir wissen heute, dass die Darm-Gehirn-Achse im Alter von sieben Monaten sich noch in der Entwicklung befindet. Vor allem das Gehirn und das Salienzsystem sind noch nicht vollständig entwickelt. Mehr noch, die Darmmikrobiota ist erst am Ende des dritten Lebensjahres fest ausgebildet. Dennoch war Lylas primitives Salienzsystem auf Darmempfindungen abgestimmt, die mit Hunger zu tun haben, und das löste kräftiges Weinen aus und verschaffte ihr die Milch, die sie haben wollte. Danach wich ihre zunächst unangenehme Darmempfindung rasch einem Gefühl des Behagens, ausgelöst durch neue Darmempfindungen, die mit Sättigung zusammenhingen.

Der springende Punkt ist meiner Meinung nach: Darmempfindungen, die mit Hunger zusammenhängen, beinhalten die allerersten Signale, die sagen, was gut und böse in der Welt ist. Sie melden sich gleich nach der Geburt. Das Gefühl eines leeren Magens könnte die erste negative Proto-Emotion eines Neugeborenen sein und ein unbändiges Verlangen nach Nahrung auslösen. In ähnlicher Weise ist das Sättigungsgefühl nach dem Trinken der Muttermilch – die auch Präbiotika und Probiotika enthält – wahrscheinlich die erste Erfahrung eines Wohlgefühls. Andere positive Gefühle im Bauch sind zum Beispiel die sanfte gegenseitige Berührung (ein Teil der Interozeption) zwischen Mutter und Kind, Wärme und tröstende Laute.

Die sensorischen Signale, die der Darm dem Gehirn schickt, Ausdruck der Darmempfindungen, spielen bei diesen frühen Erfahrungen und folglich auch hinsichtlich unserer Fähigkeit, Gut und Böse zu unterscheiden, eine entscheidende Rolle. Wenn unser Magen leer war, setzte er ein Hormon namens Ghrelin frei, das ein akutes Hungergefühl auslöste. Diese Empfindung, gepaart mit einem starken motivierenden Antrieb, war die Basis für andere unangenehme Gefühle im Darm.

Solche Gefühle können aber auch mit positiven Empfindungen einhergehen, zum Beispiel mit dem wohligen Gefühl der Sattheit nach einer guten Mahlzeit, mit dem angenehmen Gefühl beim Üben der Bauchatmung oder mit dem Duft von Schokolade in der Familienkonditorei.

Die wechselnden Erfahrungen in der frühen Kindheit – satt oder hungrig, gut oder schlecht – schaffen möglicherweise die Grundlage für die moralischen Urteile über Gut und Böse, die sich später im Leben als Bauchgefühle äußern. Mit anderen Worten, der Darm registrierte, ob unsere Bedürfnisse als Kleinkind befriedigt wurden oder nicht. Ein hungriges Baby, das eine Stunde lang in seiner Wiege weint, nimmt die Welt ganz anders wahr als ein Baby, das schnell hochgehoben, geschaukelt und gestillt wird. Die ersten Bauchgefühle dienen also als Modell dafür, »wie die Welt ist und was ich tun muss, um in ihr zu überleben«.

Sigmund Freud ahnte das, als er seine pragmatische Theorie der primären motivierenden Kräfte entwickelte. Der große Psychiater verknüpfte die psychische und charakterliche Entwicklung mit der Fixierung des Kleinkindes auf den »Eingang und Ausgang« des Verdauungstrakts: seine berühmten »oralen« und »analen« Phasen der psychischen Entwicklung. Aber Freud übersah die wichtige Rolle der Gefühle, die das Gehirn auf der Grundlage von sensorischen Informationen aus dem gesamten Verdauungskanal und seinen darin lebenden Mikroben konstruiert – was wir erst heute allmählich zu verstehen beginnen.

Wie tragen die riesigen Ansammlungen von Darmmikroben zu diesen ersten Gefühlen von »gut« und »böse« bei? Denken Sie daran, dass unser Körper unzählige Mikroben beherbergt, die Ihre Körperzellen an Zahl übertreffen. Sie leben fast überall: auf der Haut, zwischen den Zähnen, im Speichel, im Magen und – was für Darmempfindungen am wichtigsten ist – im Magen-Darm-Trakt. Der Darm ist die Heimat von über tausend Mikrobenarten, die auf zahlreichen Ebenen mit dem Gehirn sprechen.

Gestützt auf neuere Befunde über die Entwicklung der mikrobischen Ökologie im Darm in den ersten drei Lebensjahren, können wir einige faszinierende Spekulationen wagen. Ergebnisse aus Tierstudien lassen es plausibel erscheinen, dass Darmmikroben den emotionalen Zustand und die Entwicklung von Kindern auf der ganzen Welt beeinflussen, vom Weinen bis zum Gurren.

Wie machen sie das? Zum Teil liegt es an der Muttermilch, die eine Substanz ähnlich dem Arzneistoff Diazepam (Valium) enthält. Die Darmmikroben in allen Kleinkindern sind darauf eingerichtet, die komplexen Kohlenhydrate in der Muttermilch optimal zu verstoffwechseln. Zu den Mikroben, die sich dafür am besten eignen, gehört ein bestimmter Stamm von Laktobazillen, der einen Metaboliten aus GABA herstellt, die auf dieselben Gehirnrezeptoren einwirkt wie das angstlindernde Medikament Valium. Durch die Produktion von körpereigenem »Valium« trägt eine Mikrobe vielleicht dazu bei, das System im Gehirn zu beruhigen, in dem Emotionen entstehen, und dem Baby durch Stillen des Hungers ein Wohlgefühl zu vermitteln.

Muttermilch enthält zudem komplexe Zucker, die nicht nur für die Entwicklung des Darmmikrobioms des Babys unerlässlich sind, sondern möglicherweise auch zum Wohlgefühl des Kindes beitragen, wenn es gestillt wird. Wenn neugeborene Ratten mit Zuckerwasser gefüttert werden, erzeugen auf süß ansprechende Rezeptoren im Darm und im Mund Empfindungen, die das Gehirn verarbeitet. Diese lösen die Freisetzung von endogenen Opioiden aus, die die Schmerzempfindlichkeit verringern und vermutlich dafür sorgen, dass die Nager sich ziemlich wohlfühlen.

Was unser Gehirn einzigartig menschlich macht

Wenn darüber gesprochen wird, warum Menschen etwas Besonderes sind, werden bestimmte Argumente immer wieder genannt. Wir gehen aufrecht. Wir haben opponierbare Daumen. Unser Gehirn ist enorm groß. Wir haben eine Sprache. Wir sind die besten Raubtiere. Doch zwei Merkmale unseres Gehirns sind für unsere Diskussion über Bauchgefühle und intuitive Entscheidungen besonders wichtig.

Die Größe und die Komplexität der vorderen Inselrinde und des eng verbundenen präfrontalen Cortex – das Zentrum des Salienzsystems und der Ort, wo Darmempfindungen erzeugt, gespeichert und abgerufen werden – sind das, was uns von allen anderen Spezies am meisten unterscheidet. Die Tiere, die uns am nächsten stehen, was die relative Größe ihrer vorderen Inselrinde anbelangt, sind einige äffische Vettern, vor allem bestimmte Gorillaarten, gefolgt von Walen, Delphinen und Elefanten – alles Tiere, die bekannt sind für die emotionalen, sozialen und kognitiven Fähigkeiten ihres Gehirns und, nicht zufällig, für ihre Beliebtheit in Fernsehtiersendungen.

Aber es gibt noch ein Merkmal, das spezifisch für das menschliche Gehirn ist und von dem Sie wahrscheinlich noch nie gehört haben. Verborgen in der rechten vorderen Inselrinde und in den mit ihr verbundenen Strukturen, befindet sich nämlich ein besonderer Typ von Zellen, den man bei keiner anderen Spezies findet, außer bei den gerade genannten Menschenaffen, Elefanten, Delphinen und Walen. Man nennt sie Von-Economo-Neuronen (oder kurz VENs) nach dem Wissenschaftler, der sie 1925 zum ersten Mal beobachtete. Es sind große, dicke, eng miteinander verbundene Neuronen, die uns dank ihrer günstigen Position offenbar befähigen, schnelle, intuitive Entscheidungen zu treffen.

Wir können blitzschnell Urteile fällen, weil unser Gehirn VENs enthält. Nennen wir sie der Einfachheit halber Intuitionszellen. Eine sehr kleine Zahl von Intuitionszellen tauchte ein paar Wochen vor Ihrer Geburt in Ihrem Gehirn auf. Studien legen nahe, dass Sie bei Ihrer Geburt wahrscheinlich rund 28000 und im Alter von vier Jahre 184000 solcher Zellen besaßen; als Sie das Erwachsenenalter erreichten, waren es 193000 Intuitionszellen. Bei einem erwachsenen Menschenaffen sind es in der Regel 7000.

Die rechte Gehirnhälfte besitzt mehr Intuitionszellen; die rechte frontale Inselrinde 30 Prozent mehr als die linke. Intuitionszellen haben anscheinend die Aufgabe, Informationen schnell vom Salienzsystem in andere Teile des Gehirns zu übermitteln. Sie enthalten Rezeptoren für Gehirnchemikalien, die mitspielen, wenn wir soziale Bindungen eingehen, in ungewissen Situationen eine Belohnung erwarten oder Gefahren wahrnehmen. Außerdem enthalten sie Rezeptoren für bestimmte Signalmoleküle aus dem Darm, zum Beispiel für Serotonin – sie alle sind an der Intuition beteiligt. Wenn Sie an eine Glückssträhne beim Blackjack glauben, sind diese Zellen aktiv.

John Allman, ein Neurowissenschaftler am Caltech und ein führender Experte für VENs, ist der Ansicht, dass wir uns, wenn wir jemanden treffen, ein mentales Bild davon machen, was dieser Mensch denkt und fühlt. Wir gewinnen einen ersten, schnellen Eindruck von dieser Person – nachdem wir auf unsere Datenbank mit Bauchgefühlen, Klischees und unterbewussten Wahrnehmungen zugegriffen haben –, dem Sekunden, Stunden oder Jahre später langsamere, vernünftigere Urteile folgen. Wir wissen heute, dass unsere vordere Inselrinde und unser vorderer Gyrus cinguli aktiv sind, wenn wir schnelle Entscheidungen treffen. Diese Regionen sind auch aktiv, wenn wir Schmerzen, Furcht, Übelkeit oder viele soziale Emotionen empfinden. Finden wir etwas komisch, schalten sich ebendiese Zellen ein, wahrscheinlich um unsere intuitiven Urteile in unterschiedlichen Situationen abzugleichen. Humor hat den Zweck, Ungewissheit zu beseitigen, Spannungen zu lindern, Vertrauen einzuflößen und soziale Bindungen zu fördern.

Haben Tiere Bauchgefühle?

Als Menschen halten wir unsere sozialen Emotionen, zum Beispiel Verlegenheit, Schuldgefühle, Scham und Stolz, für selbstverständlich und nehmen an, dass Tiere, vor allem jene, mit denen wir zusammenleben, diese Gefühle mit uns teilen. Hundefreunde schwören, dass ihre Gefährten Emotionen wie Scham, Eifersucht, Wut und Zuneigung ebenso empfinden wie wir.

Doch wenn wir uns streng an die Anatomie des Gehirns halten, sind Tiere nicht in der Lage, solche Emotionen zu empfinden, weil ihr Gehirn dafür einfach nicht ausgerüstet ist. Die Selbstwahrnehmung der Emotionen, welche die vordere Inselrinde und ihre Interaktionen mit anderen Teilen des Cortex beim Menschen ermöglichen, ist einzigartig. Hunde besitzen zwar eine Inselrinde, aber deren vordere Teile sind rudimentär ausgebildet. Im Körperinneren – auch im Darm – erzeugte Wahrnehmungen werden in ihrer Gehirnbasis und in subkortikalen emotionalen Zentren integriert, nicht in der vorderen Inselrinde. Hunde und andere Haustiere sind eindeutig emotional, aber nicht selbst-bewusst; deshalb spielen sie nicht in derselben Liga wie Menschen, einerlei, wie menschlich ihr emotionaler Ausdruck erscheinen mag, und einerlei, wie schwer das für uns zu akzeptieren ist.

Wissenschaftler gehen davon aus, dass das schnelle Kommunikationssystem, an dem die VENs beteiligt sind, sich bei Säugetieren entwickelte, die in komplexen sozialen Gruppen lebten. Es befähigte sie, durch Entscheidungen, die auf Bauchgefühlen basierten, schnell auf rasch wechselnde soziale Situationen zu reagieren und sich ihnen anzupassen. Wegen ihrer vermuteten Rolle beim sozialen Verhalten, bei der Intuition und beim Einfühlungsvermögen wird angenommen, dass anomale VENs zur Pathophysiologie von Autismus-Spektrum-Störungen beitragen, auch zur verminderten Fähigkeit von Autisten, sich in andere einzufühlen und soziale Kontakte zu knüpfen. Obwohl es derzeit noch keine unmittelbaren wissenschaftlichen Beweise gibt, die diese Spekulation stützen, ist es denkbar, dass die Entwicklung des VEN-Systems im Gehirn mit der veränderten Zusammensetzung und

Funktion der Darmmikroben in den ersten paar Lebensjahren in Zusammenhang steht, auch mit den Signalen, die sie dem Gehirn schicken. Eine gestörte Kommunikation zwischen dem Darm und dem Gehirn wird seit Langem mit einigen Formen von Autismus in Verbindung gebracht, und neuere Experimente mit einem Mäusemodell für Autismus haben veränderte Signale der Darmmikroben an das Gehirn als mögliche eigentliche Ursache für das autismusähnliche Verhalten dieser Tiere identifiziert.

Bauen Sie sich Ihre eigene Suchmaschine

Stellen Sie sich vor, unsere Erinnerungen an emotionale Augenblicke würden im Gehirn als winzige YouTube-Videoclips gespeichert. Diese Videos enthalten nicht nur die visuellen Eindrücke jedes Moments, sondern auch die mit ihnen verbundenen emotionalen, körperlichen, motivierenden und dem Aufmerksamkeitsprozess zugehörigen Komponenten. Wir erinnern uns selten an das Datum oder an bestimmte Umstände solcher Ereignisse. Milliarden dieser Clips oder »somatischen Marker« werden als biologisches Äquivalent von Miniaturservern im Gehirn aufbewahrt und mit Kommentaren versehen, also mit motivierenden Zuständen verknüpft: Ein negativer Marker ist mit einem unangenehmen Gefühl und mit dem Antrieb, es zu vermeiden, verbunden, während ein positiver Marker mit einem Gefühl des Wohlbefindens und einem motivierenden Verhalten einhergeht, nämlich mit dem Drang, nach der Herstellung dieses Gefühls zu streben.

Wenn wir eine Entscheidung aufgrund eines Bauchgefühls treffen, greift das Gehirn, ähnlich wie eine Internetsuchmaschine, auf seine riesige Videothek voller emotionaler Momente zurück. Mit anderen Worten, wir können auf den zeitraubenden Prozess des bewussten Abwägens aller möglichen positiven und negativen Folgen jeder einzelnen Entscheidung verzichten. Wenn wir handeln müssen, sagt unser Gehirn voraus, welche Gefühle eine bestimmte Reaktion auslösen wird. Dabei stützt es sich auf seine emotionalen Erinnerungen daran, was geschah, als wir irgendwann im Leben mit anderen, ähnlichen Situationen konfrontiert waren. Dieser probabilistische Prozess verhindert, dass wir Entscheidungen treffen, die wahrscheinlich unangenehme Gefühle auslösen werden – zum Beispiel das Gefühl, Angst zu haben, Schmerzen zu empfinden, krank oder traurig zu sein und so weiter. Gleichzeitig veranlasst er uns zu Reaktionen, die mit Erinnerungen an Gefühle des Wohlbefindens, des Glücks, der Zuneigung usw. verbunden sind. Aber dieser Prozess ermöglicht es uns nicht nur, schneller Entscheidungen zu treffen, er lässt uns auch von vergangenen Lektionen profitieren, und zwar ohne die psychische Last, sie noch einmal zu durchleben. Müssten wir unsere schmerzlichen und unangenehmen Erfahrungen ständig wieder aufgreifen und neu erleben, würden wir den Verstand verlieren.

Die weibliche Intuition

Nach meiner Erfahrung mit Patienten hören viele Frauen eher auf ihr Bauchgefühl und treffen häufiger intuitive Entscheidungen als Männer. Das Interesse an geschlechtsbezogenen Unterschieden bei der Verarbeitung von Emotionen und an der Häufigkeit chronischer Schmerzen führte zu einer Reihe von Studien, die von den National Institutes of Health finanziert wurden und das Ziel verfolgten, geschlechtsbezogene Unterschiede bei Gehirnreaktionen auf schmerzhafte und emotionale Reize aufzuspüren.

Aus verschiedenen politischen und praktischen Gründen wurde das Studium solcher biologischer Unterschiede zwischen Frauen und Männern bisher weitgehend vernachlässigt, weil man einfach unterstellt, dass das weibliche Gehirn auf solche Reize und auf Medikamente genau wie das männliche reagiert. Untersuchungen unserer Gruppe und anderer Forscher legen jedoch nahe, dass Frauen meist eine größere Reizempfindlichkeit aufweisen als Männer. Das gilt sowohl für die Salienz des Gehirns als auch für emotionale Erregungssysteme, die auf körperliche Gefühle wie Bauchschmerzen und auf emotionale Gefühle wie Trauer oder Furcht abgestimmt sind. Eine Erklärung dafür könnte etwas damit zu tun haben, dass Frauen Erinnerungen an physiologisch schmerzhafte oder unangenehme Empfindungen wie Menstruation, Schwangerschaft und Entbindung speichern. Wenn das weibliche Gehirn mit einer potenziell schmerzhaften Erfahrung rechnet, verfügt es über eine größere Bibliothek an somatischen Markern, auf die es zugreifen kann, und sein Salienzsystem empfängt möglicherweise mehr Daten über solche Erinnerungen als das männliche System.

Sind Entscheidungen, die auf Bauchgefühlen basieren, immer richtig?

Wenn es stimmt, was wir über Bauchgefühle wissen oder vernünftigerweise annehmen, sollten Entscheidungen, die auf Bauchgefühlen beruhen, dann nicht die besten Entscheidungen sein?

Ja und nein. Bauchgefühle werden zwar stärker von unseren eigenen Erfahrungen und von unserem erworbenen Wissen geformt, als wir je gedacht haben, aber sie werden auch von verschiedenen äußeren Einflüssen verzerrt, zum Beispiel von traumatischen Erfahrungen, affektiven Störungen und Werbeaussagen.

Im Fernsehen beispielsweise läuft ständig Werbung, die unmittelbar auf unsere Bauchgefühle abzielt, etwa um uns zum Kauf eines Hamburgers, zu einer Diät oder zur Anwendung eines Medikaments zu verleiten. Die raffinierten Werbespots fesseln unsere Aufmerksamkeit, weil sie Bilder zeigen und Belohnungen versprechen, die nahtlos und mühelos in unsere Bibliothek bzw. Videothek der Bauchgefühle und Erfahrungen passen.

Nehmen wir den Webeslogan für eine Erdnussbutter als Beispiel: »Wählerische Mamas wählen Jif.« Wählerisch zu sein, wenn es um die Gesundheit der Kinder geht, ist ein Bauchgefühl, das die meisten Eltern haben. Es ist löblich. Die Werbung und andere Einflüsse können solche fundamentalen Bauchgefühle kapern, indem sie die Tatsache nutzen, dass wir ziemlich beschäftigt sind. Vielleicht verdichten und vereinfachen wir die Informationen. Unser intuitiver Wunsch, »wählerisch« zu sein, was das Essen unserer Kinder angeht, verbindet sich im Gehirn mit dem Slogan »Wählerische Mamas wählen Jif«, den wir dann irrtümlich für ein Bauchgefühl halten. Die Frage, die sich nun stellt, lautet also nicht, ob wir unserem Bauchgefühl trauen können, sondern, wie wir lernen können, unsere wahren Bauchgefühle sicher zu identifizieren. Der Schaltkreis für sofortige, auf Bauchgefühlen basierende, intuitive Entscheidungen hat sich zwar entwickelt, damit wir imstande sind, in komplexen Gesellschaften zu leben und uns darin zurechtzufinden; doch heute stehen wir vor der Herausforderung, mithilfe unseres Darms zu verstehen, was für uns wichtig ist.

Unsere Fähigkeit, aufgrund eines Bauchgefühls Voraussagen zu machen und Entscheidungen zu treffen, ist ein Nebenprodukt der Evolution. In einer gefährlichen Welt voller lebensbedrohlicher Situationen kann die systematische Neigung, von einer hohen Wahrscheinlichkeit für böse Folgen auszugehen, einen erheblichen Überlebensvorteil bedeuten. Heute ist ein solches System hingegen in den meisten Teilen der entwickelten Welt fehl am Platz, weil dort tägliche psychische Stressoren weitgehend den Platz der lebensbedrohlichen physischen Gefahren eingenommen haben. Die Folge ist, dass unsere negativ verzerrten, auf Bauchgefühlen beruhenden Entscheidungen uns heute vor allem unglücklich und krank machen.

Ein gutes Beispiel dafür ist die Geschichte von Frank. Er musste sich zu Geschäftsessen mit seinen Klienten zwingen, weil sein Gehirn sich ausmalte, was in einem fremden Restaurant alles passieren könnte, und dadurch so viel Angstgefühle und damit verbundene Magen-Darm-Störungen auslöste, dass er sich nicht auf das Meeting konzentrieren konnte. Dieses Phänomen kennen wir als Schwarzmalerei: Das Gehirn macht die (falsche) intuitive Voraussage, dass die schlimmste denkbare Folge (in diesem Fall schwere Verdauungsstörungen) unvermeidlich ist. Sobald Frank von einer neuen Verabredung hörte, schaltete sich sein Gehirn mit einer intuitiven, negativ verzerrten Voraussage über künftige Ereignisse im Restaurant ein und hinderte ihn daran, die Situation vernünftig zu beurteilen. Schwarzmalerei findet sich häufig auch bei Patienten, die an Depression oder chronischen Schmerzen leiden – ihre Aufmerksamkeit verengt sich auf negative Reize. Manche Menschen mit diesen Beschwerden haben völlig die Fähigkeit verloren, auf Bauchgefühle gestützte Entscheidungen zu treffen, die gut für ihr Wohlbefinden wären.

Wie wir entscheiden

Wenn es um den Kauf einer Flasche Wein geht, können wir drei Strategietypen zur Entscheidungsfindung unterscheiden.

Zunächst haben wir den geradlinigen, rationalen Typ, der seine Entscheidungen darauf stützt, was er in einem Kurs über Weine gelernt hat (das beste Jahr für diese spezielle Sorte, der Zuckergehalt, das Alter und so weiter) oder was er im Newsletter eines berühmten Weinkenners gelesen hat. Dagegen treffen Experten für Darmempfindungen ihre Entscheidungen auf der Basis einer natürlichen oder erworbenen Fähigkeit, eine erstaunliche Zahl von verschiedenen Düften und Aromen zu identifizieren (von Schokolade über Himbeere bis zu Zimt), wenn sie einen bestimmten Wein riechen und kosten. Und schließlich gibt es noch intuitive Typen, die Experten für Bauchgefühle, die im Laufe ihres Lebens eine riesige Bibliothek mit emotionalen Erinnerungen angelegt haben, die mit dem Konsum von Wein zusammenhängen. Es kann sich dabei um eine Erinnerung an schöne Momente in einer Kleinstadt in der Toskana oder der Provence handeln oder um die Erinnerung an einen einfachen Rotwein zu einer köstlichen Mahlzeit in Gesellschaft guter Freunde. Zu diesen Erinnerungen gehören vielleicht auch der Duft der Lavendelfelder in der Umgebung und das Gewitter, das alle aus dem Gartenlokal ins Haus trieb. Die Bauchgefühle, die während dieser angenehmen Erlebnisse entstanden und gespeichert wurden, enthalten nicht nur den tatsächlichen Geschmack des Weines (die Darmempfindung), sondern auch das Drumherum (die schöne Landschaft) und Gefühle (entspannt, glücklich oder verliebt zu sein).

Wenn Sie beobachten, wie diese drei Typen sich für einen bestimmten Wein entscheiden, stellen Sie fest, dass der rationale Typ im Internet forscht und sorgfältig und logisch Informationen wie den Preis, den Jahrgang und andere Fakten abwägt. Die sensorischen Experten verkosten vielleicht verschiedene Weine, um die allerbeste Mischung von Düften und Aromen zu entdecken. In der Zwischenzeit lässt sich der intuitive Typ hauptsächlich von seinen Erinnerungen beeinflussen: an den Teil der Welt, aus dem der Wein stammt, oder an den Tag, an dem er den Wein mit guten Freunden geteilt hat.

Träume enthüllen Ihre Bauchgefühle

Könnten wir einen Dokumentarfilm über diejenigen Entscheidungen anschauen, die wir nach Bauchgefühl getroffen haben, zusammengesetzt aus all diesen einzelnen, nun zusammengefügten Clips, würden wir wahrscheinlich eine faszinierende, höchst persönliche Filmbiografie in lebhaften Farben sehen.

Doch abgesehen von diesem Fantasiebild – wie können wir einen Blick in die Videothek in unserem Kopf werfen? Es wäre unglaublich ablenkend, unsere eigene emotionale Filmbiografie tagsüber zu betrachten, während wir uns mit einer Welt voller Herausforderungen auseinandersetzen müssen. Es wäre viel vernünftiger, diesen Film nachts anzuschauen, wenn die Arbeit, die Familie oder Freunde uns nicht ablenken und unser Körper vorübergehend offline ist und sich selbst während der gruseligsten Szenen nicht rührt. Genau dann ist Showtime für dieses Kino der Emotionen: wenn wir schlafen oder, genauer gesagt, in unsere Träume vertieft sind.

Wenn wir träumen, haben wir oft den Eindruck, einen Film anzuschauen, und jeder, der sich an seine Träume erinnern kann, wird einräumen, dass das menschliche Gehirn ein vorzüglicher Filmregisseur ist. Man nimmt allgemein an, dass die lebhaftesten Träume in der Schlafphase vorkommen, die man als REM-Schlaf bezeichnet (REM steht für *rapid eye movement*: schnelle Augenbewegungen). Während des REM-Schlafs atmen Sie schneller, unregelmäßig und flach, die Augen bewegen sich ruckweise in verschiedene Richtungen, und das Gehirn wird extrem aktiv. Filme von besonderer persönlicher Bedeutung laufen häufiger und sind bunter und emotionaler.

Gehirnscans, die bei schlafenden Versuchspersonen durchgeführt wurden, zeigten, welche Gehirnregionen im REM-Schlaf aktiv sind: neben den uns bereits begegneten Salienzsystemen der Inselrinde und des Gyrus cinguli auch mehrere Regionen, in denen Emotionen entstehen – darunter die Amygdala und für das Gedächtnis wichtige Regionen, zum Beispiel der Hippocampus und der orbitofrontale Cortex –, sowie der visuelle Cortex

(Sehrinde), diejenige Gehirnregion, die für das Erleben der Bilder gebraucht wird. Gleichzeitig werden Gehirnregionen abgeschaltet, die an der kognitiven Steuerung und am bewussten Wahrnehmen beteiligt sind, darunter der präfrontale und der parietale Cortex sowie Regionen, die willkürliche Bewegungen steuern. Sie sind wie paralysiert. So können wir eine unzensierte Version unseres Films verfolgen, ohne befürchten zu müssen, dass wir aus dem Bett fallen, wenn wir im Traum weglaufen oder jemanden ohrfeigen. Sie können Ihre Träume nicht in der Realität nachspielen, es sei denn, Sie leiden an einer seltenen Schlafstörung.

Interessant ist, dass die Darm-Mikrobiom-Gehirn-Achse während des Schlafs – in dem Bewegungen abgeschaltet sind – aktiver ist als zu jeder anderen Zeit. Der migrierende motorische Komplex – die kraftvollen Kontraktionen und die plötzlichen Ausstöße von Sekreten im Magen-Darm-Trakt, über die wir in Kapitel 2 gesprochen haben und die alle 90 Minuten durch den Darm laufen, wenn der Magen-Darm-Trakt keinen Nahrungsbrei enthält – ist während des Schlafs vollständig aktiv und verändert die Umweltbedingungen für unsere Darmmikroben (und vermutlich auch ihre Stoffwechselaktivität) in dieser Phase massiv. Nach unserem heutigen Wissen stehen diese Kontraktionswellen vermutlich in Verbindung mit der Freisetzung der vielen Signalmoleküle im Darm und mit der Übermittlung der Informationen an das Gehirn über die zahlreichen Darm-Gehirn-Kommunikationswege. Obwohl diese Vorgänge bisher nicht durch wissenschaftliche Studien bestätigt wurden, wäre ich nicht überrascht, wenn solche intensiven Signalübertragungen vom Darm und von den Darmmikroben an das Gehirn und die während dieses Prozesses freigesetzten neuroaktiven Substanzen an der affektiven Kolorierung unserer Träume beteiligt wären.

Warum sind Träume wichtig? Eine der bisher formulierten Theorien nimmt an, dass das Träumen während des REM-Schlafs uns hilft, verschiedene Aspekte unserer emotionalen Erinnerungen zu integrieren und zu festigen. Wie ich noch erläutern werde, ist die Traumanalyse eine Möglichkeit, sich auf Bauchgefühle einzustimmen und ihnen nach und nach zu vertrauen.

Es existieren zwar noch viele andere Hypothesen, was die Rolle und die Bedeutung von Träumen anbelangt, aber die Idee, dass eine ihrer Funktionen darin besteht, die emotionalen Erinnerungen in Form von Bauchgefühlen zu festigen, die wir während des Tages angesammelt haben, passt zu vielen wissenschaftlichen Daten, die auf diesem Gebiet gesammelt wurden. Einige faszinierende neuere Befunde lassen beispielsweise darauf schließen, dass die Darm-Gehirn-Achse, vielleicht einschließlich der von den Darmmikroben ausgehenden Signale, eine wichtige Rolle bei der Modulation des REM-Schlafs und des Träumens spielt. Wenn Sie also wieder einmal eine späte Mahlzeit eingenommen haben, das heißt kurz vor dem Zubettgehen, sollten Sie an die unbeabsichtigte Wirkung denken, die das Essen auf Ihr nächtliches Filmprogramm und das Update Ihrer inneren Datenbank haben kann!

Vor einem Vierteljahrhundert, als ich Entscheidungen über meinen künftigen Lebensweg treffen musste und mich davon heillos überfordert fühlte, war ich glücklich darüber, dass ich mich ein paar Jahre lang einer jungschen Psychoanalyse unterzogen hatte. Carl Gustav Jung war ein berühmter Psychiater an der Psychiatrischen Universitätsklinik Zürich und ein Zeitgenosse Sigmund Freuds. Er begründete die analytische Psychologie, den ausgefeilten Entwurf einer Psychologie, die verschiedene zentrale Konzepte einschließt, zum Beispiel ein gemeinsames (kollektives) Unbewusstes, universelle unbewusste Urbilder menschlicher Vorstellungsmuster (sogenannte Archetypen), die unser Verhalten lenken, und die Idee der Individuation, eines psychischen Prozesses, der gegensätzliche seelische Tendenzen integriert, etwa Introversion und Extraversion. Jung hielt die Traumanalyse für die wichtigste Strategie, sich Zugang zum Unbewussten zu verschaffen. Heute vermute ich, dass dieser Prozess viel damit zu tun hat, Kontakt mit unseren Bauchgefühlen aufzunehmen und ihnen nach und nach zu vertrauen.

Jungs Schriften über die Traumanalyse hatten mich immer fasziniert, aber ich war noch nicht ganz bereit, jede Woche die Fragen meines Analytikers zu meinen Träumen seit dem letzten Termin zu beantworten. Zwar hatte ich meine Therapie begonnen, weil ich mir praktische Hilfe bei den *vernünftigs-*

ten Entscheidungen über meine Zukunft erhoffte, doch mein Therapeut wies mich ständig an, in mich hineinzuschauen und die Antworten in meinen Träumen zu suchen.

In manchen Wochen fuhr ich voller Unbehagen zu meinem Termin, ohne einen einzigen Traum in meinem Traumtagebuch notiert zu haben. Vor mir lag eine Sitzung, in der es nichts zu besprechen gab. Nach einigen Monaten erinnerte ich mich jedoch immer häufiger an Träume, und sie wurden detaillierter und intensiver. Ich staunte über die Schönheit, die Handlung und die Komplexität der »inneren Filme«, die ich jede Nacht anschaute. Wie sich herausstellte, hatten die kunstvollsten Träume, die mit den stärksten Gefühlen einhergingen, die größte Bedeutung für mich. Da ich meine Träume jeden Morgen aufschrieb und dann über sie nachdachte, ob zusammen mit meinem Therapeuten oder ohne ihn, erreichte ich allmählich einen Punkt, an dem ich imstande war, mich mit meiner inneren Datenbank voller emotionaler Erinnerungen zu verbinden, und statt Rat bei Freunden und Kollegen zu suchen, begann ich meiner inneren Weisheit, die sich in diesen Träumen widerspiegelte, immer mehr zu vertrauen, wenn ich wichtige Entscheidungen treffen musste.

Aber die Traumanalyse ist nicht die einzige Möglichkeit, sich auf Bauchgefühle einzustimmen. Sie können auch auf andere Weise lernen, auf Ihre Bauchgefühle zu hören, und zwar mit Methoden, die weniger mühselig und teuer sind als die jungsche Psychoanalyse. Die Hypnose nach Erickson ist eine davon. Milton Erickson, ein berühmter Hypnosetherapeut, war ein Meister darin, seine Patienten in eine Trance zu versetzen, indem er zur Einleitung der Hypnose seine durchdachten und sorgfältig formulierten Geschichten abwechselnd an die rationale, bewusste (linke) Gehirnhälfte und die verständige/intuitive, unbewusste (rechte) Gehirnhälfte richtete. Während Erickson die Hypnose einleitete, vertraute der Patient der unbewussten Gehirnhälfte immer mehr und verzichtete auf jeden Versuch, die Dinge durch rationales, lineares Denken zu steuern. Hypnose ist nicht nur eine sehr wirksame Methode, das Gehirn rasch von der Konzentration auf die äußere Welt auf Introspektion umzuschalten und dabei eine Trance herbeizuführen. Wiederholte Behandlungen mit der Hypnotherapie nach Erickson ändern auch die Art und Weise, wie Patienten wichtige Entscheidungen treffen, wenn sie sich nicht in Trance befinden. Mit der Zeit lernten viele der Patienten, die Erickson regelmäßig aufsuchten, immer besser, dieser inneren Weisheit zu vertrauen und ihre Entscheidungen danach auszurichten.

Fazit

Wir verwenden den Begriff »Bauchgefühl« häufig in alltäglichen Gesprächen, ohne zu wissen, dass eine enorme Menge sich häufender wissenschaftlicher Belege den biologischen Unterbau für dieses Wort liefert. Die Qualität, die Genauigkeit und die tiefer liegenden Verzerrungen dieses Dialogs zwischen Darm und Gehirn sind individuell verschieden. Manche Darmempfindungen werden in High Fidelity aufgezeichnet und unterschwellig wiedergegeben: Obwohl solche Filme wie Träume nur selten unser Bewusstsein erreichen, spielen sie wahrscheinlich im Hintergrund eine wichtige Rolle bei unseren emotionalen Zuständen. Zudem sind manche Menschen anscheinend empfindlicher und nehmen alle Signale aus dem Darm wahr. Vielleicht glauben sie, immer schon einen »empfindlichen Magen« gehabt zu haben, oder ihre Mutter hat ihnen erzählt, sie hätten als Baby öfter unter Koliken gelitten. Manche lernen, mit dieser Hypersensibilität zu leben und sie als Teil ihrer Persönlichkeit zu akzeptieren. Sie behaupten, sie reagierten empfindlicher auf Nahrungsmittel und Medikamente, und sie spüren tatsächlich Schmetterlinge im Bauch, wenn sie Angst haben. Andere leiden an verbreiteten Magen-Darm-Störungen wie RDS, da ihr Gehirn, das ständig mit anomalen Signalen aus dem Darm überflutet wird, aufgrund dieser empfangenen Signale unangemessene Darmreaktionen auslöst.

Wenn wir uns auf unsere Bauchgefühle einstimmen und die Rolle verstehen, die unsere persönliche Sammlung von Erinnerungen bei unseren darauf beruhenden, intuitiven Entscheidungen spielt, und wenn wir uns vor Augen halten, dass alles, was wir zur Beeinflussung der Aktivität unserer Darmmikroben tun – ob durch unsere Ernährung oder durch Medikamente –, sich möglicherweise auch auf unsere Emotionen und Zukunftserwartungen auswirkt, können wir das riesige Potenzial der Darm-Mikrobiom-Gehirn-Achse erschließen.

Angesichts der großen Bedeutung der Entscheidungen, die auf Bauchgefühlen beruhen, mag es seltsam erscheinen, dass es kein offizielles Verfahren gibt, um diese erstaunliche Fähigkeit zu schulen und zu optimieren. In der Schule jedenfalls lernen wir nichts darüber, und viele Eltern empfehlen ihren Kindern nicht, auf ihren Darm zu hören, sondern betonen vielmehr, wie wichtig es sei, die Dinge logisch zu durchdenken (auch das ist selbstverständlich eine wertvolle Fähigkeit, die impulsive Heranwachsende üben sollten). Das oberste Dogma der modernen Gesellschaft lautet: Triff rationale Entscheidungen, und gehe davon aus, dass die Welt linear und vorhersehbar ist und dass du die besten Entscheidungen treffen kannst, wenn dir genügend Informationen über die Welt vorliegen. Ich bin fest davon überzeugt, dass wir die biologischen Grundlagen intuitiver Entscheidungen besser verstehen müssen und die Schulung dieser Fähigkeiten als Ziel betrachten sollten, für dessen Erlangung es sich lohnt, unsere mentale Energie zu investieren – dann steht uns eine Reihe verschiedener Strategien zur Verfügung, um unsere Fähigkeit und unsere Neigung zu verbessern, später im Leben Entscheidungen auf der Grundlage von Bauchgefühlen zu treffen.

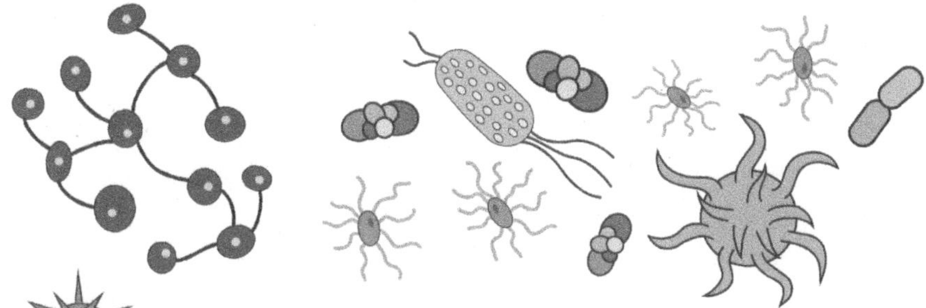

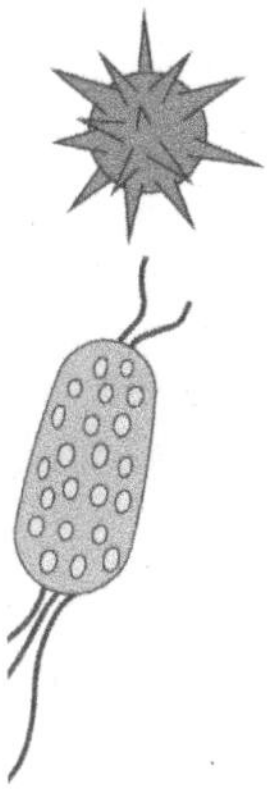

Teil 3

OPTIMALE GESUNDHEIT FÜR DAS GEHIRN UND DEN DARM

KAPITEL

8

Die Bedeutung des Essens – Lektionen von Jägern und Sammlern

Überall auf der Welt ist das Essen für uns Menschen ein wichtiges Gemeinschaftserlebnis. An Feiertagen setzen wir uns als Familie zusammen, erzählen einander Geschichten, hören zu und lachen miteinander. Wir treffen uns mit neuen Freunden zum Abendessen, und manchmal werden sie mehr als Freunde. Wir frühstücken mit Kollegen, gehen mit Kunden zum Mittagessen und veranstalten Abendessen, zu denen jeder etwas Essbares mitbringt. Und häufig brechen wir bei gesellschaftlichen Anlässen gemeinsam Brot.

Doch weil das moderne Leben hektischer wird, verändern sich auch unsere Essgewohnheiten. Nur noch selten setzen wir uns mit der Familie an den Tisch, stattdessen greifen wir immer öfter zu Fast Food, Tiefkühlgerichten und industriell verarbeiteten Snacks oder bestellen unser Essen beim Lieferservice. Seit einigen Jahrzehnten beschleicht uns das Gefühl, dass die Ernährung, die für unsere Existenz von zentraler Bedeutung ist, immer *un*natürlicher wird. Die Gegenreaktion zu diesem Trend, die sich in Naturkost-Restaurants, Bauernmärkten und der Slow Food-Bewegung ausdrückt, enthüllt eine tiefere Sehnsucht nach dem, was wir durch die Modernisierung verloren haben – wir wollen herausfinden, was an unserer Nahrung gut und natürlich und gesund ist.

Wie können wir zurückholen, was wir verloren haben? Wir können uns zunächst an die Wissenschaft wenden. Unser Verdauungssystem, die Darmmikroben und das Gehirn haben sich Millionen Jahre lang gemeinsam entwickelt und dabei unsere instinktive Fähigkeit verfeinert, Nahrungsmittel zu finden, zu ernten und zuzubereiten, die gut für uns sind, und ungesundes Essen zu meiden. Und fast die ganze Zeit über haben wir unsere Nahrung gesammelt und erbeutet. Kann die Kost der frühen Jäger und Sammler uns die richtige Richtung zeigen?

Gleichzeitig dürfen wir nicht vergessen, dass es enorm viele unterschiedliche Ernährungsweisen gibt, mit denen Menschen erfolgreich leben können: von den Knollen, Beeren und Früchten, die tansanische Jäger und Sammler von Hand ernten, bis zu den Seehunden, Walen und Narwalen der fleischliebenden Inuit. Traditionelle Kulturen leben seit Generationen von den verschiedensten Nahrungsmitteln. Dank der Anpassungsfähigkeit des Verdauungssystems ist es den Menschen gelungen, sich unter völlig verschiedenen klimatischen und ökologischen Bedingungen mit Nahrung zu versorgen.

Dieses Kunststück verdanken wir zum Teil unserem erstaunlichen Magen-Darm-Trakt und seiner Verbindung mit der Rechenleistung unseres Nervensystems. Im Laufe von Millionen Jahren hat die Evolution den Darm so perfektioniert, dass er alles, was wir essen und trinken, wahrnimmt, erkennt und in Form von Mustern aus Hormonen und Nervenimpulsen codiert, die er an regulierende Gehirnzentren schickt. Doch wie wir gesehen haben, ist das alles in erheblichem Umfang auch ein Verdienst der Darmmikrobiota, die sich um den Teil unseres Essens kümmert, den der Dünndarm nicht resorbieren kann. Als Kollektiv sind die menschlichen Darmmikroben unglaublich vielfältig und wunderbar anpassungsfähig. Im Laufe von Jahrmillionen sind sie für unseren Verdauungsprozess unentbehrlich geworden.

In der westlichen Industriegesellschaft ist es heute schwierig, eine unnatürliche Ernährung zu vermeiden, weil unsere Lebensmittel eine Menge Süßstoffe, Emulgatoren, Aromastoffe und Farbstoffe enthalten, ebenso wie überflüssiges Fett und Zuckerzusätze; sie sind regelrechte Kalorienbomben. Da unser Essen die Aktivität unserer Mikrobiota beeinflusst, stellt sich die Frage, wie diese Mikrobiota aussähe, würden wir die Nahrung zu uns nehmen, mit der unser Körper sich entwickelt hat. Was sagt unser ererbtes Mikrobiom dazu? Können wir jemals wissen, wie es beschaffen war?

Ja, das können wir. Wenn wir mehr über die Kost unserer Vorfahren lernen, finden wir vielleicht sogar einige Antworten auf die nie endenden Fragen, welche Ernährungsweise für unseren Körper und unseren Geist am besten ist: die Variante mit viel Fett und Eiweiß und wenig Kohlenhydraten, eine vielseitige Kost mit reichlich Obst und Gemüse, die extreme Form der veganen Ernährung oder die Mittelmeerküche als schmackhafter Kompromiss? Wenn wir diesen Fragen nachgehen, können wir einen Blick in eine Zeit werfen, als unser Gehirn, unser Darm und unsere Darmmikroben in Harmonie miteinander lebten, einen Blick auf eine Ernährung, die die Evolution uns zugedacht hat.

Ein Weg zu diesem Ziel ist das Studium von Gesellschaften, die immer noch eine prähistorische Lebensweise führen und deren Kost sich wenig von der Kost unterscheidet, an die unser Körper sich im Laufe von Zehntausenden von Jahren angepasst hat. Ich meine damit die letzten »primitiven« Bauern oder Jäger und Sammler: beispielsweise die in ländlichen Gebieten lebenden Malawier oder die Yanomami.

Ernährungsratschläge von den Yanomami

Vor vierzig Jahren machte ich eine faszinierende persönliche Erfahrung, die mir einen unmittelbaren Einblick in das Leben und die Essgewohnheiten der Yanomami erlaubte. Ich befand mich auf einer Reise, die mich in den venezolanischen Urwald führte, in einen Teil des Amazonas-Regenwaldes, der die Heimat eines Naturvolks am Oberlauf des Orinoco ist.

Als ich 2013 in Bethesda, Maryland, an einer großen wissenschaftlichen Konferenz über das Darmmikrobiom teilnahm, wurden unerwartet meine Erinnerungen an diese Zeit im Regenwald geweckt. Das Thema der Konferenz lautete: »Die Wissenschaft vom menschlichen Mikrobiom: Zukunftsvisionen«. Unter den Vortragenden war die Ökologin und Mikrobiologin Maria Gloria Dominguez-Bello, eine international anerkannte Wissenschaftlerin, die bahnbrechende Arbeiten darüber veröffentlicht hat, wie die Art der Entbindung die Mikrobiota Neugeborener beeinflusst. Sie gehörte außerdem zu einem Forscherteam, das die Zusammensetzung der Darmmikrobiota bei verschiedenen Volksgruppen untersuchte, unter anderem bei südamerikanischen Indianern und bei Einwohnern nordamerikanischer Städte.

Als ich ihre Dias über indigene Menschen am Orinoco sah, traute ich meinen Augen nicht: Die Bilder dieser kleinen, schönen Menschen mit ihren typischen Gesichtszügen und einzigartigen, mönchsähnlichen Frisuren erinnerten mich sofort an das Jahr 1972, als ich das Glück hatte, einen Dokumentarfilmer als Kameraassistent auf einer Expedition zu den Yanomami begleiten zu dürfen. Es war mein erstes Jahr an der Universität, und ich zögerte nicht, ein halbes Jahr auszusetzen und an diesem einzigartigen Abenteuer teilzunehmen.

Da ich damals nicht viel über Anthropologie oder Medizin wusste – geschweige denn über die Darmmikrobiota, die noch nicht einmal in ihrer vollen Größe entdeckt worden war –, nahm ich hauptsächlich deshalb an dieser Expedition teil, weil ich abenteuerlustig war und es mich faszinierte, an der Produktion eines Dokumentarfilms mitzuwirken. Als ich mich auf die Expedition vorbereitete, erfuhr ich von einem einzigartigen Aspekt der Yanomami-Ernährung: Sie verzichten vollständig auf Salz im Essen. Mehrere Studien sehen einen Zusammenhang zwischen dem geringen Natriumkonsum der Yanomami und dem Umstand, dass sie von Bluthochdruck und seinen medizinischen Komplikationen fast gänzlich verschont bleiben.

Heute, nach jahrzehntelanger klinischer Praxis und der Erforschung des komplexen Dialogs zwischen dem Gehirn, dem Darm und dem Mikrobiom, habe ich erkannt, dass die Kost der Yanomami weitere faszinierende Aspekte aufweist, die nicht nur ihre Gesundheit, sondern möglicherweise auch ihre Psyche und ihr Verhalten beeinflussen.

Ich erzähle diese persönliche Geschichte, weil die Yanomami zu den wenigen Menschengruppen auf der Welt gehören, die heute noch so leben wie unsere Ahnen vor Zehntausenden von Jahren. Das Studium ihrer Essgewohnheiten und ihres Darmmikrobioms verschafft uns ein Fenster in die Vergangenheit, in die Periode, als Menschen und Mikroben mit ihrem gemeinsamen symbiotischen Leben begannen. Diese Forschung kann uns Hinweise darauf geben, wie unsere Darmmikroben sich entwickelt haben und welche Folgen das für unser Wohlbefinden heute hat.

Zusammen mit den anderen beiden Mitgliedern unseres Filmteams lebte ich zwei Monate lang in einem Yanomami-Dorf. Ich hatte die Chance, ihr tägliches Leben zu beobachten und selbst zu erfahren, auch die Art und Weise, wie sie ihre Nahrung sammelten, zubereiteten und verzehrten. Ich sah und kostete, was sie täglich aßen, und lernte auch ihre einzigartigen emotionalen Verhaltensweisen kennen, von der liebevollen Beziehung zwischen Vätern und ihren neugeborenen Kindern bis zu den gewalttätigen rituellen Faustkämpfen während eines großen Festes und den Vorbereitungen auf einen Krieg gegen ein anderes Dorf.

Zunächst fand ein langes und geräuschvolles Ritual statt, das uns miteinander vertraut machen sollte. Alle Dorfbewohner berührten uns am Kopf, im Gesicht, an der Brust und an den Armen. Nachdem jeder von uns eine Hängematte bekommen hatte, ignorierten die Dorfbewohner die Filmemacher, die mitten unter ihnen lebten, weitgehend – abgesehen von den Kindern, die alles anfassen und als Spielzeug benutzen wollten, was wir in unseren Rucksäcken hatten, auch unsere Kameras. Das verschaffte uns die einzigartige Gelegenheit, ihren Alltag zu beobachten und zu filmen – ihr Leben als Wildbeuter und Sammler. Bei den Yanomami herrscht eine strenge Arbeitsteilung, was die Nahrungssuche anbelangt: Die Männer jagen Vögel, Affen, Rehe, Wildschweine und Tapire (all diese wilden Tiere haben sehr wenig Körperfett), was bis zu 60 Prozent ihrer Zeit beanspruchen kann. Oft schauten wir zu, wie mehrere Männer mit Pfeil und Bogen in den frühen Morgenstunden das »Shabono« genannte Rundhaus verließen und später am Tag mit ihrer Beute zurückkehrten. Das Fleisch dieser Tiere wird geröstet oder gebacken. Da sie weder Öl noch tierisches Fett verwenden, wird nichts gebraten. Die Frauen hängen die zubereiteten Fleischstücke an einen Pfahl innerhalb des Familienbereichs, ebenso Affenköpfe und Stücke von Schlangen, Fröschen und Vögeln neben Kochbananenbündeln.

Oft konnten wir beobachten, wie Mitglieder einer Familie tagsüber an diesen Vorräten knabberten, und ich wurde ebenfalls dazu eingeladen. Obwohl im Wald viele Tiere leben, machen tierische Produkte nur einen kleinen Bruchteil der Yanomami-Kost aus. Außerdem erfuhren wir, dass die Yanomami nie ihre Haustiere essen und Vogeleier nur bei spirituellen Anlässen und Zeremonien verspeisen. Die Frauen sind für die Pflege der Gärten zuständig. Sie bauen eine Süßkartoffelart, Kochbananen und Tabak an. Wir filmten sie, während wir ihnen auf ihren ausgedehnten Streifzügen durch den Wald folgten, wo sie Raupen, Termiten, Frösche, Honig und Sämlinge sammelten. Sowohl Männer als auch Frauen fingen Fische im klaren Wasser der Flüsse. Zur Nahrungsbeschaffung legen alle lange Strecken im Regenwald zurück, und es war nicht einfach, in diesem feuchtheißen Klima mit ihnen Schritt zu halten.

Das Überleben der Yanomami-Familien hängt von dem enormen Artenreichtum des Waldes ab, und ihre vielfältige Umwelt spiegelt sich in der Vielfalt ihres Darmmikrobioms wider. Früchte und Gemüse sind Hauptnahrungsmittel, außerdem verwenden sie zahlreiche pflanzliche Produkte für andere Zwecke. Beispielsweise nutzen sie verschiedene aus Pflanzen gewonnene Gifte, um ihre Pfeilspitzen zu tödlichen Waffen beim Fischen und Jagen zu machen, und Hunderte von verschiedenen Pflanzen, Beeren und Samenkernen dienen nicht nur als Nahrung, sondern auch als Arznei- oder

Rauschmittel. Manche Nahrungsmittel werden fermentiert und versorgen die Yanomami mit Mikroorganismen aus der Natur. Wir schauten zu, wie eine Gruppe von ihnen eine Menge Kochbananen zerquetschte und mit dem Brei einen Einbaum füllte. Sobald die natürliche Gärung den dünnen Brei in ein alkoholisches Getränk verwandelt hatte, tranken die Männer große Mengen davon – mit sichtbaren Folgen für ihr Verhalten. Vielleicht hatten die Yanomami im Laufe von Jahrhunderten durch Versuch und Irrtum gelernt, dass Verbindungen aus Nahrungs- und Heilpflanzen bestimmte Signale und somit Wirkungen im Gehirn und im Darm auslösen.

Insgesamt war die Kost der Yanomami reich an pflanzlichen Nahrungsmitteln. Gelegentlich wurde sie durch ein paar Bissen Fisch und Fleisch ergänzt. Doch im Gegensatz zu den verarbeiteten, mit Fett angereicherten Produkten aus Rind- und Schweinefleisch, aus denen in den modernen westlichen Industriegesellschaften der größte Teil der Fleischkost besteht, stammte das Fleisch, das die Yanomami aßen, von wilden, mageren, gesunden Tieren. Die Yanomami leben weit weg von den Ernährungsgurus, die heutzutage die Regale der Buchhandlungen füllen und uns in Fernsehsendungen begegnen; aber ihre Kost steht im Einklang mit Michael Pollans bekanntem Rat aus seinem Buch *Das Omnivoren-Dilemma*: »Essen Sie echte Lebensmittel, nicht zu viel, vorwiegend Pflanzen.«

Ich will Ihnen keinesfalls raten, Jäger und Sammler zu werden, und ich glaube auch nicht, dass wir uns alle wie Steinzeitmenschen ernähren müssen, um optimal gesund zu bleiben. Die Angehörigen dieser indigenen Völker sind kleinwüchsig (was für Jäger und Sammler im Wald ein Vorteil ist), ihre Lebenserwartung kommt der unseren nicht einmal nahe, und viele von ihnen sterben im Krieg und an Verletzungen. Wenn wir ihre Lebensweise studieren, haben wir dennoch die einzigartige Chance, etwas darüber zu lernen, wie eng die Ernährung und das Darmmikrobiom miteinander verbunden sind und wie sie die Gesundheit des Menschen fördern können.

Ist die »nordamerikanische« Ernährung gut für die Darmmikroben?

Kann eine fettarme Ernährungsweise, die auf einer reichhaltigen und vielfältigen pflanzlichen Kost und zu einem kleinen Teil auf Fleisch basiert, zur Gesundheit unserer Darmmikrobiota beitragen? Und hat unsere moderne westliche Ernährung nordamerikanischer Prägung die menschliche Darmmikrobiota zum Schlechteren verändert? Erst in den letzten paar Jahren haben Wissenschaftler damit begonnen, einige Antworten auf diese Fragen zu finden.

Vor einigen Jahren untersuchten Tanya Yatsunenko, Maria Gloria Dominguez-Bello und ein Team von bedeutenden Mikrobiom-Experten unter der Leitung von Jeffrey Gordon von der Washington University die Zusammensetzung des Darmmikrobioms der Guahibos (eines indigenen Stammes, der in derselben Region wie die Yanomami am Amazonas lebt), der Menschen in einem Bauerndorf in Malawi im südlichen Afrika und von nordamerikanischen Großstadtbewohnern. Die Forscher verwandten eine moderne Methode namens Metagenomik: Sie isolierten alle Darmmikroben aus Stuhlproben, reinigten die Erbsubstanz (die DNA) und identifizierten dann mithilfe einer automatisierten Analysetechnik alle bakteriellen Gene. Sie stellten fest, dass die Darmmikrobiota der südamerikanischen Indianer und der malawischen Landbevölkerung aus einer ähnlichen Mikrobenmischung bestand, die sich stark von der Mikrobiota der Nordamerikaner unterschied. Dieser Befund überrascht nicht sonderlich, wenn man die völlig verschiedenen Lebens- und Ernährungsweisen in den USA und anderen westlichen Industriegesellschaften mit denen der indigenen Völker vergleicht, deren geografisches und kulturelles Umfeld ganz anders ist.

Die Malawier und die südamerikanischen Indianer unterscheiden sich genetisch und leben in verschiedenen (sub-)tropischen Regionen: Erstere im Regenwald des Amazonasgebiets, wo das ganze Jahr über ein relativ konstantes Klima herrscht, Letztere in der dürren Savanne, wo es deutlich ausgeprägte trockene und feuchte Jahreszeiten gibt. Was also ist der Grund für die Ähnlichkeit? Wie sich zeigte, essen die Menschen in beiden traditionellen Gesellschaften eine ähnliche Kost aus vielen verschiedenen pflanzlichen Produkten und nur gelegentlich mageres Fleisch von Tieren, die sie selbst gejagt haben.

In der Tat fand man bei den Malawiern und bei den südamerikanischen Indianern ein ähnliches Mikrobenmuster im Darm. Dieses Muster ist ein vielsagendes Merkmal von Menschen, deren Kost aus reichlich pflanzlichen und wenig tierischen Lebensmitteln besteht: Das Verhältnis zwischen Firmicutes und Bacteroidetes ist bei ihnen kleiner, und innerhalb des Bacteroidetes-Stammes ist das Verhältnis zwischen den Enterotypen Prevotella und Bacteroides größer. Andere Studien, die Kinder aus ländlichen Gebieten des westafrikanischen Landes Burkina Faso mit Kindern aus Florenz oder Jäger und Sammler der Hadza im Ostafrikanischen Graben Tansanias mit Erwachsenen aus Bologna verglichen, bestätigten diese entscheidenden Befunde.

Die Unterschiede zwischen diesen drei Gruppen beschränkten sich jedoch nicht auf bestimmte Mikrobenstämme. Viel beunruhigender ist, dass Menschen mit einer typisch nordamerikanischen Ernährungsweise, verglichen mit Menschen mit einer prähistorischen Lebensweise, bis zu ein Drittel ihrer mikrobischen Vielfalt verloren haben. Diese massive Veränderung unseres Ökosystems im Darm ist unmittelbar vergleichbar mit dem geschätzten dreißigprozentigen Verlust der Biodiversität, die unser Planet seit 1970 erlebt hat und der sich zu einem großen Teil im Amazonas-Regenwald abspielt, in der Heimat der Yanomami. Doch der Rückgang der Biodiversität überall auf der Welt ist nicht auf Pflanzen und Tiere in subtropischen Regenwäldern beschränkt. Ökologen haben ausgefeilte mathematische Modelle entwickelt, um die Auswirkungen dieses Verlustes auf verschiedene Ökosysteme zu beschreiben. Unter der reduzierten Artenvielfalt leiden beispielsweise auch die Meerestiere auf den Korallenriffen und die Bienen und Monarchfalter in Nordamerika. Doch helfen uns die Erkenntnisse, die Ökologen aus der Untersuchung des Verfalls der Ökosysteme unseres Planeten gewonnen haben, dabei, die Folgen der abnehmenden Biodiversität in unserem Darm zu verstehen? So wie eine größere Vielfalt natürliche Systeme widerstandsfähig gegen Erkrankungen macht, geht eine größere Vielfalt und Fülle der Darmmikrobiota und ihrer Metaboliten mit einer größeren Widerstandskraft des Wirtes gegen Infektionen, Antibiotika, variierende Nährstoffversorgung, krebserregende Chemikalien und chronischen Stress einher.

Natürlich sind nicht alle Nordamerikaner Anhänger der »typisch amerikanischen« Ernährungsweise. Ähnlich wie reine Agrargesellschaften und Naturvölker nehmen Vegetarier weniger gesättigtes Fett und Cholesterin und mehr Obst, Gemüse, Vollkornprodukte, Nüsse, Sojaprodukte, Ballaststoffe und Phytochemikalien (pflanzliche Inhaltsstoffe) zu sich. Es liegen zahlreiche wissenschaftliche Beweise dafür vor, dass eine Kost, die reich an pflanzlichen und arm an tierischen Produkten – vor allem Fett – ist, eindeutige gesundheitliche Vorteile hat. Viele Studien belegen beispielsweise, dass bei Menschen, die sich vegetarisch oder vegan ernähren, Adipositas, das metabolische Syndrom, Herz-Kreislauf-Erkrankungen, Bluthochdruck und Schlaganfälle seltener vorkommen. Auch das Krebsrisiko ist geringer. Leider gibt es bisher nur sehr wenige Hinweise darauf, dass solche Ernährungsweisen auch unmittelbare Vorteile für die Gesundheit des Gehirns haben – also Vorteile, die nicht nur bessere körperliche Gesundheit widerspiegeln.

Die Unterschiede hinsichtlich der Größe und Vielfalt der Darmmikrobiota bei Erwachsenen in der Studie von Yatsunenko und Kollegen waren gewiss eindrucksvoll. Aber die Forscher stellten auch fest, dass Unterschiede in Bezug auf die Darmmikrobiome zwischen südamerikanischen Indianern und afrikanischen Bevölkerungsgruppen einerseits und nordamerikanischen Stadtbewohnern andererseits nicht unbedingt von der Lebensweise der erwachsenen Probanden abhingen, sondern bereits in den ersten drei Lebensjahren auftraten und bis ins Erwachsenenalter bestehen blieben. Was könnten die Gründe für diese unterschiedlichen Darmmikrobiota schon so früh im Leben sein, noch bevor Kleinkinder die gleiche Kost wie Erwachsene bekommen?

Wo alles beginnt

Das Essen spielt für die Gesundheit des Darms und des Gehirns sowie für die Interaktionen dieser beiden wichtigen Organe eine entscheidende Rolle. Die enge Beziehung beginnt schon mit der Geburt. Als Erwachsene wollen wir möglichst gesund sein, doch die Ergebnisse der Yatsunenko-Studie erinnern uns daran, dass einige der folgenreichsten Einflüsse des Essens auf das Darmmikrobiom stattfinden, lange bevor wir selbst entscheiden können, was wir essen und zu welchen Probiotika wir greifen. Die frühen Einflüsse der Ernährung auf unser Darmmikrobiom legen den Grundstein für unsere mikrobische Vielfalt und unsere Widerstandskraft gegen Erkrankungen als Erwachsene. Fehler bei dieser frühen Programmierung können unser Risiko für zahlreiche Gesundheitsprobleme vergrößern, von Adipositas bis RDS. Das Darmikrobiom eines Kindes wird schon bei der Geburt geformt; doch auch die Nahrung, die eine Mutter ihrem Baby gibt, spielt eine sehr wichtige Rolle bei diesem Prozess. Eine Studie der Mikrobiologin Ruth Ley von der Cornell University und ihres Teams bestätigte den wichtigen Einfluss der Ernährung auf die Darmmikrobiota eines gesunden männlichen Babys, das zwischen seiner Geburt und einem Alter von zweieinhalb Jahren sechzigmal untersucht wurde.

Der Junge wurde in den ersten viereinhalb Monaten seines Lebens nur gestillt. Anfangs stellten Ley und ihre Kollegen fest, dass das Mikrobiom des Kindes reich an Spezies war, die die Verdauung von Milchzucker fördern. Es handelte sich überwiegend um Bifidobakterien und einige Laktobazillen. Aber noch bevor der Junge Babynahrung oder einen Bissen feste Nahrung bekam, tauchten Darmmikroben wie Prevotella auf, die komplexe Kohlenhydrate aus Pflanzen verstoffwechseln können. Die Darmmikrobiota war also bereits auf feste Nahrung vorbereitet, bevor der Junge welche gegessen hatte.

Die Mutter stillte ihn, bis er neun Monate alt war, dann gaben ihm die Eltern nach und nach Nahrungsmittel wie Reisflocken und Erbsen, schließlich aß er mit den Eltern am Tisch. Sobald das Kind auf feste Nahrung umgestellt wurde, veränderte sich seine Mikrobiota erneut: Sie bestand nun aus Mikroben, die pflanzliche Kohlenhydrate vergären können.

In den ersten Lebensmonaten befanden sich relativ wenige Spezies im Darm des Babys, und Ereignisse wie ein Fieber, die Einführung von Erbsen als Teil seiner Kost sowie eine Behandlung mit Antibiotika wegen einer Ohrenentzündung führten zu einer starken Veränderung seiner Mikrobiota. Doch die Vielfalt nahm monatlich zu, und als der Junge zweieinhalb Jahre alt war, hatte sich sein Darmmikrobiom stabilisiert und glich dem eines Erwachsenen.

Dank dieser und anderer Studien ist heute offensichtlich, dass die ersten zweieinhalb bis drei Jahre unser Darmmikrobiom für das ganze Leben formen. Es ist, als gründe der Körper eines Kindes ein Sinfonieorchester, in dem jede Darmbakterienart ein bestimmtes Instrument spielt. Zu Beginn spielen die Musiker vor; einige werden eingestellt, andere nicht, und viele Plätze bleiben leer. Im Alter von zweieinhalb Jahren ist das Orchester jedoch voll besetzt, und die meisten Spieler haben einen Job fürs Leben. Je nach den Umständen und der zugeführten Nahrung ist dieses Orchester fähig, ein Repertoire aus verschiedenen Melodien zu spielen.

Die wichtige Rolle der Ernährung bei der Entwicklung des kleinkindlichen Darm-Gehirn-Dialogs

Als wir in den letzten Jahren mehr über den Zusammenhang zwischen dem Gehirn, dem Darm und dem Mikrobiom erfuhren, dachte ich gelegentlich an die Yanomami-Frau im Teenageralter zurück, die im venezolanischen Dschungel ein Baby geboren hatte und deren Umgang mit dem Neugeborenen ich mehrere Wochen lang beobachten konnte. Die junge Mutter schloss sich immer wieder den anderen Frauen im Dorf an, um Nahrung zu sammeln, während sie das mit einem Gurt gesicherte Baby an der Brust und am Bauch trug und es den ganzen Tag lang stillte.

Das Kind schien völlig gesund zu sein, und gestützt auf meine Beobachtungen und die Erkenntnisse, die Forscher seither gewonnen haben, gehe ich davon aus, dass der Darm des Kindes und seine Darmmikrobiota einen gesunden Start hingelegt hatten und Mikroorganismen in großer Fülle und Vielfalt aufwiesen. Dieses Kind war von Geburt an nicht nur der enormen mikrobischen Vielfalt seiner natürlichen Umgebung ausgesetzt, sondern auch den einzigartigen Bestandteilen der Nahrung, die es von seiner Mutter bekam.

Wir wissen heute, dass die Nahrung eines Kleinkindes, vor allem die Muttermilch, dazu beiträgt, den Darm mit der ersten gesunden Mikrobenmischung zu versorgen. Denken Sie daran, dass die Zusammensetzung der Muttermilch entscheidend von der Ernährung der Mutter abhängt. Neuere Studien belegen, dass die Ernährung einer stillenden Mutter großen Einfluss auf das Risiko des Babys hat, später im Leben am metabolischen Syndrom zu erkranken oder adipös zu werden, was zu einem Gutteil auf die frühe Programmierung der Darmmikrobiota des Kindes zurückzuführen ist. Mütter wussten schon immer, dass Muttermilch die optimale Nahrung für Kleinkinder ist, und Wissenschaftler haben in jüngster Zeit unerwartete Mechanismen entdeckt, die diesen gesundheitlichen Nutzen bewirken. Muttermilch weist nicht nur alle Nährstoffe auf, die ein Kind für seine Entwicklung braucht, sondern auch Präbiotika, Verbindungen, von der sich bestimmte Bakterienstämme ernähren. Zudem enthält sie Oligosaccharide, komplexe Kohlenhydrate, die aus drei bis zehn verketteten Zuckermolekülen bestehen und wichtig für die Entwicklung der Darmmikrobiota des Babys sind, weil sie das Wachstum nützlicher Bakterien selektiv fördern. Diese Kohlenhydrate, Humanmilcholigosaccharide (HMO) genannt, bilden den drittgrößten Bestandteil der Muttermilch. Bisher wurden mehr als 150 verschiedene HMO-Moleküle identifiziert.

Das Faszinierende an den HMOs ist, dass der Körper der Frau sie herstellt, obwohl der menschliche Darm sie nicht verdauen kann. Diese Moleküle widerstehen der Säure im Magen des Kindes und den Verdauungsenzymen des Pankreas und des Dünndarms. Daher erreichen sie unversehrt das Ende des

Dünndarms und des Dickdarms (wo die große Mehrheit der Darmmikroben lebt). Sobald sie am Ziel sind, füttern sie nützliche Mikrobiota, vor allem Bifidobakterienstämme, die in der Lage sind, sie in kurzkettige Fettsäuren und andere Metaboliten aufzuspalten. Durch diese Aufspaltung entsteht ein Milieu, welches das Wachstum nützlicher Mikroben fördert und potenzielle Krankheitserreger hemmt. Das erklärt zum Teil, warum Kleinkinder, die nicht gestillt werden, im Stuhl weniger Bifidobakterien haben als jene, die einen Muttermilchersatz bekommen. David Mills von der University of California, Davis, einer der weltweit führenden Experten für die Bestandteile von Muttermilch, hat darauf hingewiesen, dass HMOs die einzigen Nährstoffe sind, deren Zweck es ist, die Mikrobiota von Babys zu ernähren. Im Laufe der Evolution wurden diese Moleküle eindeutig deshalb entwickelt, um zur Programmierung der Darmmikrobiota von Babys beizutragen und sie gleichzeitig vor Krankheitserregern zu schützen. Das erreichen sie unter anderem dadurch, dass sie die Dominanz des *Bifidobacterium infantis* (einer Bakterie, die Expertin im Verdauen von HMOs ist) begünstigt und dadurch die Vermehrung potenziell schädlicher Bakterien hemmt, Konkurrenten um die begrenzte Nährstoffmenge. Zudem haben HMOs eine unmittelbare antimikrobische Wirkung gegen solche Krankheitserreger, da sie es Mikroben erschweren, Kleinkinder zu infizieren. HMOs sind also äußerst wichtig für die Entwicklung eines gesunden Mikrobioms bei Kleinkindern und für den zeitweiligen Schutz gegen Darmentzündungen, solange das kindliche Mikrobiom eine geringe Vielfalt aufweist (es besteht aus einer begrenzten Anzahl von Mikrobenstämmen und -spezies) und noch nicht imstande ist, Infektionen wirksam abzuwehren.

Die Evolution hat dafür gesorgt, dass der fast mikrobenfreie Fetus problemlos in eine Welt überwechselt, in der es von Mikroorganismen wimmelt. Zuerst bewirkt das einzigartige vaginale mikrobische Milieu der Mutter, dass der sterile Darm des Neugeborenen mit Mikroorganismen geimpft wird, dann fördern spezifische Moleküle in der Muttermilch das Wachstum dieser Mikroorganismen so lange, bis das heranwachsende Kind seine eigene einzigartige Mikrobiota aufgebaut hat.

Während meiner zwei Monate bei den Yanomami sah ich auch Mütter, die Kinder im Alter von über zwölf Monaten stillten. Sie stillten sie drei volle Jahre lang, fügten dieser frühen Kost aber nach dem ersten Jahr Kochbananen hinzu. Das ist in vielen anderen traditionellen Gesellschaften ebenfalls üblich. Während dieser Zeit nimmt nicht nur das Darmmikrobiom des Kindes Gestalt an, sondern auch sein Gehirn. Die Gehirnentwicklung setzt sich durch das Jugendalter hindurch fort, doch die ersten paar Lebensjahre sind besonders wichtig. Könnte das Stillen die Kommunikation zwischen dem Darm, der Mikrobiota und dem Gehirn verändern und die gesunde Entwicklung wichtiger Schaltkreise und Systeme im Gehirn fördern?

Langzeitstudien mit gestillten Kleinkindern legen das nahe. Im Rahmen mehrerer langfristig angelegter Studien haben Wissenschaftler solche Kinder beobachtet, wie sie heranwuchsen, und während dieser Zeit ihre kognitiven und intellektuellen Fähigkeiten gemessen. Studien, bei denen die Forscher jahrelang periodisch Messungen vornehmen, sind eine Art Film, der den Ablauf eines bestimmten Prozesses wiedergibt. Am wichtigsten ist, dass sie Ursachen und Wirkungen verdeutlichen können. Die Langzeitstudien mit gestillten Kleinkindern zeigen, dass das Gehirn umso größer wird und dass die kognitive Entwicklung umso erfolgreicher ist, je länger ein Kind gestillt wird.

Stillen kann sogar die emotionale und soziale Entwicklung eines Babys fördern. Vor Kurzem testeten Wissenschaftler des Max-Planck-Instituts für Kognitions- und Neurowissenschaften in Leipzig acht Monate alte Kinder, die bis dahin nur Muttermilch bekommen hatten, auf ihre Fähigkeit, Emotionen anhand der Körpersprache eines Menschen zu erkennen. Dazu zeigten sie ihnen Bilder einer Person, die glücklich war oder sich fürchtete. Die Ergebnisse waren eindeutig: Die länger gestillten Kleinkinder reagierten häufiger auf eine Körpersprache, die Freude ausdrückte, als diejenigen, die weniger lang gestillt worden waren. Babys, die elementare Emotionen wie Fröhlichkeit oder Wut anhand des Gesichtsausdrucks und der Körpersprache erkennen, verfügen über ein fundamentales Instrument, das für ihre emotionale und soziale Entwicklung enorm wichtig ist.

Wie genau verändert das Stillen die Gehirnregionen, die für das Erlernen dieser Fähigkeiten zuständig sind? Die Ergebnisse der Leipziger Studie legen nahe, dass dies teilweise durch die Aktivierung von Oxytocin geschieht. Eine Reihe von sensorischen Reizen bewirkt, dass im Gehirn Oxytocin freigesetzt wird: sanfte Berührungen, das Stillen und bestimmte Darmempfindungen, hervorgerufen von Nährstoffen. Das Hormon wird sowohl im Gehirn der stillenden Mutter (bei ihr stimuliert es die Milchbildung) als auch im Gehirn des Kindes freigesetzt. Oxytocin stärkt das Gefühl der Zusammengehörigkeit, was darauf schließen lässt, dass seine Freisetzung beim Stillen auch die Bindung zwischen Mutter und Kind fördert. Eine Anschlussstudie zeigte, so die Wissenschaftler,, dass diese positive Wirkung des längeren Stillens von den Erbanlagen des Kindes abhängt, da sie nur bei Kleinkindern zu beobachten war, bei denen eine bestimmte genetische Variante im Signalsystem für Oxytocin vorlag.

Diese Studienergebnisse über die Beziehung zwischen dem Stillen und der emotionalen Reaktionsfähigkeit sind zwar faszinierend, aber sie beantworten nicht die Frage, welcher Aspekt für die Freisetzung von Oxytocin verantwortlich ist. »Das Stillen ist viel mehr als nur eine Mahlzeit an der Brust«, schrieben der Hauptautor Tobias Grossmann und seine Kollegen. Waren es also die angenehme Erfahrungen des Kleinkindes, die mit dem längeren Körperkontakt beim Stillen zusammenhängen, die orale Stimulierung (die ihrerseits die Freisetzung von Oxytocin bei der Mutter fördert) oder die Aufnahme von Milchzucker (der die Freisetzung von opioidähnlichen Molekülen im Gehirn anregen kann)? Oder war es irgendein Metabolit, etwa die Valium-ähnliche Aminosäure GABA, produziert von den Darmmikroben des Kleinkindes als Reaktion auf die regelmäßige Versorgung des Darms mit Oligosacchariden aus der Muttermilch, der dem Gehirn signalisierte, dass alles in Ordnung ist?

In den Gehirnscan-Studien unserer UCLA-Gruppe mit weiblichen Freiwilligen, die regelmäßig Joghurt mit probiotischen Bakterien aßen, beeinflussten die Probiotika die Aktivität einiger der emotionalen Gehirnregionen, die auch bei den gestillten Babys in der Leipziger Studie angeregt worden waren. In sehr neuen Studien stellten wir fest, dass zwischen der Größe bestimmter Gehirnregionen und der allgemeinen Zusammensetzung der Darmmikrobiota eine Verbindung besteht. Könnte es sein, das dieser Zusammenhang zwischen dem Gehirn und den Darmmikroben sich schon früh im Leben entwickelt, in einer Phase, in der sich sowohl die Gehirnstruktur als auch die Zusammensetzung der Darmmikroben noch im Aufbau befinden? Auf der Grundlage unseres heutigen Wissens erscheint es denkbar, dass die Menge der Milch-Oligosaccharide und die Dauer ihrer Lieferung an das metabolische System im Darm des Kleinkindes bei diesem Prozess eine entscheidende Rolle spielen.

Kann eine Ernährungsumstellung die Darmmikrobiota verändern?

Die Lebensbedingungen der Darmmikroben können durch eine Ernährungsumstellung grundlegend verändert werden. Allerdings besiedeln Billionen von Mikroben den Darm, und viele von ihnen vermehren sich schnell. Das bedeutet, dass die natürliche Selektion zumindest theoretisch rasant vonstattengehen könnte, und zwar so, dass die am besten angepassten Bakterien gedeihen und andere unauffällig bleiben oder absterben.

Aber das stellt nicht die einzige Möglichkeit dar. Die vorhandenen Darmmikroben könnten sich auch den neuen Bedingungen anpassen, indem sie ihre Genexpression so ändern, dass nunmehr lebenswichtige Funktionen aktiviert und andere, nicht mehr benötigte abgeschaltet werden. Um herauszufinden, welche dieser Alternativen zutrifft und wie eine umfangreiche Ernährungsumstellung die Zusammensetzung der Darmmikrobiota verändern würde, untersuchten mehrere Forschergruppen, ob unterschiedliche Ernährungsgewohnheiten bei Menschen in Industriegesellschaften zu Veränderungen der Darmmikrobiota und der von ihnen produzierten Metaboliten führen. Die von Peter Turnbaugh geleitete Gruppe an der Harvard University beobachtete, welche akuten Auswirkungen es hat, wenn gesunde Menschen von ihrer normalen Kost entweder zu einer pflanzlichen Kost (reich an Getreide, Hülsenfrüchten, Obst und Gemüse) oder zu einer fettreichen Kost (mit extrem viel Fleisch, Eiern und Käse) wechseln.

Die kurzfristige Umstellung auf eine pflanzliche oder fleischreiche Kost beeinflusste die Zusammensetzung der Darmmikrobiota. Die Veränderungen entsprachen den Ergebnissen früherer Studien über Unterschiede zwischen den Mikrobiomen grasfressender und fleischfressender Tiere und zwischen der Darmmikrobiota von Angehörigen westlicher Industriegesellschaften und Menschen mit einer prähistorischen Ernährungsweise. Interessant war, dass die Ernährung mit einem hohen Anteil tierischer Fette bei Menschen größere Auswirkungen auf die Zusammensetzung der ursprünglichen Mikrobiota und das Vorkommen bestimmter Spezies hatte als die pflanzliche Kost. Das lässt darauf schließen, dass die fleischreiche stärker von der bisherigen Ernährung der Probanden abwich als die pflanzliche Kost. Bei den Teilnehmern, die überwiegend tierische Produkte aßen, waren mehr Mikroorganismen nachweisbar, die Gallensäuren vertrugen (der Dünndarm benötigt Gallensäuren zur Fettresorption), aber weniger Bakterien, die in Pflanzen enthaltene komplexe Zuckermoleküle verstoffwechseln. Wenn Teilnehmer, die sich vor Beginn der Studie vegetarisch ernährt hatten, auf fleischreiche Kost umstellten, nahm die Zahl der Mikroorganismen ab, die bei Naturvölkern und in Agrargesellschaften stark überwiegen. Das bestätigt die Bedeutung dieser Spezies für die Verstoffwechslung pflanzlicher Kohlenhydrate.

Aber nicht nur die Zusammensetzung der Mikrobiota änderte sich nach der Ernährungsumstellung, sondern auch die Stoffwechselaktivität der Mikroben. Wie erwartet, führte die fleischreiche Kost, verglichen mit der pflanzlichen, zu einer signifikant höheren Konzentration von Produkten der Aminosäurenvergärung, während die Menge der Metaboliten aus der Kohlenhydratvergärung (vor allem der kurzkettigen Fettsäuren) zurückging.

Die Autoren der Studie wiesen darauf hin, dass die Fähigkeit der Darmmikrobiota, ihre Zusammensetzung und ihre Aktivitäten rasch zu verändern, für das Überleben der Menschheit wichtig gewesen sein könnte, weil sie eine Anpassung an die je nach Klima und Jahreszeit unterschiedliche

Verfügbarkeit von tierischer und pflanzlicher Nahrung ermöglicht hätte. Zudem habe sie wahrscheinlich einen adaptiven Wert gehabt, als unsere frühesten evolutionären Vorfahren sich zum modernen *Homo sapiens* entwickelten. Die Fähigkeit, sich leicht verfügbaren pflanzlichen Nahrungsmitteln schnell anzupassen, wenn Fleisch nur in begrenztem Umfang zu beschaffen war, sorgte womöglich für eine alternative Nährstoff- und Kalorienquelle. Die Studienergebnisse erklären möglicherweise auch, warum Menschen sich therapeutischen Diäten und Modediäten (glutenfreie Ernährung, Atkins-Diät, Paläokost, vegane Ernährung usw.) rasch anpassen können, ohne größere Nebenwirkungen und anscheinend ohne massive Veränderung der Stimmung, der Emotionen oder der Reaktionsfähigkeit unter Stress.

Angesichts dieser Befunde für eine schnelle Anpassung unserer Darmmikrobiota an extreme und kurzfristige Ernährungsumstellungen, sowohl hinsichtlich ihrer Zusammensetzung als auch ihrer Metabolitenproduktion, sollte man in einer westlichen, urbanen Umgebung zwischen Menschen, die sich für eine pflanzliche Kost (vegan oder vegetarisch) entschieden haben, und ihren alles essenden Nachbarn deutliche Unterschiede erwarten können. Überraschenderweise bestätigte eine Studie von Gary Wu und seines Teams an der University of Pennsylvania diese Vermutung nicht. Die Forscher analysierten im Detail die Darmmikrobiota und die von ihr produzierten Metaboliten bei einer Gruppe von Mischköstlern und bei Menschen, die sich seit mindestens sechs Monaten vegan ernährten. Im Gegensatz zu den Ergebnissen früherer Studien mit Menschen, die in verschiedenen Weltgegenden geboren worden waren und dort ihr ganzes Leben verbracht hatten, fanden sie nur geringe Unterschiede in der Darmmikrobiota von westlichen Menschen, die sich für eine gemischte oder eine vegane Kost entschieden hatten. Allerdings stellten sie fest, dass sich die Metaboliten der Darmmikroben, gemessen im Blut und im Urin, bei den beiden Gruppen unterschieden; das spiegelte im Wesentlichen den geringeren Eiweiß- und Fettkonsum und den höheren Konsum von Kohlenhydraten der Veganer wider. Wie erwartet, ließen sich diese Unterschiede im Metabolitenprofil dadurch erklären, dass die Darmmikrobiota der Veganer mehr komplexe Zuckermoleküle verstoffwechselte und dass die Gemischtköstler mehr Aminosäuren und Fette aus tierischen Produkten zu sich nahmen.

Kurz gesagt, die Ernährung veränderte bei den Studienteilnehmern die Produktion von mikrobischen Metaboliten, ohne die Zusammensetzung der Mikroorganismen, die diese Metaboliten produzierten, wesentlich zu beeinflussen. Wenn die Ernährung der Grund dafür war, dass sich die Darmmikrobioten menschlicher Populationen in verschiedenen Teilen der Welt unterschieden, wie frühere Studien zeigten, dann, überlegten die Forscher, könnte dies seinen Grund darin haben, dass solche ernährungsbezogenen Unterschiede sich erst im Laufe von mehreren Generationen einstellen oder dass Menschen sehr früh im Leben mit einer bestimmten Ernährungsweise beginnen müssen, damit sie eine bleibende Wirkung auf die Darmmikrobiota hat.

Wir wissen heute, dass sich in den ersten Lebensjahren verschiedene Faktoren auf die Darmmikrobiota auswirken, unter anderem die Ernährung der Mutter während der Schwangerschaft und des Stillens, Mikroben in der Umwelt und stressbedingte Gehirn-Darm-Signale, die sowohl das Darmmikrobiom der Mutter als auch das des Kleinkindes beeinflussen. Möglicherweise sind die geografischen Unterschiede in der Mikrobiota-Zusammensetzung zum Teil auf die höchst unterschiedlichen Lebens- und Umweltbedingungen zurückzuführen: die von Menschen, die in abgeschiedenen Teilen der Welt im Einklang mit ihrer Umwelt leben, und die von amerikanischen Städtern, die der natürlichen Umwelt nicht mehr ausgesetzt sind und ihre Lebensmittel im Supermarkt kaufen oder im Restaurant essen gehen.

Die Anpassungsfähigkeit unserer Mikrobiota ändert jedoch nichts daran, dass die Mikrobiota von Menschen in ländlichen Gebieten und von Jägern und Sammlern Eigenschaften aufweist, die wir einfach verloren haben. Selbst wenn wir uns genauso wie Jäger und Sammler oder traditionelle Landbewohner ernähren würden, wäre unser Darm niemals in der Lage, pflanzliche Nahrung so zu vergären und so viele nützliche Metaboliten zu produzieren wie deren Verdauungssystem. Diese sogenannte permissive Mikrobiota liefert eine Fülle von kurzkettigen Fettsäuren – energiereiche nützliche Molekülen, die möglicherweise vor Darmkrebs und chronisch-entzündlichen Darmerkrankungen schützen und wahrscheinlich bei der Kommunikation zwischen dem Darm und dem Gehirn eine Rolle spielen.

Die Darmmikrobiota von Menschen in Industriegesellschaften ist dagegen so zusammengesetzt, dass sie komplexe pflanzliche Kohlenhydrate weniger effektiv zu kurzkettigen Fettsäuren vergären kann, selbst wenn wir reichlich Obst, Gemüse und andere pflanzliche Nahrungsmittel essen. Wie entsteht eine Mikrobiota, die uns derart einschränkt?

Wu ist der Ansicht, es liege möglicherweise daran, dass uns bestimmte Mikrobenarten fehlen, zum Beispiel das Bakterium *Ruminococcus bromii*, das notwendig ist, um den Abbau dieser schwer aufzuspaltenden Substrate einzuleiten. Im Ökosystem des Darmmikrobioms können verschiedene Mitglieder der Mikrobengemeinschaft viele verschiedene Metaboliten produzieren, während andere Mikroben sie verspeisen oder umwandeln. Andere Spezies von Darmmikroben haben sich stärker spezialisiert und spielen vielleicht eine wichtige Rolle beim Abbau von Stärketeilchen, die der Dünndarm nicht verdaut. Diese sogenannte resistente Stärke ist in vielen pflanzlichen Nahrungsmitteln enthalten, zum Beispiel in Bananen, Kartoffeln, Samenkernen, Hülsenfrüchten und unverarbeiteten Vollkornprodukten. Bei den meisten Menschen wird die resistente Stärke im Dickdarm vollständig zu kurzkettigen Fettsäuren vergoren, doch der Darmmikrobiota mancher Menschen fehlt diese Fähigkeit. *Ruminococcus bromii* setzt typischerweise den Abbau resistenter Stärke in Gang, sodass die teilweise verdauten Substrate anderen Bakterien zur Verfügung stehen, die dann die einzelnen Zucker mit anderen Enzymen aufspalten. Mikroorganismen wie *Ruminococcus bromii* werden im Ökologenjargon als »Schlüsselarten« bezeichnet, weil ihre Aktivitäten unentbehrlich für die optimale Funktion des ganzen Ökosystems sind. Wölfe sind beispielsweise Schlüsselarten im Yellowstone-Nationalpark, wo sie die Elchpopulation in Schach halten. Dadurch hindern sie die Elche am Überweiden und bewahren das Gleichgewicht des Ökosystems. Wenn Wölfe abwandern, sind die Folgen für zahlreiche nachgeordnete Spezies weitreichend; letztlich ist die Funktion des gesamten Ökosystems gefährdet. Im Darmmikrobiom können alle anderen Mikroben ihre Aufgabe (zum Beispiel die Verstoffwechslung komplexer Kohlenhydrate) nicht mehr optimal erfüllen, wenn eine Schlüsselart wie *Ruminococcus bromii* reduziert oder nicht vorhanden ist. Fehlt hingegen eine der nachgeordneten Spezies, können andere nachgeordnete Spezies deren Aufgabe problemlos übernehmen.

Das alles bedeutet, dass Sie ein westliches Mikrobiom erwerben, wenn Sie in einer westlichen Gesellschaft geboren werden. Selbst wenn Sie sich ab heute vegan ernähren, bleibt Ihre Darmmikrobiota die eines typischen Allesessers, und selbst wenn Sie bis ans Ende Ihres Lebens eine Paläoernährung beibehalten, wird aus Ihrer Darmmikrobiota nicht die Mikrobiota eines Jägers und Sammlers. Das Muster der mikrobischen Metaboliten, die Sie produzieren, hängt allerdings von Ihrer Ernährungsweise ab.

Dennoch haben Sie andere Mikrobenarten im Darm als Ihre Nachbarin, selbst wenn Sie sich beide sehr ähnlich ernähren. Wir teilen nur einen kleinen Teil der Mikrobenarten und -stämme mit anderen Menschen, obwohl wir uns ziemlich ähnlich sind, wenn wir danach gehen, welche Gene diese Mikroben ausdrücken und welche Metaboliten sie produzieren. Rob Knight von der University of California, San Diego, dessen analytisches Genie die moderne Mikrobiom-Forschung möglich gemacht hat, drückt es so aus: Das Darmmikrobiom gleicht einem großen Ökosystem, in dem verschiedene Gruppierungen von Mikrobenarten die gleiche Funktion haben können. Zwei Wiesen mögen zwar auf einem Bild ähnlich aussehen, vor allem wenn man sie mit zwei Wäldern vergleicht, aber in diesen beiden Wiesen können durchaus Hunderte von verschiedenen Pflanzen- und Tierarten leben und diese ähnlich aussehenden Milieus hervorbringen.

Wenn Sie Musik lieben, können Sie sich die Beziehung zwischen der Zusammensetzung Ihrer Darmmikrobiota und ihren Funktionen mit dem Bild von dem Sinfonieorchester vorstellen: Wahrscheinlich haben Sie ein Lieblingsorchester, das Sie schon viele Male gehört haben, etwa das Los Angeles Philharmonic oder die Berliner Philharmoniker. Die meisten Musiker in den Orchestern sind jedes Mal dieselben, wenn Sie eines ihrer Konzerte besuchen, doch die Musik, die sie spielen, zum Beispiel eine Sinfonie von Beethoven, Mahler oder Mozart, ist völlig unterschiedlich, je nachdem, welche Noten die Musiker bekommen. Was Ihre Gesundheit anbelangt, ist die Identität der Mikrobenarten weniger wichtig als die Arbeit, die sie erledigen, so wie die Identität der einzelnen Musiker für Ihren Genuss weniger wichtig ist als das Stück, das sie spielen.

Wie die Ernährung den Dialog zwischen Darm und Gehirn verändert

Wie Gary Wus Studie zeigt, kann sich unsere Darmmikrobiota selbst einer drastischen Ernährungsumstellung anpassen; sie lebt dann ebenfalls von anderen Nährstoffen und produziert andere Metaboliten. Das ist ein Aspekt der enormen evolutionären Weisheit, die der Darm in sich birgt. Wir haben bereits gesehen, dass diese Weisheit in unsere Darm-Mikrobiom-Gehirn-Achse hineinprogrammiert wurde und dass sie uns nicht nur ein perfekt arbeitendes Verdauungssystem zur Verfügung stellt, sondern auch eine wachsende Bibliothek von Bauchgefühlen, die uns bei der Voraussage der Zukunft helfen, sowie Instinkte, die dazu beitragen, dass wir uns der Gefahren in unserer Alltagswelt bewusst werden. Wichtig ist, dass unser Darmmikrobiom nebst seiner Verbindung mit dem Gehirn zwar früh im Leben programmiert wird, dass es aber trotzdem ein Leben lang flexibel und anpassungsfähig bleibt.

In diesem Buch vergleiche ich unsere Darm-Mikrobiom-Gehirn-Achse immer wieder mit einem Supercomputer, der sich den ständigen Veränderungen in unserer inneren und äußeren Welt perfekt anpassen kann und der auf komplexe Weise mit unserem Immunsystem, unserem Nervensystem und allen anderen Körpersystemen verbunden ist. Wie anpassungsfähig die Darm-Mikrobiom-Gehirn-Achse ist, verdeutlicht die Tatsache, dass wir Menschen (bis vor Kurzem) imstande waren, uns erfolgreich von einer prähistorischen, eng mit der Natur verbundenen Lebensweise auf ein Leben in Megastädten umzustellen, auch auf Nahrungsmittel, die oft aus weit entfernten Gegenden der Welt kommen. Unser Darmmikrobiom kann sogar lernen, Substanzen zu verstoffwechseln, denen es nie zuvor begegnet ist, zum

Beispiel viele moderne Arzneimittel, Pestizide und Chemikalien, die wir zu uns nehmen.

Dank dieser Wandlungsfähigkeit haben wir guten Grund anzunehmen, dass die Darmmetaboliten sich voneinander unterscheiden, je nachdem, was wir essen. Das liegt daran, dass beim Abbau komplexer pflanzlicher Kohlenhydrate, zum Beispiel der resistenten Stärke, ganz andere Metaboliten entstehen als bei der Spaltung von Aminosäuren und Fetten, den Hauptbestandteilen von Fleisch, Milch, Eiern und Käse. Im Gegensatz zur relativ geringen Bandbreite von Kohlenstoff-Metaboliten – die hauptsächlich aus wenigen kurzkettigen Fettsäuren bestehen – spaltet Ihr Körper Proteine in zwanzig verschiedene Molekülbausteine auf, die Aminosäuren, und die Mikroben im Dickdarm vergären diese Aminosäuren in ganz andere Metaboliten, die mit dem Nervensystem interagieren können.

Die meisten unverdauten pflanzlichen Kohlenhydrate werden von Mikroben im Dickdarm zu kurzkettigen Fettsäuren verstoffwechselt, zum Beispiel zu Buttersäureester (Buttersäure verdankt ihren Namen ihrem Geruch nach ranziger Butter) und Acetate sowie zu Gasen wie Kohlenstoffdioxid, Methan und Schwefelwasserstoff (der dem Stuhl einen schlechten Geruch verleiht). Buttersäureester (Butyrat) ist ein hervorragendes Beispiel für die vielen gesundheitsfördernden Wirkungen einer pflanzlichen Kost auf die Darm-Gehirn-Achse. Er spielt nicht nur eine entscheidende Rolle bei der Nährstoffversorgung der Zellen, die den Dickdarm auskleiden, sondern hat auch viele gesundheitsfördernde Wirkungen auf das enterische Nervensystem. Zudem ist er ein Hauptakteur bei der Kommunikation zwischen dem Darm und dem Gehirn sowie beim Schutz des Gehirns vor den gefährlichen entzündungsfördernden Wirkungen, die eine fettreiche Kost und künstliche Süßstoffe mit sich bringen. Das gewaltige Potenzial, das eine Ernährungsumstellung dem Gehirn bieten kann, verdeutlicht die Schätzung, dass das menschliche Darmmikrobiom imstande ist, etwa 500 000 verschiedene Metaboliten zu produzieren. Zusammengefasst bezeichnet man sie als Metabolom. Viele dieser Metaboliten sind neuroaktiv, das heißt, sie können das Nervensystem beeinflussen. Bestimmte Mikroorganismen produzieren bis zu fünfzig verschiedene Metaboliten, darunter Hormone, Neurotransmitter und andere Moleküle, die unmittelbar mit dem Nervensystem kommunizieren. Zudem kann jeder Metabolit bis zu 40000 Varianten haben, je nachdem, wie er mit anderen Metaboliten verbunden ist. Diese Metaboliten werden von etwa sieben Millionen Genen produziert. Das sind weit mehr als die 20000 Gene im menschlichen Genom.

Da wir viele verschiedene Nahrungsmittel essen, vor allem pflanzliche, und unser Darm enorm viele verschiedene mikrobische Zellen enthält, werden schätzungsweise 40 Prozent der in unserem Körper zirkulierenden Metaboliten nicht von unseren eigenen Zellen und Geweben produziert, sondern von unseren Darmmikroben. Immer mehr Forschungsergebnisse deuten darauf hin, dass das Darmmikrobiom eine Schlüsselrolle in einem höchst komplexen Signalsystem spielt, das jede Zelle im Körper, auch Gehirnzellen, beeinflussen kann. Obwohl es sicherlich noch Jahre dauern wird, bis die Wissenschaft all seine Wirkungen entschlüsselt hat, die mikrobische Metaboliten auf uns haben – entweder einzeln oder, wahrscheinlicher noch, zusammen mit anderen –, zweifle ich nicht daran, dass sich diese Wirkungen als tiefgreifend erweisen und unser Verständnis von der Rolle der Ernährung für die Entstehung und Behandlung von Gehirnstörungen und Störungen der Darm-Gehirn-Achse revolutionieren werden. Mit anderen Worten, das Mikroben-Orchester im Darm ist voll besetzt mit erfahrenen Musikern und bereit, von den ersten Lebensjahren an zu spielen. Die Nahrung, die Sie zu sich nehmen, entscheidet darüber, welche Stücke das Orchester spielt und welche Qualität die Interpretationen haben. Sie sind letztlich der Dirigent des Orchesters.

KAPITEL 9

Die moderne Ernährung – was die Evolution nicht vorhergesehen hat

Es ist einer dieser Tage: Sie haben verschlafen, rennen ohne Frühstück aus dem Haus, bleiben im Berufsverkehr stecken, kommen dreißig Minuten zu spät zur Arbeit und verpassen so den Beginn einer wichtigen Besprechung. Um Ihre Verspätung wettzumachen, bleiben Sie eine Stunde länger im Büro und können daher Ihre Tochter nicht vom Fußballtraining abholen. Dafür handeln Sie sich den Ärger Ihrer Frau und Ihrer Tochter ein. Am Ende dieses hektischen Arbeitstages verlassen Sie um sechs Uhr das Büro und halten unterwegs an einer Tankstelle, um den fast leeren Benzintank zu füllen. Im Kassenraum schnappen Sie sich eine Tüte Chips und einen Schokoriegel und verschlingen alles im Auto. Als Sie in Ihre Einfahrt einbiegen, hat Ihre Stimmung sich ein wenig gebessert.

Viele von uns kennen solche Szenarien. Wenn wir besonders gestresst oder ängstlich sind, greifen wir nach Snacks – Donuts, Bagels, Muffins, Süßigkeiten –, die bewirken, dass wir uns etwas besser fühlen. Unser emotionaler Zustand hängt eng mit unserem Fett- und Zuckerkonsum zusammen, und viele von uns achten nicht genügend darauf, was sie essen. Fett liefert mehr als 35 Prozent der Kalorien in der amerikanischen Ernährung, wovon der größte Teil aus tierischen Produkten stammt. Obwohl die Standardkost in mehreren nordeuropäischen Ländern und sogar in Mittelmeerländern (zum Beispiel in Griechenland) ähnlich viel Fett enthält, ragt die amerikanische Kost heraus, was den Gesamtfettverzehr anbelangt, und verglichen mit der Mittelmeerkost, ist der Anteil des tierischen Fetts erheblich größer. Bekanntlich ist dieser exzessive Konsum von tierischem Fett zusammen mit dem exzessiven Zuckerkonsum eine Mitursache der amerikanischen Adipositas-Epidemie. Weniger bekannt ist vielleicht, dass eine Kost mit hohem Gehalt an tierischem Fett auch zu übermäßigem Essen, ja sogar zu Esssucht beitragen kann – und unsere Darmmikroben spielen dabei möglicherweise eine wichtige Rolle. Andererseits legen neuere epidemiologische Studien nahe, dass eine Kost mit geringem Gehalt an tierischem Fett, etwa die Mittelmeerkost, sich nicht nur auf die Taille, den Stoffwechsel und die Herz-Kreislauf-Gesundheit positiv auswirkt; eine solche Ernährungsweise senkt auch das Risiko für bestimmte Krebsarten und schwere Gehirnstörungen wie Depression, Alzheimer und Parkinson.

Mit Tieren und mit Menschen durchgeführte Studien belegen, dass eine chronische leichte Entzündung ein wichtiges Bindeglied zwischen dem übermäßigen Konsum von tierischem Fett und dem Ausbruch von Krankheiten, auch von Gehirnerkrankungen, darstellt. Eine Entzündung, die im Darm beginnt, kann sich im ganzen Körper ausbreiten und wichtige Gehirnregionen erreichen (auch jene, die den Appetit steuern). Unsere Darmmikroben spielen dabei eine entscheidende Rolle. Auf diese Weise programmiert unsere moderne nordamerikanische bzw. westliche Ernährung – reich an tierischem Fett, arm an pflanzlicher Kost und angereichert mit Chemikalien und Konservierungsstoffen – unsere Darm-Mikrobiom-Gehirn-Achse um, und zwar nicht zum Besseren. Zusammen mit den Veränderungen unserer landwirtschaftlichen und industriellen Nahrungsverarbeitung hat diese Ernährungsumstellung etwas bewirkt, was man nur als Wendepunkt für die menschliche Physiologie bezeichnen kann – und zwar einen extrem gefährlichen.

Unsere schöne neue Ernährungswelt

Wir sahen bereits, dass Menschen im Lauf unserer Evolution in der Lage waren, mühelos zwischen verschiedenen Ernährungsweisen zu wechseln. Mal verzehrten sie viele tierische, mal viele pflanzliche Produkte, je nachdem, was verfügbar war. Das verdanken wir unseren Darmmikroben, ihrer riesigen Zahl von Genen und ihrer hoch entwickelten Fähigkeit, Substanzen in unserem Essen zu identifizieren und in nützliche Metaboliten umzuwandeln; dadurch passen sie unseren Stoffwechsel und unsere Nahrungszufuhr unseren wechselnden Ernährungsweisen an. Doch wie die Essgewohnheiten der Yanomami oder der Hadza zeigen, haben sich unsere Vorfahren in einer Umwelt entwickelt, in der die Nahrung begrenzt und schwer zu beschaffen war und in der obendrein Lebensmittel mit viel Fett und Fabrikzucker fast gänzlich fehlten. Mit anderen Worten, von der Evolution wurde die heutige amerikanische Standardernährung nie vorausgesehen. Und unsere Darm-Mikrobiom-Gehirn-Achse ist schlecht darauf vorbereitet, mit den Folgen dieser Ernährung fertigzuwerden.

Wenn wir uns unser Verdauungssystem als Turbinenmotor vorstellen, der jedes Brennmaterial verwerten kann, um Energie zu erzeugen, folgt daraus zwangsläufig, dass wir verdauen und verstoffwechseln können, was immer wir wollen. In der Tat ist diese Maschinenmetapher von größter Bedeutung für die Lebensmittelindustrie. Millionen von Konsumenten sind bereit, alles zu kaufen, was verpackt und als »Lebensmittel« bezeichnet wird, sofern ihnen seine Form, sein Geschmack und sein Geruch zusagen. Doch wenn wir uns unsere Darm-Mikrobiom-Gehirn-Achse als einen Supercomputer vorstellen, der Informationen verarbeitet und ständig versucht, unser Verhalten und unseren Körper den unaufhörlichen Veränderungen unserer inneren und äußeren Welt anzupassen, begreifen wir, was heute vor sich geht.

In den letzten Jahrzehnten hat sich unsere Ernährung stark verändert. Angestoßen wurde dieser Wandel von profitsüchtigen Unternehmen, die billige, hochgradig suchterzeugende Nahrungsmittel produzieren, verarbeiten und auf den Markt bringen. Das wiederum beeinflusst die Interaktionen zwischen dem Gehirn, dem Darm und dem Mikrobiom unmittelbar. Seltsamerweise spielt sich das nicht nur in unserem Körper ab, sondern auch bei unseren Nutz- und unseren Haustieren.

Wir wissen, dass unser Darmmikrobiom problemlos rasch zwischen tierischer und pflanzlicher Kost wechseln kann. Mischkost (die unsere prähistorischen Ahnen viele hunderttausend Jahre lang verzehrten) könnte übrigens unsere von der Natur vorgegebene Ernährungsweise sein, während die vegetarische Ernährung möglicherweise eine Ausweichlösung bot, wenn tierische Produkte kaum verfügbar waren. Aber die heutigen tierischen Produkte unterscheiden sich grundlegend von denen, die unsere Vorfahren aßen und die ihre wenigen direkten Nachkommen in isolierten prähistorisch lebenden Gesellschaften heute noch essen. Das Fleisch, das diese Menschen konsumieren, stammt von vielen verschiedenen Tierarten, zum Beispiel von Wildtieren, Vögeln, Fischen und Insekten; zudem ist es mager und enthält sehr viel weniger Fett als die heutigen im Handel erhältlichen Fleischprodukte. Diese Tiere durchstreifen ihre natürliche Umwelt frei und ungehindert und fressen eine enorme Vielfalt von Pflanzen und anderen Organismen. Sie haben ein intaktes, sehr vielfältiges Darmmikrobiom, das sie gesund und widerstandsfähig gegen Erkrankungen macht.

Selbstverständlich hatte das größere Angebot an tierischem Eiweiß beträchtliche Vorteile: Es trug erheblich dazu bei, dass unser Gehirn im Laufe der Evolution größer wurde und unsere durchschnittliche Körpergröße in den letzten hundert Jahren zunahm. Doch im Gegensatz zu den Eiweißquellen unserer Vorfahren leben unsere Nutztiere bis zu ihrem Tod in kleinen Boxen, bekommen Futter (etwa Mais), das für ihr Verdauungssystem nicht geeignet ist, und werden so effektiv wie möglich gemästet. Ihnen werden Antibiotika und andere Chemikalien verabreicht, die die Vielfalt ihrer Darmmikroben verringern und sie anfälliger für schwere Darminfektionen machen. Aus all diesen Gründen unterscheiden sich das Fleisch, die Eier und die Milch solcher Tiere – und die daraus hergestellten Produkte (die oft nicht mehr als Nahrungsmittel erkennbar sind) – wesentlich von den Produkten, die noch vor fünfzig Jahren angeboten wurden, und sie haben unsere Ernährung grundlegend verändert.

Leider war im Laufe der Evolution nicht genügend Zeit, unsere Abwehrkräfte auf diese Veränderungen umzuprogrammieren. Die Folge ist, dass unsere schöne neue Ernährungswelt unseren Körper unvorbereitet trifft. Erst seit Kurzem sind sich die Menschen dieser Gefahren bewusst geworden und haben zu handeln begonnen.

Wie fettreiche Ernährung Ihr Gehirn schädigen kann

Warum schadet unsere moderne, weitgehend von der Lebensmittelindustrie bereitgestellte Kost unserem Körper und unserem Gehirn?

Seit Jahren schon bringen Wissenschaftler chronische Erkrankungen mit Übergewicht und Adipositas in Verbindung. Der bisherigen Theorie zufolge sind Fettzellen im Körper, besonders Fettpolster am Bauch (das sogenannte Viszeralfett), die Hauptquelle für Entzündungsmoleküle, Zytokine oder Adipokine genannt, die im Blut zirkulieren und das Herz, die Leber und das Gehirn erreichen. Diese Entzündungsmoleküle galten früher als Hauptursache für die subklinische Entzündung, auch »metabolische Endotoxämie« genannt, die das Risiko für Herz-Kreislauf-Erkrankungen und Krebs erhöht. Gehirnerkrankungen wie Depression, Alzheimer und Parkinson wurden mit diesen peripheren Stoffwechselvorgängen selten in Zusammenhang gebracht.

Nach dieser Theorie können Sie ohne nachteilige Folgen weiter Schinken, Hamburger, Hotdogs und fettige Tortilla-Chips zum Frühstück essen, solange Sie normalgewichtig bleiben und ihr Taillenumfang nicht zunimmt.

Heute wissen wir jedoch, dass schon eine einzige fettreiche Mahlzeit das Immunsystem des Darms auf den Modus »subklinische Entzündung« umschalten kann und dass der regemäßige Verzehr von Produkten, die reich an tierischem Fett sind, eine bleibende leichte Entzündung auslösen kann, lange bevor wir adipös werden. Wenn Sie das Immunsystem Ihres Darms nur ein einziges Mal einschalten, zum Beispiel wenn Sie nach dem Essen ein köstliches Stück Käsekuchen oder einen Becher Schokoladeneis hinunterschlingen, hat das wahrscheinlich keine schlimmen Auswirkungen auf Ihr Gehirn. Verzehren Sie jedoch regelmäßig Nahrungsmittel mit viel tierischem Fett, wiegt das schwerer.

Heute ist in allen Produkten, die wir gerne essen, viel mehr tierisches Fett versteckt als früher. Wir lechzen zwar nach diesen schmackhaften Nahrungsmitteln und genießen sie, aber sie manipulieren insgeheim unsere Darmmikrobiota und ihre Metaboliten. Um zu verstehen, wie diese Manipulation vor sich geht, müssen wir noch einmal einen Blick darauf werfen, wie die Darm-Gehirn-Achse normalerweise unsere Nahrungsaufnahme steuert.

Die Sprache, die dem Gehirn signalisiert, dass Sie aufhören sollen, wenn Sie genug gegessen haben, oder dass Sie wieder hungrig sind, wenn der Magen leer ist, besteht unter anderem aus Hormonen, die den Appetit anregen oder abschalten können. Letztere heißen Sättigungshormone. Diese Darmhormone wirken auf den Hypothalamus ein, dem für die Steuerung unseres Essverhaltens die größte Bedeutung zukommt. Wenn das System einwandfrei arbeitet, kann der Hypothalamus genau berechnen, wie viele Kalorien der Körper an einem bestimmten Tag braucht. Dabei berücksichtigt er den Umfang der körperlichen Aktivität, die Temperatur und andere Faktoren, die den Stoffwechsel beeinflussen. Der Hypothalamus ist eine der am stärksten vernetzten Gehirnregionen, was seine Fähigkeit widerspiegelt, wichtige Informationen in gewaltiger Menge zu sammeln und Einfluss auf andere Gehirnregionen zu nehmen. Ein großer Teil dieser Daten stammt aus dem Darm und wird in Form von verschiedenen Darmhormonen und Vagusnerv-Signalen übermittelt.

Wenn Sie hungrig sind, setzen enteroendokrine Zellen in der Zellschicht, die den Magen auskleidet, ein Hormon namens Ghrelin frei, das entweder mit dem Blut ins Gehirn gelangt oder die Spitzen des Vagusnervs im Darm reizt, die dann das Gehirn direkt informieren. Wenn Sie genug gegessen haben, geben neuroendokrine Zellen im Dünndarm eine andere Gruppe von Hormonen ans Blut ab. Diese Hormone (darunter Cholecystokinin und das Glucagon-like Peptide 1) unterdrücken den Appetit.

Seit es Menschen gibt, hat dieses System fast immer erstaunlich gut funktioniert und unser Gewicht langfristig überraschend stabil gehalten, trotz massiver Fluktuationen in der Nahrungszufuhr und der körperlichen Aktivität. Es hat uns nicht nur während langer Trockenzeiten und Hungersnöte am Leben erhalten, sondern auch während des Übergangs von prähistorischen Ernährungsweisen zur Ernährung in der Antike und schließlich zur heutigen Ernährung. Auf viele Amerikaner trifft das jedoch nicht mehr zu, und die veränderte Appetitsteuerung seit etwa fünfzig Jahren spielt eine wichtige Rolle bei der heutigen Adipositas-Epidemie.

Was ist geschehen? Was hindert das System, das unseren Appetit zügelt, daran, einwandfrei zu arbeiten?

In den letzten Jahren haben Wissenschaftler intensiv nach Antworten auf diese Fragen gesucht. Aus Tierversuchen wissen wir heute, dass der regelmäßige Verzehr fettreicher Nahrungsmittel die Sättigungsreaktion sowohl im Darm als auch im Gehirn lähmen kann, das heißt, wir merken nicht mehr genau, wann wir genug gegessen haben. Es liegen solide Belege dafür vor, dass eine fettreiche Kost im Gehirn und im Darm eine subklinische Entzündung auslöst und dass diese die Ursache der Störung ist. Im Darm verringert diese Entzündung die Fähigkeit von Sensoren auf dem Vagusnerv, auf Sättigungssignale zu reagieren, die dem Hypothalamus normalerweise mitteilen, dass wir satt sind. Im Hypothalamus reduziert sie die Empfindlichkeit für Sättigungssignale aus dem Darm.

Aber wie genau verursacht unsere Ernährung Entzündungen? Neue Forschungen zeigen, dass die Darmmikrobiota dabei eine entscheidende Rolle spielt.

Wie Ihre Darmmikroben den Appetit steuern helfen

Wenn Sie eine fettreiche Mahlzeit zu sich nehmen, steigt in Ihrem Körper die Zahl der entzündungsfördernden Moleküle. Darunter sind Zytokine und Lipopolysaccharid (LPS), das in der Zellwand bestimmter Darmmikroben, der gramnegativen Bakterien, enthalten ist. Zu den gramnegativen Bakterien gehören viele Krankheitserreger wie *E. coli* und Salmonellen, aber auch zahlreiche dominante Mikrobengruppen – zum Beispiel Firmicutes und Proteobakterien –, die in unserem Darm leben und sich ausbreiten, wenn wir reichlich tierisches Fett zu uns nehmen. Wenn sich eine Darmmikrobe den Zellen nähert, die den Darm innen auskleiden, erkennen diese Zellen das LPS auf der Oberfläche der Mikrobe und binden es mithilfe eines Rezeptors. LPS regt diese Zellen an, andere entzündungsfördernde Moleküle (Zytokine) zu bilden, macht den Darm durchlässiger und aktiviert seine Immunzellen.

Unter normalen Umständen (siehe Kapitel 6) hindern mehrere Barrieren das LPS und andere entzündungsfördernde mikrobische Signale daran, diese Ereigniskette in Gang zu setzen. Wenn der LPS-Spiegel steigt (als Reaktion auf eine Kost, die viel tierisches Fett enthält), beginnt das Molekül, diese Barrieren zu durchbrechen und das Immunsystem des Darms zu aktivieren, sodass es Zytokine bildet, die entfernte Körperregionen erreichen, auch das Gehirn. Sobald diese Moleküle sich im Gehirn befinden, haben sie Zugang zu dessen Immunsystem, den Gliazellen, die daraufhin ihrerseits anfangen, entzündungsfördernde Moleküle zu produzieren, deren Ziel benachbarte Gehirnzellen sind. Im Hypothalamus bewirken diese entzündungsfördernden Veränderungen, dass appetitregulierende Zentren auf die Sättigungssignale aus dem Darm und dem Körper schwächer reagieren.

Die Auffassung, dass Darmmikroben eine zentrale Rolle spielen, wenn fettreiche Kost eine systemische Entzündung auslöst, wird von weiteren Befunden gestützt. Vor ein paar Jahren entfernte der Mikrobiom-Experte Andrew Gewirtz von der Georgia State University genetisch eine andere Gruppe von Toll-ähnlichen Rezeptoren, die an der angeborenen Immunreaktion beteiligt sind. Tiere, denen diese Rezeptoren fehlen, werden adipös und erkranken am metabolischen Syndrom mit all seinen Merkmalen: Insulinresistenz, erhöhter Blutzuckerspiegel und erhöhter Triglyceridspiegel. Die Gewichtszunahme der Tiere hing mit ihrem unersättlichen Appetit zusammen, was einen Defekt des Sättigungsmechanismus nahelegt.

Dann machten die Forscher eine besonders interessante Entdeckung. Bei den adipösen, genetisch veränderten Mäusen war die Darmmikrobiota anders zusammengesetzt als bei normalen Mäusen. Als Gewirtz' Team ihren Stuhl in magere, keimfreie Mäuse transplantierte, zeigten sich bei den mageren Tieren die gleichen metabolischen Symptome wie bei den Spendern. Am wichtigsten war, dass auch sie ungehemmt fraßen und adipös wurden. Es ist plausibel, dass die veränderte Darmmikrobiota der Tiere und ihre veränderten Interaktionen mit dem angeborenen Immunsystem des Darms eine metabolische Toxämie hervorriefen: die bereits erwähnte subklinische Entzündung. Sobald diese entzündungsfördernden Signale den Hypothalamus erreichen, gerät der Mechanismus, der den Appetit reguliert, aus dem Gleichgewicht.

Eine fettreiche Kost kann aber nicht nur die Vorgänge im Hypothalamus so verändern, dass der Appetit zunimmt; er stört die Appetitregulation wahrscheinlich auch dadurch, dass er einige der wichtigen mit dem Appetit zusammenhängenden Sensoren in der Darmwand verändert. Das Team der Neurowissenschaftlerin Helen Raybould an der University of California, Davis, fragte sich, ob Veränderungen einer fettreichen Kost zu Veränderungen der relativen Empfindlichkeit der sensorischen Nervenenden des Vagus im Darm auf appetitstimulierende und appetithemmende Signale aus dem Darm führen können und ob diese Veränderungen mit einer gestörten Hemmung der Nahrungsaufnahme einhergehen. Die Forscher hatten in einem

Versuch mit Ratten bereits nachgewiesen, dass das Sättigungshormon Cholecystokinin, das Zellen im Darm unter dem Einfluss von Fett abgeben, diese Nervenenden vom »Hungermodus« auf einen »Sättigungsmodus« umschalten kann: Einige der Tiere fraßen zu viel und nahmen zu, wenn man ihnen acht Wochen lang fettreiches Futter gab. Der übersteigerte Appetit ging mit einer Zunahme jener Rezeptoren an den Sensoren des Vagusnervs im Darm einher, die auf appetitsteigernde Signale reagieren. Zudem entwickelte sich bei den Tieren eine Resistenz gegen das Hormon Leptin, das den Appetit reduziert.

Verführerisches Frustessen

Wenn eine subklinische Entzündung unsere Appetitregulierung stören und das Gehirn und den Darm negativ beeinflussen kann, warum gieren wir dann nach ungesunden, fetthaltigen Produkten, wenn wir gestresst sind? Warum knabbern wir nicht an Möhren und Äpfeln, wenn wir in einem Verkehrsstau stecken oder uns Sorgen über einen drohenden Abgabetermin machen?

Einige wenige Studien dazu wurden mit Tieren und gesunden Menschen durchgeführt und fanden mögliche Erklärungen für die stresslindernde Wirkung fettiger und gezuckerter Produkte. Mehrere Labors wiesen beispielsweise nach, dass das Stresssystem chronisch gestresster Ratten gehemmt wird, wenn man ihnen fettreiche oder zuckerhaltige Getränke gab. Die Vergleichsgruppen bestanden aus Tieren, die ohne derartige »Seelentröster« auskommen mussten. Wenn man erwachsenen Ratten, die früh im Leben belastende Erfahrungen gemacht hatten (sie wurden nach ihrer Geburt von ihren Müttern getrennt), ein sehr wohlschmeckendes, fettreiches Futter gab, kehrte dieses Fressverhalten sogar die Stimulierung des Stressreaktionssystems um und verringerte ihre depressiven und angstähnlichen Verhaltensweisen. Angeregt von den Studienbefunden widmeten sich mehrere Forscher der Frage, ob menschliche Probanden ähnlich positive Erfahrungen machten, wenn sie gestresst waren oder sich in einem negativen emotionalen Zustand befanden.

Janet Tomiyama und ihr Team im Fachbereich Psychologie der UCLA untersuchten, ob die Reaktionsfähigkeit gesunder Probanden auf einen akuten, im Labor erzeugten Stressor mit regelmäßigem, verstärktem Frustessen nach stressigen Ereignissen zusammenhing und ob sich dies in einer größeren Adipositas widerspiegelte. Sie stützten ihre Annahme auf die Tatsache, dass sich bei Tieren Fettpolster in der Bauchgegend bilden, wenn sie wiederholt sehr wohlschmeckendes Futter bekommen, was seinerseits dazu führt, dass das Stressreaktionssystem bei chronisch gestressten Tieren gehemmt wird. Die Forscher stellten 59 gesunden Frauen im Labor anstrengende Aufgaben. Sie maßen die Menge des Stresshormons Cortison im Blut der Probandinnen und notierten, wie hoch die Frauen ihr Stressniveau beim Lösen der Aufgaben einschätzten. Die Ergebnisse stimmten mit ihrer Annahme und mit den Ergebnissen der Tierstudien überein: Die Frauen mit dem niedrigsten selbst bewerteten Stressniveau und der geringsten Cortisonausschüttung berichteten am häufigsten, sie hätten regelmäßig »Seelentröster« gegessen. Zudem war Adipositas bei diesen Probandinnen am stärksten ausgeprägt. Obwohl andere Erklärungen für diese Befunde möglich sind, lassen sie darauf schließen, dass Frauen, die unter Stress regelmäßig Trost im Essen suchen, ihre körperliche Reaktion auf Stress dämpfen. Leider führt diese essensbedingte Stressreduzierung zu einer Gewichtszunahme und zu all den anderen schädlichen Veränderungen im Körper und im Gehirn.

Lukas van Oudenhove, ein Psychiater an der Universität Löwen in Belgien, prüfte subjektive Berichte und Gehirnreaktionen bei gesunden Freiwilligen mit der funktionellen Magnetresonanztomografie (fMRT), um die Wirkung des Fettkonsums auf verschiedene subjektive Parameter, zum Beispiel auf die selbst bewertete Stimmung, und auf die Reaktionen in bestimmten emotionalen Gehirnregionen zu bestimmen. Ein Gefühl der Traurigkeit oder eine neutrale Stimmung ließ sich herbeiführen, wenn die Probanden dreißig Minuten lang traurige oder neutrale klassische Musik hörten, während ihnen gleichzeitig Bilder von Gesichtern gezeigt wurden, die eine traurige oder neutrale Stimmung ausdrückten. Dann wurde den Studienteilnehmern durch eine kleine Sonde Fett direkt in den Magen eingeflößt, während andere Probanden in einer Kontrollgruppe auf dem gleichen Weg Wasser verabreicht bekamen. Die Einschätzung der Stimmung und die Aktivität der emotionalen Gehirnreaktionen während des negativen Reizes zeigten eindeutig sowohl erhöhte Traurigkeit als auch stärkere Reaktionen des Gehirns. Wenn den Probanden Fettsäuren zugeführt wurden, verringerten sich sowohl das subjektive Gefühl der Traurigkeit als auch die damit verbundenen Reaktionen des Gehirns. Das stützt die Annahme, dass ein hoher Fettkonsum eine tröstende Wirkung haben kann. Wir haben bereits gesehen, wie der Darm, seine enteroendokrinen Zellen und der Vagusnerv auf Fett im Dünndarm reagieren. Angesichts dieser Interaktionen können wir vermuten, dass die Fettsäuren die Stimmung der Probanden verbesserten, indem sie die Freisetzung von Signalmolekülen aus dem Darm anregten, die dann mit dem Blut oder über stärkere Signale des Vagus in emotionale Gehirnregionen gelangten.

Leider beschränken sich die schädlichen Auswirkungen ungesunder Essgewohnheiten auf das Gehirn und das Verhalten nicht auf die Appetitsteuerung und die Reaktionen auf Stress. Neuere wissenschaftliche Erkenntnisse bringen solche Gewohnheiten mit noch ernsteren Folgen, nämlich mit Störungen der Gehirnfunktion, in Verbindung.

Fettreiche Kost und Esssucht

Der Begriff »Suchtverhalten« wird meist im Zusammenhang mit Drogen und Alkohol sowie mit zwanghaften sexuellen Verhaltensweisen verwendet. Neuerdings wird er jedoch auch benutzt, um übermäßiges Essen im Allgemeinen und Heißhunger auf bestimmte Nahrungsmittel, zum Beispiel Zucker, zu beschreiben. Wir wissen heute, dass das Essen bei einigen anfälligen Menschen ähnliche psychopharmakologische und verhaltensbedingte

Reaktionen auslösen kann wie der wiederholte Konsum anderer Stimulanzien.

Drei eng miteinander verbundene Systeme im Gehirn regulieren unsere Nahrungsaufnahme. Neben dem Hypothalamus, der den Appetit steuert, gibt es zwei weitere Gehirnsysteme, die dabei eine wichtige Rolle spielen: das Dopamin-Belohnungssystem und das System im präfrontalen Cortex, welches das bewusste Verhalten steuert und sich bei Bedarf über alle anderen Regulierungssysteme hinwegsetzen kann. In der Welt der Jäger und Sammler, in der Nahrung meist knapp und der Energiebedarf hoch war, wurde der Drang zu essen durch den ständigen Bedarf des Körpers an Nahrung ausgelöst. Dieser Drang äußerte sich subjektiv als Hungergefühl im Magen. Dieses fundamentale System, das den Bedarf an Kalorien einschätzte, wurde unterstützt vom Belohnungssystem, das den Drang und die Motivation auslöste, Nahrung zu suchen. Dopaminhaltige Nerven, die einen großen Teil des Belohnungssystems im Gehirn ausmachen, versprechen eine hohe Belohnung, wenn wir eine bestimmte Handlung ausführen. Sie spielen eine wichtige Rolle bei der Regulierung der Motivation und der Fähigkeit, uns beharrlich so zu verhalten, dass wir die Belohnung bekommen. In diesem Fall steuern sie den Drang und die Motivation, nach etwas Essbarem zu suchen.

Es überrascht nicht, dass zwischen dem Belohnungssystem des Gehirns und den an der Appetitregulierung beteiligten Systemen sehr enge Verbindungen bestehen. Eine Reihe von Darmhormonen und Signalmolekülen beeinflusst beispielsweise die Aktivität auf der dopaminergen Belohnungsnervenbahn: Mehrere Signale, die den Appetit ankurbeln, steigern die Aktivität der dopaminhaltigen Zellen, während bestimmte appetithemmende Signale die Freisetzung von Dopamin verringern. Außerdem verfügen Nervenzellen in wichtigen Teilen des Belohnungssystems, zum Beispiel im Nucleus accumbens (dem emotionalen Teil des Gehirns), über Rezeptoren für verschiedene Darmhormone, die an der Appetitsteuerung beteiligt sind. Appetithemmende Hormone wie Leptin, Peptid YY und das Glucagon-like

Peptide 1 reduzieren die Empfindlichkeit des Belohnungssystems, während appetitstimulierende Hormone wie Insulin und Ghrelin sie erhöhen. Millionen Jahre Evolution haben diese ausgeklügelte Interaktion zwischen Belohnung und Appetit für eine Welt optimiert, in der Nahrungsmittel begrenzt und schwer zu beschaffen sind; diese Situation bestand fast während der gesamten Menschheitsgeschichte. Aber diese Programmierung unserer Gehirnsysteme, die mit der Nahrungsaufnahme zu tun haben, hat heute in den Teilen der Welt, in denen die meisten von uns leben, einen Großteil ihres adaptiven Wertes verloren. In unserer modernen Industriegesellschaft, die uns leichten Zugang zu höchst schmackhaften Produkten gewährt und den Bedarf an körperlicher Bewegung massiv verringert, überwindet der Druck des Belohnungssystems mühelos das Regulierungssystem, das unseren täglichen Kalorienbedarf errechnet. Oft müssen wir uns bewusst zusammenreißen, um nicht zu viel zu essen und nicht zuzunehmen. Stellen Sie sich nun ein Szenario vor, in dem eines dieser Steuerungssysteme abgeschaltet wurde und die Fähigkeit der freiwilligen Kontrollsysteme, für sie einzuspringen, begrenzt ist. Genau diese Situation habe ich oben beschrieben, als ich erklärte, wie ein regelmäßiger hoher Fettkonsum die Fähigkeit des Hypothalamus stören kann, auf Sättigungssignale aus dem Darm zu reagieren. Nicht jeder hat die Disziplin, zu Pommes frites als Beilage Nein zu sagen oder im Restaurant die Karte mit den Desserts beiseitezulegen.

Eine der Verhaltensweisen, deren Ursache die Ummodelung unserer appetitregulierenden Systeme ist, nennt man Esssucht. Die englische Entsprechung *food addiction* prägte Nora Volkow, die Leiterin des National Institute on Drug Abuse der USA, gestützt auf die erstaunlichen neurobiologischen Ähnlichkeiten zwischen den Gehirnmechanismen, die sich bei Drogenmissbrauch abspielen, und chronischem übermäßigen Essen. Aufgrund von Umfrageergebnissen schätzt man, dass mindestens 20 Prozent der adipösen Menschen an Esssucht leiden. Bestimmte Nahrungsmittel, vor allem hochkalorische Produkte, die auch viel Fett und Zucker enthalten, lösen nachweislich bei Tieren und Menschen Esssucht aus. Unser Forschungsteam an der UCLA hat bei übergewichtigen und adipösen (ansonsten gesunden)

Menschen strukturelle und funktionale Veränderungen in wichtigen Teilen des Belohnungssystems des Gehirns gefunden. Diese Mechanismen fördern nicht nur das übermäßige Essen, sondern lösen überdies erlernte Assoziationen, auch bedingte Reaktionen genannt, zwischen dem Reiz des Essens und den Belohnungssignalen im Gehirn aus. Die enorme Bedeutung der bedingten Reaktionen ist der Grund dafür, dass unsere Wohnzimmer mit Fernsehwerbung überflutet werden, die Bilder von ebenso leckeren wie fettreichen Produkten zeigen. Bei den meisten Menschen stimulieren diese Bilder das Belohnungssystem des Gehirns, das im Laufe der Evolution darauf programmiert wurde, nach Nahrung zu suchen, die viele Kalorien enthält, besonders Fett und raffinierten Zucker. Für die Industrie ist diese Wirkung wünschenswert, weil sie eine positive bedingte Reaktion auf ihre Erzeugnisse auslöst. Bei Menschen, die an Esssucht leiden (und bei denen eine subklinische Entzündung die normale Appetitsteuerung stört), löst der Anblick solcher Bilder ein Verlangen aus, in die Küche zu gehen oder zum Telefon zu greifen und sich entsprechende Gerichte ins Haus liefern zu lassen.

Als die Nahrung noch knapp war und ein Tier jede Situation, die ihm Zugang zu Futterquellen ermöglichte, maximal ausnutzen musste, hatte diese Eigenschaft wohlschmeckender Nahrungsmittel, zu übermäßigem Essen anzuregen – und starke Erinnerungen zu speichern, die das Verlangen nach ihnen steigerten –, erhebliche evolutionäre Vorteile. Unter anderem trug sie dazu bei, dass die Menschen sich mit diesen kalorienreichen Nahrungsmitteln den Bauch vollschlugen, wann immer sie welche fanden, und dass sie sich in Zukunft daran erinnerten, wo diese Leckerbissen zu finden waren. In einer Umwelt, in der solche Nahrungsmittel reichlich und überall vorhanden sind – wie in vielen Teilen der modernen Welt –, ist diese Eigenschaft jedoch zu einer gefährlichen Belastung geworden. In unserer modernen Gesellschaft sind schmackhafte Nahrungsmittel ähnlich wie Drogen ein starker Auslöser, der bei anfälligen Menschen eine Esssucht fördern und verschlimmern kann.

Wie bereits gesehen, existieren starke Anhaltspunkte dafür, dass die Dominanz der hedonistischen Nahrungssuche auf die Deaktivierung des Steuerungssystems im Hypothalamus durch metabolische Toxämie zurückzuführen ist. Aber es gibt auch Hinweise darauf, dass diese ungehemmte Aktivität des Belohnungssystems bei Esssüchtigen die Darmfunktion noch mehr stören kann. In einer neueren Studie mit alkoholabhängigen Menschen zeigte sich, dass die Gier nach Alkohol in Phasen der Abstinenz positiv mit der Durchlässigkeit des Darms und mit Veränderungen der Darmmikrobiota korrelierte. Wenn man bedenkt, wie stark die Stressreaktion des Gehirns während eines heftigen Verlangens ist und welche wohlbekannten Wirkungen Stress auf den Darm hat, ist es denkbar, dass die in dieser Studie beschriebenen Wirkungen – verursacht von der Gier und vom Stress – damit zusammenhingen, dass der Darm pathologisch durchlässiger wurde und die Zusammensetzung sowie die metabolische Funktion der Darmmikrobiota sich veränderte.

Die Vorstellung, dass unsere Darmmikroben unser Belohnungssystem beeinflussen und eine Rolle bei der Esssucht spielen können, hat zu vielen Spekulationen über die Beziehung zwischen Mensch und Darmmikrobiom geführt. Sogar der freie Wille wird manchmal infrage gestellt. In einem provokanten Übersichtsartikel äußerte Joe Alcock, Professor an der University of New Mexico, die Vermutung, dass die Darmmikroben unter starkem selektiven Druck stehen und daher das Essverhalten der Menschen so manipulieren müssen, dass ihre eigene Lebenstüchtigkeit zunimmt, bisweilen auf Kosten unserer Gesundheit. Diese Hypothese ist nicht so weit hergeholt, wie es auf den ersten Blick scheinen mag. Wir brauchen nur daran zu denken, wie raffiniert manche Mikroorganismen, etwa der Parasit *Toxoplasma gondii*, das Verhalten von Tieren beeinflussen kann. Alcock und seine Co-Autoren nehmen an, dass Darmmikroben dafür zwei mögliche zusammenwirkende Strategien benutzen: Einerseits kapern sie unser vom Dopamin gesteuertes Belohnungssystem und sind dann möglicherweise in der Lage, eine Gier nach bestimmten Nahrungsmitteln auszulösen, auf deren Konsum sie spezialisiert sind und die ihnen Vorteile gegenüber konkurrierenden Mikrobenarten verschaffen. Ein gutes Beispiel wäre der Wettbewerb zwischen den Mikrobengruppen Bacteroidetes und Firmicutes taxa sowie zwischen Bacteroides und Prevotella. Zweitens könnten sie negative Stimmungen hervorrufen – sodass wir uns beispielsweise niedergeschlagen fühlen –, die sich erst legen, wenn wir bestimmte Nahrungsmittel essen, die diesen Darmmikroben nutzen.

Der Drang zum Konsum sogenannter Seelentröster und das Konzept der Esssucht sind vorzügliche Beispiele für Verhaltensweisen, die bestimmte Arten von Darmmikrobiota möglicherweise manipulieren, um sich mit ihrer bevorzugten Nahrung zu versorgen. Zwar gehören diese Vorstellungen derzeit noch ins Reich der spekulativen Wissenschaft, das heißt, es handelt sich um Vermutungen, die sich auf unvollständige wissenschaftliche Befunde stützen, aber es sind faszinierende Hypothesen, die wir in Zukunft wissenschaftlich untersuchen müssen.

Wenn Sie sich immer noch keine Sorgen wegen Ihrer Ernährung machen, dann lesen Sie weiter. Fett ist bei Weitem nicht die einzige Gefahr für Ihre Darm-Mikrobiom-Gehirn-Achse, die in der Kost der westlichen Industriegesellschaft lauert. Und wie wir noch sehen werden, spielen die Darmmikroben bei dieser Gefahr eine wichtige Rolle.

Wie die industrielle Landwirtschaft Ihren Darm und Ihr Gehirn beeinflusst

Da ich in den bayerischen Alpen aufwuchs, verging kaum ein Sommerwochenende, ohne dass mein Vater und ich in den Bergen wanderten. Weidende Kühe und grasbewachsene Almwiesen, gesprenkelt mit Wildblumen, waren für mich ein vertrauter Anblick. Aber damals achtete ich kaum darauf und hatte keine Ahnung, dass ich eines Tages mit wichtigen wissenschaftlichen Fragen im Kopf an diese Bilder aus der Kindheit zurückdenken würde. In kleinen Berggaststuben verkauften die Bauern nicht-pasteurisierte Milch, frisch von glücklichen und gesund aussehenden Tieren. Alle Milchprodukte, die wir zu Hause aßen, stammten von diesen frei auf den Bergwiesen grasenden Kühen, und man wusste, dass es sich um natürliche, gesunde und wohlschmeckende Produkte handelte.

Als ich auf einer Gastroenterologie-Konferenz in Garmisch-Partenkirchen, dem idyllischen Urlaubsort am Fuße der Zugspitze, einen Vortrag hielt, war das eine neue Gelegenheit, mir diese harmonische Beziehung zwischen den Nutztieren und ihrer Umwelt noch einmal anzuschauen, diesmal mit ganz anderen Augen. Während ich mit der Bahn zum Berggipfel hinauffuhr, wo die Konferenz stattfand, betrachtete ich die Tiere, die auf unberührten Wiesen weideten, umgeben von Baumgruppen in leuchtenden Herbstfarben. Ich konnte nicht anders, als diese Bilder voller natürlicher Harmonie mit dem jämmerlichen Leben der Kühe in einem modernen Mastbetrieb zu vergleichen, den ich in Nordkalifornien gesehen hatte. Solche Bilder strafen die Werbung der industriellen Milchwirtschaft Lügen, die Milch von »glücklichen Kühen« anpreist. Martin Blaser zeichnet in seinem Buch *Missing Microbes* ein genaueres Bild vom modernen Mastbetrieb:

> *Kühe stehen aufgereiht in kleinen Metallställen, eine Reihe nach der anderen, ihre Köpfe so verankert, dass sie in Tröge ragen, die mit Mais gefüllt sind. Der starke, stechende Geruch nach Kuhmist wabert meilenweit. Kühe werden in riesige Mastanlagen getrieben, wo sie auf nacktem Boden umherlaufen und unablässig fressen, umgeben von ihrem Dung.*

Ja, die heutigen Nutztiere werden fast ihr ganzes Leben lang von ihrer natürlichen Umgebung und Nahrung (Gras) vollständig getrennt. Das Mästen mit Mais, einem Futter, das für Kühe ungeeignet ist, führt zu Erkrankungen des Verdauungssystems und schließlich zu einer leichten chronischen Entzündung, oft überlagert von akuten Magen-Darm-Infektionen, die eine ständige Behandlung mit Antibiotika erfordern.

Angesichts dessen, was wir über die Wirkung einer ungesunden Ernährung und von chronischem Stress auf die Darmmikroben, das Immunsystem des Darms und die Durchlässigkeit des Darms wissen, müssen wir davon ausgehen, dass die Produkte, die von solchen chronisch kranken Tieren stammen, unserer Darmmikrobiota und unserer Gesundheit schaden. Wenn Sie also wieder einmal Milch, Eier, Steaks oder Schweinekoteletts im Supermarkt kaufen, sollten Sie sich dessen bewusst sein, dass sie wahrscheinlich von Tieren stammen, deren Darm-Mikrobiom-Gehirn-Achse erheblich verändert wurde – durch die erbärmlichen Zustände, in denen man sie züchtet, den chronischen Stress, den diese Lebensbedingungen hervorrufen, das unnatürliche Futter, das sie bekommen, und die Medikamente, die man ihnen verabreicht. Das alles setzt die optimalen Interaktionen zwischen Darm, Mikrobiota und Gehirn unbekannten Risiken aus und gefährdet unsere Gesundheit.

Leider ist die Situation in Bezug auf Gemüse, Obst und andere pflanzliche Nahrungsmittel kaum besser. Die massiven Eingriffe der Agrarindustrie in die Ökologie der Nutztiere, Pflanzen und Mikroorganismen auf den Bauernhöfen ziehen sich wie ein roter Faden durch die Produktion von tierischen und pflanzlichen Nahrungsmitteln. Der industrielle Anbau von Mais, Sojabohnen und Weizen ist stark abhängig von Düngemitteln und Pestizide, die eingesetzt werden, um das Wachstum und die Dominanz der Nutzpflanzen gegenüber konkurrierenden Arten wie Unkräutern zu gewährleisten und sie vor Ungeziefer und Schadinsekten zu schützen. Die Anwendung von systemischen Insektiziden, die letztlich in die ganze Pflanze und in pflanzliche Produkte gelangen, hat im letzten Jahrzehnt erheblich zugenommen.

Einer der Hauptgründe dafür, dass immer größere Mengen von Chemikalien notwendig sind, um die »Gesundheit« und Dominanz dieser Pflanzen zu bewahren, ist die Tatsache, dass solche Monokulturen aus oft genetisch veränderten Feldfrüchten, die sich kilometerweit über die Landschaft erstrecken, ihre natürliche Vielfalt längst verloren haben. Das gilt sowohl für die genetische Vielfalt der Feldfrüchte selbst als auch für die Vielfalt anderer Arten, die mit ihnen zusammenleben. Sehr wahrscheinlich sind ähnliche Veränderungen der Vielfalt der Mikroorganismen im Boden, der Darmmikrobiome aussterbender Bienen- und Schmetterlingsbestände und der unseren Magen-Darm-Trakt besiedelnden Mikroorganismen ebenso drastisch. Die Kollateralschäden in unserem Darmmikrobiom, hervorgerufen durch die zunehmende Verwendung von Herbiziden (zum Beispiel durch das berüchtigte Glyphosat), die zur Überwindung der Widerstandskraft des

Unkrauts gegen Chemikalien gebraucht werden, bleiben weitgehend unbekannt, zumindest beim Verbraucher.

Eine wichtige Frage lautet: Hat dieser Doppelangriff auf die natürlichen Ökosysteme unserer Umwelt (aus der unser Essen stammt) und auf die Ökosysteme der Darmmikroben unseres Nutzviehs und unserer eigenen Darmmikrobiota (die wir brauchen, damit unser Gehirn gesund bleibt) zum massiven Anstieg bestimmter Gehirnstörungen in den vergangenen fünfzig Jahren beigetragen? Was Adipositas anbelangt, existieren genügend wissenschaftliche Befunde, um diese Frage zu beantworten; aber wir können derzeit nur darüber spekulieren, ob das auch für Autismus-Spektrum-Störungen und neurodegenerative Erkrankungen wie Alzheimer und Parkinson gilt. Wenn wir die Fragen der Industrie überlassen, die jeden Tag von solchen unhaltbaren Praktiken der Nahrungsmittelproduktion profitiert, werden wir nie eine Antwort erhalten. Stattdessen werden unsere Nutztiere Antibiotika in immer höheren Dosen bekommen, damit sie funktionsfähig bleiben, und wir werden immer mehr Chemikalien benötigen, um die heutigen Superunkräuter, Superschädlinge und Superkeime zu bekämpfen.

Darmmikroben und die Gefahren der modernen Ernährung

In den letzten fünfzig Jahren haben die Nordamerikaner ständig mehr Nahrungsmittelzusätze konsumiert. Viele von ihnen wurden für den Verzehr durch Menschen zugelassen, ohne ihre langfristige Unbedenklichkeit zu prüfen. Und selbst wenn dieser Nachweis erbracht wurde, erfolgten die Tests, bevor wir wussten, wie wichtig das Darmmikrobiom für unsere Gesundheit ist und welche vermittelnde Rolle es bei der Wirkung dieser Chemikalien auf unser Gehirn spielt. Sicherheitstest der amerikanischen Aufsichtsbehörde Food and Drug Administration (FDA) stützten sich weitgehend auf Kurzzeitstudien mit Tieren, in denen festgestellt werden sollte, ob ein Zusatzstoff eine akute giftige Wirkung hat und ob er das Krebsrisiko erhöht. Keine von ihnen sagt etwas darüber aus, welche schädlichen Folgen solche Zusatzstoffe auf lange Sicht für die Gesundheit des Gehirns haben können.

Heute wissen wir, dass mehrere der am häufigsten verwendeten Typen von Zusatzstoffen die subklinische Entzündung im Körper fördern, die zusammen mit unserer zucker- und fettreichen Kost eine Gefahr für den Körper und das Gehirn darstellt. Schauen wir uns diese Chemikalien einmal näher an.

Künstliche Süßstoffe

Eines der besten Beispiele für die extremen Veränderungen unserer Ernährung durch Nahrungsmittelzusätze ist die Art und Weise, wie die Industrie auf unseren unersättlichen Appetit auf Zucker reagiert. Einerseits wird zahlreichen Nahrungsmitteln enorm viel Zucker in Form von Glucose-Fructose-Sirup beigegeben, selbst jenen Produkten (zum Beispiel Brot und Kräckern), die wir nicht kaufen, um unser Verlangen nach Süßem zu befriedigen. Andererseits werden fast allen Produkten künstliche Süßstoffe zugesetzt, zu denen wir greifen, wollen wir unsere Gier nach dem süßen Geschmack mit unserer Angst vor Kalorien versöhnen. Künstliche Süßstoffe wurden vor mehr als einem Jahrhundert eingeführt, damit wir süße Nahrungsmittel genießen können, ohne zuzunehmen und ohne nach hohem Zuckerkonsum gefährliche Blutzuckerspitzen befürchten zu müssen. Würden künstliche Süßstoffe mit einem Motto verkauft, müsste es lauten: »Wäscht dir den Pelz, ohne dich nass zu machen.« Die FDA hat sechs dieser Chemikalien für den Gebrauch in den USA zugelassen. Heute werden sie in erheblichen Mengen Nahrungsmitteln beigefügt, die wir häufig konsumieren, zum Beispiel Diätlimonaden, Frühstücksflocken und zuckerfreien Desserts. Und sie bleiben beliebt, selbst bei Leuten, die wissenschaftlich gebildet sind. Bei den mittäglichen medizinischen Besprechungen in meinem Fachbereich an der UCLA sind Diet Coke und Diet Pepsi nach wie vor die beliebtesten Getränke zum Mittagessen (das aus Pastrami-Sandwiches mit viel verarbeitetem Fleisch besteht) und zu fettigen Chips.

Obwohl künstliche Süßstoffe allgegenwärtig sind, existieren bestenfalls zweifelhafte Belege für den versprochenen gesundheitlichen Nutzen, wohl aber Hinweise darauf, dass sie gefährlich sind, weil sie unter anderem zu einer Gewichtszunahme führen und das Risiko für Stoffwechselkrankheiten wie Typ-2-Diabetes erhöhen. Jotham Suez' Team vom Weizmann Institute of Science in Jerusalem wies beispielsweise vor Kurzem nach, dass drei handelsübliche Süßstoffe – Saccharin, Sucralose und Aspartam – bei Mäusen eine Glucose-Intoleranz und Anzeichen für ein metabolisches Syndrom hervorrufen können. Diese Befunde allein sind bereits faszinierend, doch noch erstaunlicher ist die Entdeckung, dass die Darmmikrobiota dabei eine wichtige Rolle spielte. Suez' Team transplantierte Stuhl von Mäusen, die künstliche Süßstoffe fraßen, in keimfreie Mäuse, die nie zuvor Süßstoffe gefressen hatten. Die Folge war, dass sich bei den früher keimfreien Mäusen eine Glucose-Intoleranz entwickelte und sich Anzeichen für ein metabolisches Syndrom einstellten. Bei der Untersuchung der Mikrobiota der Tiere fiel ihnen auf, dass der Verzehr von künstlichen Süßstoffen genau wie fettreiche Kost zu einer Vermehrung von Bacteroides im Darm der Tiere geführt hatte. Das bedeutet, dass Diätlimonade Ihnen nicht nur beim Abnehmen hilft, sondern dass ihr Genuss zusammen mit fettigen, käseüberbackenen Enchiladas den Schaden vergrößern kann, den das viele Fett im Käse in Ihrem Stoffwechsel anrichtet.

Die Wissenschaftler wiesen zudem nach, dass Süßstoffe die Stoffwechselvorgänge in den Darmmikroben so veränderten, dass sie mehr kurzkettige Fettsäuren produzierten, die der Dickdarm resorbieren kann. Das sind zusätzliche Kalorien. Wenn Sie künstliche Süßstoffe zu sich nehmen, beauftragt also Ihr Körper die Darmmikrobiota, im Dickdarm aus den mikrobischen Stoffwechselprodukten mehr Kalorien herauszuholen und so das Fehlen des Zuckers im Dünndarm wettzumachen. Das legt nahe, dass der Versuch, die Kalorienaufnahme mit künstlichen Süßstoffen zu reduzieren, scheitert, weil der Darm sich mithilfe seiner Mikroben proportional sogar mehr Kalorien aus dem Essen besorgt.

Das gilt für Mäuse wie für uns. Bei der Untersuchung von mehreren hundert Menschen stellte Suez' Team fest, dass Individuen, die künstliche Süßstoffe zu sich nahmen, ein höheres Gewicht, einen höheren Blutzuckerspiegel sowie eine veränderte Darmmikrobiota aufwiesen. Daran war eindeutig die Darmmikrobiota schuld. Als die Forscher Stuhl von gesunden Probanden, die Saccharin aßen, in keimfreie Mäuse transplantierten, stieg der Blutzuckerspiegel bei diesen Tieren auf anomale Werte, wenn sie Zucker fraßen.

Diese Studien liefern überzeugende Beweise dafür, dass künstliche Süßstoffe uns nicht helfen, kurzfristig Gewicht zu verlieren, und obendrein eine Hauptursache für die Entzündungen in unserer Darm-Gehirn-Achse bilden, die dem Körper und dem Gehirn schaden können. Deshalb ist es vernünftig, die Zutatenlisten auf Etiketten zu lesen und künstliche Süßstoffe zu meiden, wann immer es möglich ist.

Lebensmittel-Emulgatoren

Emulgatoren sind Moleküle, die auch in Waschmitteln enthalten sind. Sie helfen, zwei Flüssigkeiten miteinander zu vermengen, die sich schwer mischen lassen, zum Beispiel Öl und Wasser. Die Lebensmittelindustrie fügt sie regelmäßig verschiedenen Produkten bei, zum Beispiel Mayonnaisen, Soßen, Süßigkeiten und einigen Backwaren, damit sie eine einheitliche Konsistenz bekommen. Sie erkennen sie an ihren chemischen Bezeichnungen auf den Etiketten. Beispiele sind Sorbitantristearat (E 492) in Schokolade, Polysorbate in Eiscreme und Zitronensäureester in verarbeitetem Fleisch, um nur einige zu nennen. Diese tensidähnlichen Moleküle haben einen großen Nachteil: Sie können die schützende Schleimschicht schädigen, die die Innenseite des Magen-Darm-Trakts überzieht, sodass Mikroben leichter in die Darmschleimhaut gelangen. Emulgatoren können auch das dichte Siegel aufbrechen, das eine intakte Darmwand bildet, und den Darmbakterien dadurch Zugang zu benachbarten Immunzellen verschaffen, was eine metabolische Toxämie begünstigt.

Um herauszufinden, ob Darmmikroben bei den schädlichen Wirkungen der Emulgatoren im Darm eine Rolle spielen, verfütterte Andrew Gewirtz'

Team an der Emory University kürzlich zwei häufig verwendete Lebensmittel-Emulgatoren – Polysorbat 80 und Carboxymethylcellulose – in geringen Dosen an Mäuse. Die Folge waren eine leichte Darmentzündung, Adipositas und Anzeichen für ein metabolisches Syndrom. Die Darmmikroben dieser Tiere hafteten fester an der Darmschleimhaut, ihre Zusammensetzung veränderte sich, und der LPS-Spiegel stieg, genau wie bei Tieren, die fettreiches Futter bekommen.

Bei Mäusen, die Antibiotika bekamen, verursachten Emulgatoren keine Stoffwechselveränderungen; das deutet darauf hin, dass Darmmikroben hier eine entscheidende Rolle spielten. Die Vermutung erhärtete sich, als die Forscher Stuhl von Mäusen, die Emulgatoren gefressen hatten, in keimfreie Mäuse transplantierten und die gleichen Veränderungen des Stoffwechsels beobachteten.

Häufig verwendete Nahrungsmittelzusatzstoffe sind jedoch nicht nur eine Gefahr für die Gesundheit unseres Stoffwechsels, sie können auch ernste Folgen für die Funktion unserer Darm-Mikrobiom-Gehirn-Achse und für die Gesundheit unseres Gehirns haben. Aus den geschilderten Experimenten folgt eindeutig, dass Emulgatoren genau wie tierisches Fett und künstliche Süßstoffe das Profil der Darmmikrobiota so verändern können, dass es im Darm, in anderen Organen und im Gehirn – auch in den Gehirnregionen, die den Appetit regulieren – zu subklinischen Entzündungen kommt. Wenn Sie zu viele Zusatzstoffe dieser Art konsumieren, neigen Sie vielleicht zu übermäßigem Verzehr von kalorienreichen Nahrungsmitteln, was die Entzündung und die ganze Situation verschlimmert. Leider gibt es noch mehr Gründe, sich über die Gesundheit unseres Gehirns Sorgen zu machen.

Weizengluten

Wenn Sie die Regale eines gut sortierten Supermarkts entlanggehen, kommen Sie an glutenfreiem Brot, glutenfreien Nudeln, glutenfreien Frühstücksflocken und sogar glutenfreien Limonaden oder Weinen vorbei. Seit etwa zehn Jahren erfreut sich die sogenannte glutenfreie Ernährung enormer Beliebtheit. Einer neueren Erhebung zufolge essen mittlerweile bis zu 30 Prozent aller erwachsenen Amerikaner jedes Jahr irgendwann glutenfreie Produkte.

Gluten ist ein Proteingemisch, das 12 bis 14 Prozent des im Weizen enthaltenen Proteins ausmacht. In geringerer Menge ist es auch in Gerste und Roggen sowie in Produkten aus diesen Getreidearten enthalten. Weizen ist das weltweit am häufigsten angebaute Getreide, und Weizenmehl wird zur Herstellung von Brot, Nudeln, Bagels, Pizza, Frühstücksflocken und vielen anderen häufig verzehrten Produkten verwendet.

Weizengluten fügt Nahrungsmitteln viele neue Eigenschaften hinzu – Brot bekommt beispielsweise eine optimale Konsistenz und mehr Biss – und verlängert ihre Haltbarkeit. Außerdem bindet es Wasser und Fett in verarbeitetem Fleisch. Weizengluten wird sowohl Nahrungsmitteln hinzugefügt, die von Natur aus etwas Gluten enthalten (Brot, Nudeln, Pizza, Bier), als auch eigentlich glutenfreien Produkten, etwa Fleischspeisen, Soßen und Milch, erstaunlicherweise sogar Non-Food-Artikeln und Kosmetika. In den letzten Jahrzehnten ist die Glutenzufuhr des Durchschnittsamerikaners durch den Verzehr von Mehl und Getreide um über 30 Prozent gestiegen: von 4 Kilogramm im Jahr 1970 auf 5,5 Kilogramm im Jahr 2000. Der Konsum von Gluten, das verschiedenen anderen Nahrungsmitteln hinzugefügt wird, hat sich mindestens verdreifacht.

Müssen Sie sich wegen all dieses zusätzlichen Glutens Sorgen machen?

Eindeutig ja, wenn Sie zu dem einen Prozent der Weltbevölkerung gehören, das an Zöliakie leidet, die das Immunsystem veranlasst, zu heftig auf Gluten zu reagieren und Antikörper zu produzieren, die die Darmschleimhaut attackieren. Diese Antikörper bleiben im Organismus und lösen chronische Symptome aus, unter anderem Bauchschmerzen, Durchfall, Gewichtsabnahme, Müdigkeit und in schweren Fällen neurologische Störungen. Manche Symptome bleiben sogar bestehen, wenn der Patient aufhört, Weizen zu essen.

Zöliakie ist seit sechzig Jahren auf dem Vormarsch, und heute ist, wie gesagt, ein Prozent der Weltbevölkerung davon betroffen. Niemand weiß genau, warum. Eine Hypothese verweist auf den zunehmenden Konsum von glutenhaltigen Nahrungsmitteln, eine andere auf Veränderungen der Immunreaktion, die möglicherweise darauf zurückzuführen sind, dass das Immunsystem im Darm heutzutage in den ersten Lebensjahren im Umgang mit fremden Mikroorganismen anders trainiert wird als früher. Eine dritte Hypothese geht davon aus, dass der Weizen genetisch verändert wurde und heute anders angebaut wird, als es früher der Fall war.

Gefährdet sind Sie auch, wenn Sie zu der kleinen Minderheit innerhalb der Bevölkerung mit einer Weizenallergie gehören. Dann produziert das Immunsystem unter dem Einfluss von Gluten und anderen Weizenproteinen einen Antikörper namens Immunoglobulin E (IgE), der die Allergie auslöst. Bei einer Allergie kann der Verzehr von Weizen schwere oder gar lebensbedrohliche Folgen haben; sie verursacht Nesselsucht, Nasenverstopfung, Bauchkrämpfe und einen geschwollenen Mund oder Rachen, der das Schlucken oder Atmen erschweren kann.

Eine glutenfreie Ernährung hilft in der Regel, die Symptome in beiden eben beschriebenen Fällen zu lindern. Glutenfreie Produkte sind heute fast überall erhältlich; sie bedeuten eine enorme Hilfe für die Betroffenen, weil sie ihnen ein Leben ohne stark belastende Symptome ermöglichen.

Aber wie verhält es sich, wenn Sie keines dieser Symptome haben? Sollten Sie sich auch dann Sorgen darüber machen, was das Weizengluten in bestimmten Nahrungsmitteln Ihrem Gehirn antut? Obwohl in jüngster Zeit oft behauptet wird, Weizengluten in Nahrungsmitteln schade jedem Menschen, existieren derzeit keine ausreichenden wissenschaftlichen Belege für diese extreme Ansicht. Bisher ist mir noch kein Franzose oder Italiener begegnet, der auf den Verzehr köstlicher, frisch gebackener Baguettes, das weiche, leicht feuchte Ciabatta-Brot oder die leckeren Nudelgerichte verzichten würde, nur weil er sich so angeblich vor Krankheiten schützen kann, die lange vor der heutigen Gluten-Debatte existierten.

Linda Schmidt, eine Frau im mittleren Alter, war davon überzeugt, dass ihre Symptome mit einer Glutensensitivität zusammenhingen. Wenn sie glutenhaltige Getreideprodukte aß, litt sie Stunden oder Tage später an verschiedenen Symptomen, die dem Reizdarmsyndrom glichen: Blähungen, Glucksen im Bauch, sichtbarer Bauchauftreibung, Schmerzen und Unbehagen im Bauch, unregelmäßigem Stuhlgang, Müdigkeit und Benommenheit. Ihr Gastroenterologe hatte umfangreiche diagnostische Tests veranlasst und eine Zöliakie ausgeschlossen. Nachdem sie über Glutensensitivität gelesen und Diskussionen über dieses Thema in den Medien verfolgt hatte, stellte sich Linda dennoch auf eine glutenfreie Ernährung um. Sie berichtete von erstaunlichen Ergebnissen: Kurz nach der Umstellung besserten sich die Verdauungsbeschwerden, ihre Benommenheit verschwand, und es ging ihr insgesamt so gut wie seit Langem nicht mehr.

Patienten wie Linda Schmidt begegnen mir regelmäßig. Bei ihnen wurde keine Zöliakie diagnostiziert, aber sie berichten von einer massiven Linderung der RDS-Symptome, sobald sie ihre Ernährung auf glutenfreie Kost umstellen (sie kommen wegen ihrer Restsymptome zu mir).

Es ist denkbar, dass populäre Bücher und Medienberichte über Glutensensitivität und das Versprechen einer Wunderkur für häufige und lästige Magen-Darm-Störungen nebst der damit oft einhergehenden Symptome – zum Beispiel Müdigkeit, Energiemangel und chronische Schmerzen – viele Menschen zu einer glutenfreien Ernährung verleiten. Vielleicht erleben wir sogar eine Massenhysterie rund um glutenhaltige Produkte, geschürt von Werbekampagnen der Hersteller von glutenfreien Nahrungsmitteln, die Milliarden Euro mit ihren Waren umsetzen.

Aber es kann auch sein, dass die Ernährung in den westlichen Industriegesellschaften unserer Darm-Mikrobiom-Gehirn-Achse schadet und dass Linda Schmidt an einer dritten Art von Störung leidet, nämlich an Nicht-Zöliakie-Nicht-Weizenallergie-Weizensensitivität (kurz: Weizensensitivität), die anscheinend viel weiter verbreitet ist als die Zöliakie, aber noch unzureichend erforscht. Bisher sind die wissenschaftlichen Erkenntnisse über diese Störung bestenfalls lückenhaft. Kleine Studien zeigen, dass Menschen mit Weizensensitivität keine anomalen Immunreaktionen aufweisen und dass ihr Darm nicht pathologisch durchlässig ist, was man erwarten sollte, wenn man Vertretern der Hypothese von der Glutenunverträglichkeit zuhört. Könnte es sein, dass die größeren Glutenmengen auf die Darmmikroben einwirken, woraufhin diese Metaboliten produzieren, die schlecht für unser Wohlbefinden sind? Oder ist nicht das Gluten der Hauptschuldige, sondern der Konsum verarbeiteter Nahrungsmittel mit all ihren Zusatzstoffen, die meist ebenfalls viel Weizengluten enthalten?

Eine eindeutige Antwort ist derzeit nicht möglich, und die Forschung könnte noch einige Zeit brauchen, um sie zu liefern. Diejenigen, die an das böse Gluten im Essen glauben, brauchen keine wissenschaftliche Bestätigung für das, was ihrer Überzeugung nach eine gut belegte Störung ist. Hoher Fettgehalt, künstliche Süßstoffe, Emulgatoren und andere Substanzen in unserem Essen haben möglicherweise die Alarmschwelle der unzähligen Sensoren im Darm verändert, auch die der Rezeptoren an Nervenenden, enteroendokrinen Zellen und Immunzellen. Denken Sie daran, dass der Darm unser komplexestes Sinnesorgan ist. Vielleicht stören solche Veränderungen die Signale, die der Darm dem enterischen Nervensystem und dem Gehirn schickt. Könnte es sein, dass Menschen mit einem besonders empfindlichen Darm – Menschen wie Linda Schmidt – heute an Anzeichen für Nahrungsmittelunverträglichkeiten und -allergien leiden, die früher nicht aufgetreten wären? Vielleicht sind sie die Kanarienvögel in der Kohlengrube, die schon Probleme haben, lange bevor wir anderen etwas merken.

Wie die moderne Kost möglicherweise zu chronischen Gehirnerkrankungen beiträgt

Aubreys Verstopfung hatte sich über zwei Jahre allmählich entwickelt, und als er zu mir in die Klinik kam, waren seine Symptome so ernst, dass er jeden Tag Abführmittel brauchte und sich enorm anstrengen musste, um regelmäßig Stuhlgang zu haben. In unserem Anamnesegespräch berichtete der Fünfundfünfzigjährige, ohne diese Maßnahmen müsse er womöglich mehrere Tage auf einen Stuhlgang warten.

Ich suchte nach Anhaltspunkten dafür, was Aubreys Symptome verursachen könnte. Er nahm kein Medikament ein, das als Nebenwirkung Verstopfung hervorruft, etwa Calciumkanalblocker gegen Bluthochdruck. Und er befand sich nicht im Frühstadium einer Depression, die zu Verstopfung führen kann. Als ich ihn nach seinen Essgewohnheiten fragte, erfuhr ich nichts Ungewöhnliches. Seine Ernährungsgewohnheiten waren sein Leben lang typisch nordamerikanisch, am liebsten aß er Steaks, Hotdogs und Hamburger. Anfangs war ich mir nicht sicher, was seine Symptome verursachte, doch als mein Blick auf seine Hände fiel, bemerkte ich, dass der rechte Zeigefinger und der rechte Daumen ganz leicht zitterten.

Ein solcher Tremor kann ein frühes Symptom für die Parkinson-Krankheit sein, an der weltweit mehr als sieben Millionen Menschen leiden, darunter eine Million Amerikaner. Die klassischen Symptome einer fortgeschrittenen Parkinson-Krankheit sind vielen wohlbekannt: typisches Händezittern, langsame Bewegungen, starre oder steife Muskeln, schlechte Haltung und Gleichgewichtsstörungen. Diese Symptome spiegeln eine Degeneration in mehreren Gehirnregionen wider, die Dopamin als Neurotransmitter enthalten und an der Bewegungskoordination beteiligt sind. Doch lange bevor diese klassischen neurologischen Symptome auftreten, leiden viele Patienten an Magen-Darm-Störungen. Diese Symptome, vor allem Verstopfung, betreffen bis zu 80 Prozent der Parkinson-Patienten und können dem Ausbruch der klassischen neurologischen Symptome um Jahrzehnte vorausgehen.

Wir wissen seit Langem, dass Nervenzellen in betroffenen Teilen des Gehirns sogenannte Lewy-Körperchen enthalten, anomale Proteinklumpen, die die Nervenfunktion stören. Da die ersten Verstopfungssymptome im Darm auftreten, ist es möglich, dass die Parkinson-Krankheit im Darm beginnt und sich allmählich ins Gehirn ausbreitet. Könnte Parkinson eine Darm-Gehirn-Krankheit und das Darmmikrobiom eine der Ursachen sein? Wenn man die aufregenden neuen wissenschaftlichen Erkenntnisse berücksichtigt, lautet die Antwort auf diese Fragen möglicherweise Ja.

Wie sich herausstellte, findet man das Protein namens Alpha-Synuclein, das zu Lewy-Körperchen verklumpt, nicht nur im Gehirn von Patienten, sondern auch in den Nervenzellen im Darm. Bestimmte Zellen im enterischen Nervensystem degenerieren, sogar Jahre bevor andere Parkinson-Symptome auftreten. Sie stören die komplexen Funktionen des kleinen Gehirns im Darm, verlangsamen die Peristaltik und verzögern den Transport des Stuhls durch den Dickdarm. Man vermutet, dass Betroffene Speisen oder Getränke zu sich genommen haben, die ein neurotropes Virus enthielten. Das Virus arbeitet sich womöglich nach und nach durch die Darmschleimhaut ins enterische Nervensystem und von dort aus unerbittlich den Vagusnerv entlang nach oben – auf der Datenautobahn, die so wichtig ist für die Übermittlung von Darmempfindungen an das Gehirn. Vom Vagusnerv aus könnte es den Hirnstamm infizieren und in Gehirnregionen vordringen, die für Bewegungen und Stimmungen zuständig sind.

Bisher wurde zwar kein solches Virus entdeckt, doch Forscher haben Veränderungen in der Darmmikrobiota von Patienten festgestellt, die eine solche Infektion möglicherweise einfacher machen oder die Vermehrung solcher Viren, die normalerweise im Darm leben, fördern könnten. Darmmikrobiota verändern sich bei Parkinson-Patienten erheblich, wie eine jüngere Studie von Filip Scheperjans und seinen Kollegen an der Universität Helsinki nachwies. Die Forscher fanden heraus, dass die Mikrobioten von Parkinson-Patienten im Vergleich zu Mikrobioten gesunder Menschen kleinere Populationen von Prevotella-Bakterien aufweisen. Prevotella gedeihen, vielleicht nicht zufällig, im Darm von Menschen, die pflanzliche Kost essen, und ihre Zahl sinkt bei jenen, die weniger Pflanzen und mehr Fleisch, Milch und Milchprodukte konsumieren. Wir wissen nicht, ob diese Veränderungen der Darmmikrobiota bei Parkinson-Patienten eine ursächliche Rolle bei der Erkrankung spielen oder ob sie eine Folge des veränderten Darmmilieus sind, das mit der Parkinson-Krankheit einhergeht. Vielleicht werden diese Veränderungen nur wichtig in Verbindung mit anderen Faktoren, etwa mit einer genetischen Anfälligkeit oder mit Umweltgiften. Viele Teile des Parkinson-Puzzles fehlen uns noch. Aber andere Studien liefern Belege dafür, dass Parkinson ebenfalls eine Erkrankung der Darm-Mikrobiom-Gehirn-Achse sein könnte. Eine vegetarische Kost, die das Mikrobiom verändert, senkt beispielsweise das Parkinson-Risiko. Und wir wissen, dass die Mikrobenvielfalt später im Leben schwindet, weil das Darmmikrobiom anfälliger für Störungen wird. Es ist vielleicht kein Zufall, dass Parkinson meist im Alter von über 60 Jahren beginnt.

Falls diese Hypothese sich bestätigt, könnte eine rechtzeitige Ernährungsumstellung, die das Immunsystem des Darms beruhigt, dazu beitragen, den Ausbruch der Parkinson-Krankheit bei Hochrisikopatienten zu verhindern oder wenigstens ihren Verlauf zu verlangsamen. Und der Wechsel von der typischen Ernährungsweise in westlichen Industriegesellschaften zu einer gesünderen hilft möglicherweise vielen Menschen, einer Parkinson-Erkrankung vorzubeugen.

Die Neuentdeckung der Mittelmeerkost

Vor zwei Jahren hatte ich das Vergnügen, meinen Freund Marco Cavalieri und seine Frau Antonella zu besuchen, die in Fermo, einer Kleinstadt in der italienischen Region Marken, gleich südlich von Ancona an der Adriaküste, ein Bioweingut besitzen. Die hügelreiche Landschaft ist bedeckt mit kleinen Flecken aus hellgelben Sonnenblumen, Weinbergen, Olivenbäumen und Weizenfeldern und neigt sich sanft zum blauen Meer hin. Die Felder mit verschiedenen Pflanzen und Feldfrüchten werden oft von Reihen aus Bäumen, Büschen und Sonnenblumen getrennt – ein unbeabsichtigtes kunstvolles Muster von Schönheit, Harmonie und Verbundenheit. Der visuelle Reiz der Landschaft spiegelt die unglaubliche Vielfalt der angebauten Pflanzen wider. Als wir um halb zehn Uhr abends ankamen, erwarteten wir nur ein leichtes Abendessen mit unseren Freunden. Stattdessen begrüßten uns unsere Gastgeber in einem Restaurant in der Nähe der Piazza del Popolo. In völliger Übereinstimmung mit ihrem Namen – »Platz des Volkes« – war die Piazza gefüllt mit Gruppen von Menschen, die sich unterhielten, und Kindern, die Fußball spielten. Nachdem der Inhaber des Restaurants, ein Freund der Cavalieris, uns begrüßt hatte, tischte man uns der Reihe nach viele kleine, köstliche Gerichte auf: Vollkornlasagne als Vorspeise, Gänsebrust, Röstgemüse der Saison, Chicorée, gegrillten Tintenfisch, Pecorino-Käse und heimische Oliven. Alle Gerichte wurden mit regionalem Olivenöl zubereitet, das zum Teil aus Oliven gepresst war, die auf denselben Bäumen wuchsen, die Benediktinermönche vor 800 Jahren gepflanzt hatten! Alles, was wir aßen, enthielt keine Spur von gesättigten Fettsäuren. Am Ende des Abends hatten wir zudem zwei Flaschen Wein geleert – die Trauben stammten aus Marcos Bioweingarten.

Während Familien auf der Piazza spazieren gingen, erzählte Marco, wie die Menschen in dieser Gegend Italiens ihr Essen und ihren Wein anbauen, ernten und genießen, und was daran einzigartig ist. Die meisten Lebensmittel werden weniger als 80 Kilometer entfernt erzeugt oder gefangen – vom frischen Fisch aus der Adria über die vielen regionalen Käsespezialitäten bis zu den Oliven, dem frischen Obst und dem Wein. Da die Lebensmittel aus der näheren Umgebung stammen, richten sich die Mahlzeiten stark nach der Jahreszeit: Man verwendet die Zutaten, die gerade erhältlich sind. Bevorzugt werden aber nicht nur regionale Speisen, sondern auch lokale Weine. Verschiedene Rebsorten wachsen in Böden mit verschiedener chemischer Zusammensetzung. Auch die Entfernung der Weinberge vom Meer und die Sonnenscheinmenge sind unterschiedlich.

Fermo ist eindeutig ein spiritueller Ort, und das nicht nur, weil er vier Päpste hervorgebracht hat, deren Statuen jede Seite der Piazza schmücken. Die Geschichte seiner Landwirtschaft reicht bis ins Jahr 890 zurück. Damals kamen Benediktinermönche in die Region und trugen vierhundert Jahre lang zum großen Wohlstand der Gegend bei, hauptsächlich dadurch, dass sie Landwirtschaft betrieben und lehrten. Getreu ihrem Wahlspruch *ora et labora* (Bete und arbeite) bearbeiteten sie das Land, widmeten sich ihren Studien und schrieben ihre Erkenntnisse auf. Viele dieser handgeschriebenen Werke sind heute noch in der alten Bibliothek vorhanden, die an die Piazza grenzt.

Die erste Flasche Wein, die wir zur Lasagne tranken, war ein trockener Weißwein, für den ausschließlich die Rebsorte Pecorino verwendet wird, die ihren Namen, wie Marco erklärte, den Schäfern verdankt, die ihn in den Bergen trinken und die auch den Pecorino-Käse zubereitet hatten, den wir zum Wein genossen. Er wies zudem darauf hin, dass das Logo seiner Kellerei einen Mönch zeigt, der eine Traube so sanft pflückt, dass es fast eine Liebkosung ist. Marco betonte, dass ebendiese Leidenschaft, diese Zuwendung und dieser Respekt vor der Natur und ihren Produkten im Weingarten der Cavalieris weiterleben, der nach den Benediktinern benannt ist: »Le Corti dei Farfensi«.

Als wir die zweite Flasche öffneten – einen Rotwein, hergestellt aus Montepulciano- und Sangiovese-Reben, die in den südlichen Marken angebaut werden – und unsere lehrreiche Mahlzeit mit einer kleinen Portion Tiramisu beendeten, hatte ich eine Menge über die alten und einzigartigen Methoden gelernt, mit denen Lebensmittel und Wein in diesem Teil der Welt produziert werden. Und vor allem war mir klar geworden, dass zur Mittelmeerküche mehr gehört als eine Liste von wichtigen Zutaten und die relative Menge der pflanzlichen und tierischen Produkte. Während der paar Tage, die wir in dieser Umgebung verbrachten, erfuhren wir aus erster Hand, dass die enge Verbindung zwischen den historischen, spirituellen, ökologischen und biologischen Faktoren erheblich zur eindrucksvollen gesundheitlichen Wirkung der Mittelmeerkost beiträgt.

Was die gesundheitlichen Vorteile der Mittelmeerküche und nah verwandter Ernährungsweisen anbelangt, besteht zwischen den Ernährungsexperten eine Übereinstimmung, die in einer Welt der ständig wechselnden Modediäten ebenso erstaunlich wie angenehm ist. Die traditionellen mediterranen Ernährungsweisen haben sich im Laufe von 2000 Jahren entwickelt. Es begann, als die alten Griechen und Römer führend in der Region waren, und später trugen afrikanische und arabische Länder, die ans Mittelmeer grenzen, zu dieser Küche bei. Diese verschiedenen Einflüsse führten zu einer enormen Vielfalt von Früchten und anderen pflanzlichen Lebensmitteln, die angebaut, verarbeitet und in regional unterschiedlichen Gerichten gegessen werden. Eine typische Mittelmeerkost enthält mindestens 5 Portionen Gemüse, 1 bis 2 Portionen Hülsenfrüchte, 3 Portionen Obst, 3 bis 5 Portionen Getreide und 5 Portionen Pflanzenfett (Olivenöl, Avocados, Nüsse und Samen). Man isst drei- bis viermal in der Woche Meeresfrüchte, aber nur einmal in der Woche rotes Fleisch.

Die gesundheitlichen Vorzüge der Mittelmeerkost wurden in den Fünfziger- und Sechzigerjahren in der Seven Countries Study zum ersten Mal untersucht. Ancel Keys, ein Wissenschaftler der Mayo-Klinik, leitete dieses Projekt, an dem Probanden aus der Stadt Montegiorgio teilnahmen. Auch sie liegt in den italienischen Marken, also dort, wo Marco seine Reben und Oliven ökologisch anbaut. Obwohl die mediterrane Küche je nach Land und Region ihre Besonderheiten hat und die Essgewohnheiten sich seit dieser ersten Studie erheblich geändert haben, gibt es ein gemeinsames grundlegendes Muster: Die Menschen verwenden reichlich einfach ungesättigte Fette – hauptsächlich Olivenöl – und essen täglich Obst, Gemüse, Vollkorn- und fettarme Milchprodukte. Wein wird in moderaten Mengen getrunken. Man isst einmal in der Woche Fisch, Geflügel, Nüsse und Hülsenfrüchte. Rotes Fleisch wird selten und in kleinen Mengen gegessen.

Der durchschnittliche Fettgehalt der Mittelmeerkost kann zwischen 20 Prozent in Sizilien und 35 Prozent in Griechenland liegen; aber der größte Teil dieses Fettes stammt aus Pflanzen, vor allem aus Olivenöl. Zu diesem Thema existiert eine umfangreiche medizinische Literatur. Sie stützt sich auf epidemiologische und klinische Studien, die die gesundheitlichen Vorteile der Mittelmeerkost nachgewiesen haben. Sie senkt die Gesamtsterblichkeit und vor allem das Risiko für das metabolische Syndrom, Herz-Kreislauf-Erkrankungen und Krebs sowie für kognitive Störungen und Depression. Eine große Studie, die die gesamte bisher veröffentlichte Literatur zusammenfasste, bestätigte vor Kurzem diese gesundheitlichen Vorteile. An den analysierten Primärstudien hatten über eine halbe Million Menschen teilgenommen.

Aber die Belege dafür, dass die Mittelmeerkost die Gesundheit des Gehirns fördert, beschränken sich nicht auf große epidemiologische Studien. Eine neuere Studie mit fast siebenhundert älteren Erwachsenen in den USA, die sich alle einem Gehirnscan unterzogen, um mögliche Zusammenhänge zwischen der Gehirngesundheit und der Mittelmeerkost festzustellen, wies nach, dass viele Gehirnregionen bei Menschen, die sich strikt an die Mittelmeerkost hielten, ein größeres Volumen aufwiesen als bei Menschen, die diese Ernährungsweise weniger streng befolgten. Die wichtigsten Faktoren, die diese Unterschiede erklärten, waren der höhere Fischkonsum und der geringere Verzehr von rotem Fleisch. In einer anderen Studie werteten Forscher die Essgewohnheiten von 146 älteren Menschen aus und untersuchten neun Jahre später ihr Gehirn. Auf der Basis dieser Evaluation wurden die Teilnehmer mit Punkten bewertet: 26 Prozent mit einem niedrigen Wert, weil sie kaum der Mittelmeerkost folgten, 47 Prozent mit einem mittleren Wert und 27 Prozent mit einem hohen Wert, da sie sich am konsequentesten an diese Ernährungsweise hielten. Die Wissenschaftler fanden einen engen Zusammenhang zwischen der Treue zur Mittelmeerkost und den Messergebnissen der Gehirnscans, die Auskunft gaben über die Integrität des Gehirngewebes in den Nervenbündeln zwischen den verschiedenen Gehirnregionen.

Mehrere Mechanismen wurden vorgeschlagen, um die erheblichen gesundheitlichen Vorteile der Mittelmeerkost zu erklären. Neben den Antioxidantien und Polyphenolen, die in Olivenöl und Rotwein reichlich enthalten sind und Zellen schützen, wird am häufigsten die entzündungshemmende Wirkung im Körper hervorgehoben. Polyphenole sind Verbindungen in Pflanzen, die in vielen Nahrungsmitteln und Getränken vorkommen. Neben roten Weintrauben und Oliven sind zahlreiche andere Früchte und Gemüse reich an Polyphenolen, ebenso Kaffee, Tee, Schokolade und einige Nüsse.

Vor Kurzem besuchte ich Marco an einem Oktobertag in den Bergen, um mir die jährliche Olivenernte anzuschauen. An einem bestimmten Tag, wenn etwa 30 Prozent der Oliven an den Bäumen reif sind, geben sich alle die größte Mühe, die Früchte zu ernten und dann innerhalb von Stunden zur Ölmühle zu bringen. Marcos Arbeiter ernten Oliven von rund 1800 Bäumen in der Umgebung von Fermo; die meisten dieser Bäume sind zwischen 500 und 800 Jahre alt! Aber nicht nur das Alter der Bäume war eindrucksvoll, sondern auch ihre Größe: Man brauchte zwei Leute, um die Stämme zu umfassen. Die Wurzeln breiten sich in alle Richtungen bis zu 30 Meter weit aus und holen sich Nährstoffe aus einer großen Fläche fruchtbaren Bodens. Die Nährstoffe werden von Mikroben produziert, von denen es in diesem Boden wimmelt. Alle Anstrengungen beim Ernteritual – die Bäume sind alt, man pflückt die meist noch grünen Oliven und presst sie so schnell wie möglich kalt – dienen dem Ziel, die größtmögliche Menge Polyphenole zu gewinnen.

Marco lässt das frisch gepresste Olivenöl jedes Jahr analysieren. Die Ergebnisse zeigen, dass das Öl, das aus den Früchten dieser uralten Olivenbäume gewonnen wird, deutlich mehr Polyphenole enthält als das Öl aus den Oliven jüngerer Bäume. Die meisten handelsüblichen Öle werden aus Oliven mit geringem Polyphenolgehalt hergestellt. Ich fragte mich, wie der Polyphenolgehalt mit dem Alter der Bäume zusammenhängt. Produzieren die Bäume vielleicht ihren eigenen lebensverlängernden Cocktail aus chemischen Verbindungen, der dafür sorgt, dass sie gesund, produktiv und widerstandsfähig gegen Erkrankungen und Klimaschwankungen bleiben? Besteht ein Zusammenhang zwischen der Zahl der gesunden und aktiven Neunzigjährigen, die wir in dieser Gegend spazieren gehen sahen (bestätigt von mehreren wissenschaftlichen Erhebungen), und dem Alter und der Gesundheit dieser erstaunlichen Bäume sowie dem regelmäßigen Konsum dieses medizinischen Olivenöls?

Die Mittelmeerkost weist das gleiche hohe Verhältnis von pflanzlichen zu tierischen Lebensmitteln auf wie die prähistorische Kost der Yanomami und der Hadza sowie einiger moderner Nischenernährungsweisen, etwa die der Pescetarier und der Vegetarier. Wir wissen heute, dass nicht nur der hohe Gehalt an komplexen Kohlenhydraten in dieser weitgehend pflanzlichen Kost nützlich für die Darmmikrobiota ist, sondern auch der hohe Polyphenolgehalt. Die Polyphenole stammen nicht nur aus dem täglich verwendeten Olivenöl, die gesundheitsfördernden Verbindungen enthalten auch Nüsse, Beeren und Rotwein, die wichtige Bestandteile der Mittelmeerkost sind. Eine kleine Studie hat vor Kurzem sogar nachgewiesen, dass Rotwein möglicherweise einen günstigen Einfluss auf die Zusammensetzung unserer Darmmikrobiota hat.

Trotz aller wissenschaftlichen Studien, die den erstaunlichen Nutzen der Mittelmeerkost belegen, dürfen wir nicht jene Aspekte des Essen vergessen, die Wissenschaftler nicht so leicht messen können. Das Gefühl der Zusammengehörigkeit bei einer gemeinsamen köstlichen Mahlzeit und die Lebenseinstellung der Teilnehmer daran lassen sich nicht empirisch bewerten. Doch unser Besuch in Fermo legt nahe, dass diese Faktoren wahrscheinlich zu den vielen gesundheitlichen Vorteilen einer mediterranen Mahlzeit beitragen.

KAPITEL 10

Der einfache Weg zu Wohlbefinden und optimaler Gesundheit

Der intensive Informationsaustausch zwischen dem Gehirn, dem Darm und dessen Mikrobiota spielt sich 24 Stunden am Tag ab, von Ihrer Geburt bis zu Ihrem Tod, einerlei, ob Sie schlafen oder wach sind. Diese Kommunikation koordiniert nicht nur die grundlegenden Verdauungsfunktionen, sondern beeinflusst auch unsere Erfahrungen als Menschen: Sie entscheidet unter anderem mit darüber, was wir fühlen, wie gesellig wir sind und wie viel wir essen. Und wenn wir gut zuhören, kann uns dieses Gespräch auch zu optimaler Gesundheit verhelfen.

Wir leben in einem einzigartigen Zeitalter. Was wir essen und trinken, hat sich im Vergleich zu früher massiv geändert, und wir sind mehr Chemikalien und Medikamenten ausgesetzt als alle Menschen, die vor uns lebten. Allmählich begreifen wir, dass diese Veränderungen zusammen mit chronischem

Stress nicht nur den Darmmikroben schaden können, sondern auch ihrem komplexen Dialog mit dem Darm und dem Gehirn. Diese Gespräche spielen eine wichtige, gut belegte Rolle bei verbreiteten Syndromen des Magen-Darm-Trakts, vor allem beim RDS, und bei einigen Formen von Adipositas. Und wir beginnen zu verstehen, dass Störungen in der Welt der Darmmikroben unser Gehirn beeinflussen können. Neuere Studien bringen veränderte Interaktionen zwischen dem Gehirn, dem Darm und der Mikrobiota mit Gehirnstörungen wie Depression, Angst, Autismus, Parkinson und sogar Alzheimer in Verbindung. Doch selbst Menschen, die nicht an diesen Krankheiten leiden, können ihre Gesundheit verbessern, wenn sie mehr über dieses lebenswichtige Gespräch lernen.

Was ist optimale Gesundheit?

Vor ein paar Jahren wollten Melvin Schapiro, ein alter Freund von mir, seine Frau und zwei andere Paare im Urlaub von San Juan in Puerto Rico aus zu einer abgelegenen Insel in der Karibik fliegen. Mel und seine Freunde hatten diesen Trip schon viele Male unternommen, doch diesmal ging etwas furchtbar schief. Das kleine Propellerflugzeug, in dem sie saßen, war versehentlich mit Kerosin betankt worden und stürzte kurz nach dem Start ab. Mel und seine Mitreisenden überlebten wie durch ein Wunder, einige mit schweren Verletzungen, die im Krankenhaus behandelt werden mussten. Mel erlitt mehrere Rippenbrüche und einen Wirbelbruch und hatte eine klaffende Unterschenkelwunde, die eine kleine chirurgische Behandlung in der örtlichen Unfallklinik erforderlich machte. Innerhalb weniger Stunden nach seinen Verletzungen flog man ihn zurück nach Los Angeles und brachte ihn in ein Krankenhaus, wo er weiter medizinisch versorgt wurde. Und nun kommt der erstaunlichste Teil der Geschichte: Trotz dieser traumatischen und psychisch belastenden Verletzungen ging er bald an Krücken, und schon drei Wochen nach dem Unfall arbeitete er in seinem Büro und bereitete sich auf eine wichtige medizinische Tagung vor, die einen Monat später stattfand.

Nur wenige Menschen in den Vereinigten Staaten erfreuen sich optimaler Gesundheit, also eines Zustandes, der als völliges körperliches, mentales, emotionales, spirituelles und soziales Wohlbefinden definiert wurde, mit größtmöglicher Vitalität optimaler persönlicher Leistungsfähigkeit und hoher Produktivität. Mit anderen Worten, ein optimal gesunder Mensch hat nicht nur keine lästigen körperlichen Symptome, er ist auch glücklich und optimistisch, hat viele Freunde und genießt seine Arbeit. Mein Freund Mel ist so ein Typ. Ab und zu lesen wir etwas über solche Menschen, zum Beispiel über Fauja Singh, den »Tornado mit Turban«, der mit 98 Jahren zu laufen begann und mit 101 Jahren am London-Marathon teilnahm. »Ohne Humor ist das Leben vergeudet – im Leben geht es darum, glücklich zu sein und zu lachen«, sagt Singh.

Mehrere meiner Kollegen sind gegen Ende ihrer Siebziger- und sogar Achtzigerjahre voll aktiv, gesund und höchst produktiv. Sie gehen ihren Forschungen nach, unterrichten Studenten, behandeln Patienten, führen groß angelegte internationale Studien durch und reisen um die Welt, um bei wissenschaftlichen Tagungen über ihre Arbeit zu sprechen. Bei all diesen Menschen fallen bestimmte Persönlichkeitsmerkmale auf: Sie sind neugierig und von allem im Leben begeistert, sie sind optimistisch und lassen sich von negativen Ereignissen oder Personen nicht beirren. Ihre Entscheidungen nach Bauchgefühl haben anscheinend immer einen Hang zum Positiven, weil sie davon ausgehen, dass für sie alles gut gehen wird. Immer wieder höre ich Geschichten über ihre erstaunliche Fähigkeit, nach gesundheitlichen Problemen wieder auf die Beine zu kommen – so wie mein Freund nach seinem Flugzeugabsturz – oder einen persönlichen Verlust zu verkraften, etwa den Tod des Ehepartners oder der Ehepartnerin. Diese Menschen verfügen offenbar über viel Resilienz – die Fähigkeit, nach unerwarteten Ereignissen im Leben wieder ein gesundes Gleichgewicht zu finden.

Man schätzt, dass besonders gesunde Menschen weniger als 5 Prozent der nordamerikanischen Bevölkerung ausmachen. Optimale Gesundheit ist in den Publikumsmedien ein beliebtes Thema, aber Ärzte werden nicht so ausgebildet, dass sie ihren Patienten helfen können, dieses Ziel zu erreichen.

Traditionell konzentriert sich ein großer Teil unseres Gesundheitssystems – ein passenderer Name wäre Krankheitssystem – fast ausschließlich auf die Behandlung von Symptomen chronischer Erkrankungen sowie auf teure Vorfelddiagnostik und ebenso teure langfristige Behandlungen mit Medikamenten. Auch die vom Staat finanzierte biomedizinische Forschung ist fast nur damit beschäftigt, Krankheitsmechanismen aufzudecken, nicht damit, die biologischen und ökologischen Faktoren zu identifizieren, die zu optimaler Gesundheit beitragen.

Viel zahlreicher als die Supergesunden sind Menschen wie Sandy, eine sehr erfolgreiche, geschiedene Freiberuflerin im mittleren Alter, die im Westen von Los Angeles lebt. Sie musste sich anstrengen, um ihre beruflichen Pflichten zu erfüllen und ihren beiden Töchtern im Teenageralter eine gute Mutter zu sein. Obwohl sie einen sensiblen Magen hatte, seit sie sich erinnern konnte, hielt sie sich wie die meisten Menschen mit solchen kleinen Empfindlichkeiten immer für gesund und hatte wegen ihrer Symptome nie einen Arzt aufgesucht. Aber sie hatte bemerkt, dass sie schneller müde wurde, weniger Energie besaß als früher, sich morgens nach dem Aufwachen müde fühlte und im Laufe eines Jahre sieben Kilogramm zugenommen hatte. Mehrere Male im Monat flog sie an die Ostküste, oft nachts, und ihr war aufgefallen, dass sie länger als früher brauchte, um sich von der Reise zu erholen.

Bis vor Kurzem hatte Sandy kaum über ihre Verdauung nachgedacht, außer wenn sie die allgegenwärtigen Fernsehwerbespots sah, in denen probiotische Joghurts als nützlich für die Verdauung angepriesen wurden, oder wenn sie Talkshows sah, in denen über die Gefahren von Gluten diskutiert wurde. Sie hatte von den gesundheitlichen Vorteilen einer glutenfreien Ernährung bei vielen verschiedenen Symptomen gelesen, die den ihren ähnelten, und sie wollte von mir wissen, wie sie ihr Darmmikrobiom mit einer einfachen Umstellung ihrer Ernährung optimieren könne.

Sandy gehört zu dem großen und wachsenden Teil der Bevölkerung, der in einem Zustand suboptimaler Gesundheit lebt, den man als »Krankheitsvorstufe« bezeichnen könnte. Bei diesen Menschen wurde keine medizinische Diagnose gestellt. Ihre Bluttests lassen keine biochemischen Anzeichen für eine Erkrankung im Frühstadium erkennen. Aber sie fühlen sich wahrscheinlich chronisch gestresst und machen sich Sorgen, und sie brauchen nach Belastungen länger, um sich zu entspannen. Sie sind häufiger übergewichtig oder adipös, ihr Blutdruck liegt an der Grenze zur Hypertonie, sie haben ständig leichte Verdauungsstörungen (von Sodbrennen über Blähungen bis zum unregelmäßigen Stuhlgang) und wenig Zeit und Energie für ein erfülltes Sozialleben. Weitere häufige Symptome sind schlechter Schlaf, Energieverlust, Müdigkeit und immer wieder Schmerzen im Körper, vor allem Rücken- und Kopfschmerzen. Manche halten diese Symptome für den Preis, den sie zahlen müssen, um ihre Familie zu versorgen oder schnell Karriere zu machen. Obwohl die diagnostischen Kriterien, die Ärzte für eine spezifische medizinische Diagnose benötigen – zum Beispiel für RDS, Fibromyalgie, ein chronisches Erschöpfungssyndrom oder leichten Bluthochdruck –, bei diesen Menschen oft nicht erfüllt sind, kann man mit speziellen Tests mehrere typische Anomalien entdecken, etwa Marker für eine systemische Entzündung im Körper.

Wir können solche Krankheitsvorstufen als Folgen eines körperlichen Verschleißes (der sogenannten allostatischen Last) betrachten, der mit der Zeit schlimmer wird, wenn ein Mensch immer wieder kleinen Stressoren oder chronischem Stress ausgesetzt ist. Viele von uns leben in einer stressigen Welt, aber der Verschleiß ist bei manchen Menschen größer als bei anderen. Die wiederholte oder längere Aktivierung der Stressschaltkreise im Gehirn schädigt den Stoffwechsel, das Herz-Kreislauf-System und das Gehirn. Die allostatische Last hat zudem großen Einfluss auf die Darm-Mikrobiom-Gehirn-Achse, vermutlich deshalb, weil die Reaktionen des Darms das Verhalten der Darmmikroben beeinflussen. Nimmt die allostatische Last zu, tragen die Darmmikroben und ihre Verbindung zum Gehirn erheblich zum Ausbruch einer systemischen Entzündung bei. Verschlimmert sich die Entzündung, steigt die Anzahl der Entzündungsmarker im Blut. Dazu gehören Lipopolysaccharid, Adipokine (von Fettzellen produzierte Signalmoleküle) und C-reaktives Protein.

Wie bereits erwähnt, kann die Ernährung unsere Darmmikrobiota veranlassen, ähnliche Entzündungszustände herbeizuführen. Man spricht dann von »metabolischer Toxämie«. Es gibt gute Gründe für die Annahme, dass eine metabolische Toxämie, die mehrere Jahrzehnte andauert, bei ansonsten gesunden Menschen tiefgreifende strukturelle und funktionelle Veränderungen im Gehirn hervorrufen kann.

Noch beunruhigender ist, dass die Darmreaktionen auf chronischen Stress und auf eine fettreiche Kost zusammen die Entzündung verschlimmern können, indem sie den Darm durchlässiger machen. Das vergrößert die Wahrscheinlichkeit, dass die Darmmikrobiota das Immunsystem des Darms aktiviert. Außerdem suchen viele Menschen Trost im Essen, wenn sie unter hohem Stress stehen. Das kann dazu führen, dass die Stressschaltkreise im Gehirn übererregt bleiben und die Entzündung im Darm weiter verstärken. Ein heimtückischer Kreislauf.

Wenn wir unsere Darmmikroben mit einer fettreichen Kost füttern und unser Gehirn durch chronischen Stress belasten, entsteht ein richtiger Sturm – wahrscheinlich ausgelöst von anderen, noch unbekannten Faktoren –, der uns irgendwann zum Taumeln bringt. Dann werden aus Beinahe-Erkrankungen weitverbreitete Störungen wie das metabolische Syndrom, Herz- und Gefäßerkrankungen, Krebs und degenerative Gehirnerkrankungen.

Konnte ich Sandy einen vernünftigen ärztlichen Rat geben und ihre Frage beantworten, wie man ein gesundes Mikrobiom aufbaut? Und war ich in der Lage, ihr zu erklären, dass sie sich nicht mehr auf ihren Zustand der Beinahe-Erkrankung konzentrieren, sondern nach optimaler Gesundheit streben solle? Die Antwort lautet: Ja. Ich bin fest davon überzeugt, dass jeder Mensch imstande ist, auf dieses Ziel – optimale Gesundheit – hinzuarbeiten, wenn er sich darauf konzentriert, innerhalb seiner Darm-Mikrobiom-Gehirn-Achse ein Gleichgewicht herzustellen und zu bewahren. Wie? Indem er seine Resilienz maximiert.

Was ist ein gesundes Darmmikrobiom?

Damit unser Darmmikrobiom gesund bleibt, müssen wir zuerst wissen, wie ein gesundes Darmmikrobiom beschaffen ist.

Da unser Darmmikrobiom ein Ökosystem bildet, ist es hilfreich, es so zu betrachten, wie ein Ökologe es tun würde. Stellen Sie sich den menschlichen Körper als Landschaft vor und die einzelnen Körperteile als abgegrenzte Zonen, von denen jede den Mikroorganismen ein auf sie zugeschnittenes Biotop zur Verfügung stellt. Diese Zonen erstrecken sich von der Vagina, die nur wenige Spezies beherbergt, bis zum Mund, in dem viele verschiedene Mikroben leben. Sogar im Verdauungssystem gibt es verschiedene Zonen, zum Beispiel die gering besiedelten Biotope im Magen und im Dünndarm, aber auch die von vielen Spezies bewohnten Lebensräume im Dickdarm, der mehr Mikroben und eine größere Vielfalt von ihnen beherbergt als jede andere Körperregion.

Als ich Daniel Blumstein, einen Ökologen und UCLA-Kollegen, bat, einen ökologisch gesunden Zustand zu beschreiben, erinnerte er mich daran, dass es in natürlichen Biotopen mehrere stabile, gesunde Zustände geben kann. Mit anderen Worten, alle Ökosysteme weisen verschiedene stabile Zustände auf. Was das menschliche Mikroben-Ökosystem anbelangt, gehen einige stabile Zustände mit Gesundheit einher, andere mit Krankheit.

Zur Visualisierung der Idee von den stabilen Zuständen innerhalb eines Ökosystems denke ich gerne an eine meiner Lieblingsfahrstrecken in Kalifornien. Wenn ich auf dem Pacific Coast Highway von Santa Barbara nach Monterey fahre, genieße ich den Anblick der goldenen Hügellandschaft, die mit Eichen und Weingärten bedeckt ist und höheren, von Tälern geteilten Bergen weicht, wenn man sich der Küste nähert. Verschiedene Einflüsse formten diese schöne Landschaft, unter anderem ihre Geologie, Flüsse, Erdbeben, tektonische Verschiebungen, das Wetter und die seit Tausenden von Jahren dort lebenden Tiere. Stellen Sie sich vor, Sie könnten einen gigantischen Ball aus großer Höhe auf diese Landschaft fallen lassen und beobachten, wohin er rollt. Sie könnten leicht vorhersagen, dass er in den Tälern und anderen Vertiefungen zur Ruhe käme. Je tiefer diese Mulden sind, desto anstrengender wäre es, den Ball über einen Berg in ein anderes Tal zu rollen. Wenn der Ball in einer dieser Vertiefungen läge, befände er sich nämlich in einem stabilen Zustand, und dieser wäre umso stabiler, je tiefer die Mulde wäre. Die mikrobische Ökologie des Darms können wir uns als ebenso hügelige Landschaft auf einer dreidimensionalen Grafik vorstellen. In diesem Fall gibt die Entfernung von einem Tal zu einem Berggipfel an, wie viel Energie erforderlich ist, um den Ball erst bergauf, dann in die nächste Mulde zu rollen – genau das ist notwendig, um von einem vorübergehend stabilen Zustand in einen anderen zu wechseln. David Relman, ein Pädiater und führender Mikrobiologe an der Stanford University, ist der Ansicht, dass die stabilsten mikrobischen Zustände im Darm – die Täler und die am stärksten ausgeprägten Vertiefungen – entweder optimale Gesundheit oder chronische Erkrankungen widerspiegeln.

Viele Faktoren bestimmen die Landschaft unseres Darmmikrobioms, ähnlich wie die Faktoren, die natürliche Landschaften formen. Zwei wichtige Faktoren sind unser Erbgut und die Art und Weise, wie unsere Gene durch gute oder schlechte frühere Lebenserfahrungen verändert werden. Die Aktivität unseres Immunsystems ist ebenfalls wichtig, ebenso unsere Essgewohnheiten und Lebensweise, unsere Umwelt und die einzigartigen Darmreaktionen, die unser inneres Wesen widerspiegeln.

Es liegen einige wenige Langzeitstudien zur Zusammensetzung der Darmmikrobiota vor, die zu belegen scheinen, dass Ernährungsumstellungen, die Immunfunktion und Medikamente, vor allem Antibiotika, einen Wechsel von einem Zustand zu einem anderen auslösen können. Diese Veränderungen können zeitweilig sein – dann befinden wir uns bald wieder in einem gesunden Zustand –, sie können aber auch dauerhaft sein und chronische Erkrankungen hervorrufen. Abhängig von unserer individuellen mikrobischen Landschaft können wir also nach einer Darminfektion anfällig für anhaltende Verdauungsstörungen sein oder nach einem Dessert zu ungesunden Blutzuckerspitzen neigen. Diese mikrobische Landschaft kann darüber entscheiden, wer von der Umstellung auf eine gesunde Ernährung oder von Probiotika mehr profitiert und wer auf eine Therapie mit Antibiotika empfindlicher reagiert.

Abbildung 7: Wie Antibiotika, Stress und Infektionen die ökologische Landschaft des Darmmikrobioms verändern können

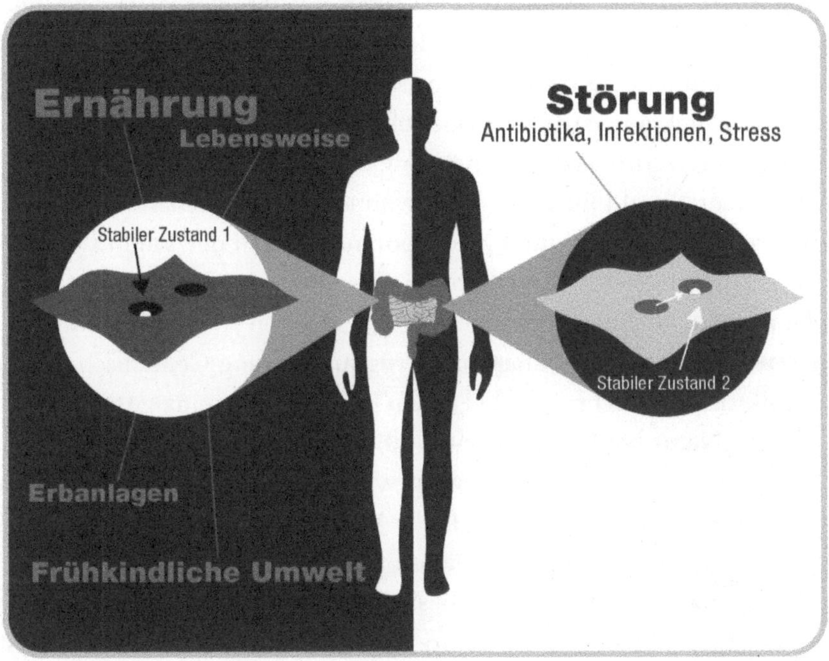

Wenn wir die Terminologie der Ökologen übernehmen, können wir uns die Organisation und die Funktion des Darmmikrobioms am besten als Landschaft mit Bergen und Tälern vorstellen. Je tiefer die Täler sind, desto widerstandsfähiger ist der Zustand gegen Störungen. Die Stabilität des Zustandes wird von verschiedenen Faktoren bestimmt, zum Beispiel von den Genen und von Ereignissen in jungen Jahren. Wird das Ökosystem hinreichend gestört, verlässt es seinen ursprünglich stabilen Zustand und gerät in einen neuen Zustand, der stabil oder vorübergehend sein kann. Viele dieser neuen Zustände gehen mit Erkrankungen einher. Die häufigsten Störungen sind Antibiotika, Infektionen und Stress.

Vielfalt: Allgemein anerkannte Kriterien für ein gesundes Darmmikrobiom sind seine Vielfalt und die Fülle der in ihm vorhandenen Mikrobenspezies. Wie in den natürlichen Ökosystemen um uns herum bedeutet eine große Vielfalt innerhalb des Mikrobioms Resilienz, während eine geringe Vielfalt uns anfällig für Störungen macht. Ist der Darm von weniger Mikrobenspezies besiedelt, nimmt seine Fähigkeit ab, Störungen zu widerstehen, zum Beispiel durch Infektionen (durch bakterielle Krankheitserreger, Viren oder Pathobionten im Darm), falsche Ernährung oder Medikamente.

Von dieser Regel gibt es einige erwähnenswerte Ausnahmen, darunter die Mikrobiota im Darm eines Neugeborenen und in der Vagina. In beiden Fällen ist die mikrobische Vielfalt bei Gesunden gering, und das aus guten Gründen. Das Mikrobiom eines Neugeborenen muss anpassungsfähig sein, damit in der frühen Phase der Programmierung Gemeinschaften aus Darmmikroben entstehen, die bei jedem Menschen ein einzigartiges Muster bilden. Die Natur hat kluge alternative Strategien entwickelt, um die Stabilität dieser einzigartigen Biotope zu gewährleisten und sie vor Infektionen und Erkrankungen zu schützen. Beide Biotope werden von Laktobazillen und Bifidobakterien dominiert. Diese Bakterien können viele antimikrobische Substanzen produzieren und besitzen die einzigartige Fähigkeit, so viel Milchsäure zu bilden, dass ein saures Milieu entsteht, in dem die meisten anderen Mikroorganismen und Krankheitserreger nicht existieren können.

Es ist möglich, dass bei einem Menschen, dessen Mikrobengemeinschaften wenig Vielfalt aufweisen, nie Symptome einer offensichtlichen Erkrankung auftreten; dennoch sind solche »Hochrisikoindividuen« mit gestörter Mikrobiota anfälliger für Erkrankungen. Zunehmend kann die wissenschaftliche Literatur belegen, dass Krankheiten wie Adipositas, chronisch-entzündliche Darmerkrankungen und andere Autoimmunstörungen mit geringerer mikrobischer Vielfalt im Darm einhergehen, oft als Folge wiederholter Einnahme von Antibiotika. Andere Erkrankungen könnten diese Liste in Zukunft verlängern.

Leider scheint es einfacher zu sein, die Diversität der Darmmikroben bei Erwachsenen zu verringern, als sie über das Niveau hinaus zu erhöhen, das während der ersten drei Lebensjahre erreicht wird. Es ist beispielsweise relativ leicht, die mikrobische Vielfalt im Darm in jedem Alter durch die Einnahme von Antibiotika zu reduzieren. Studien lassen jedoch darauf schließen, dass es schwierig ist, unsere normale mikrobische Vielfalt zu erhöhen und dadurch unsere Widerstandskraft gegen Erkrankungen zu steigern und gesünder zu werden. Einerlei, wie viele probiotische Kapseln Sie schlucken, wie viel Sauerkraut und Kimchi Sie essen und wie extrem Ihre Ernährung ist, die Zusammensetzung und Vielfalt Ihrer Darmmikrobiota bleibt im Wesentlichen ziemlich stabil.

Das ist aber kein Grund zu verzweifeln. Wir wissen, dass Probiotika der Darmgesundheit nützen können, weil sie die von der Mikrobiota produzierten Metaboliten verändern. Der Einfluss einer solchen Behandlung mit Probiotika auf die Gesundheit des Darms ist möglicherweise in den ersten paar Lebensjahren größer, wenn das Mikrobiom dabei ist, sich zu entwickeln. Das gilt vielleicht auch dann, wenn die Einnahme eines Breitbandantibiotikums oder chronischer Stress die mikrobische Vielfalt verringert hat.

Wie schützt die mikrobische Vielfalt uns vor Erkrankungen? Sie ist eng mit zwei sehr wichtigen Eigenschaften gesunder Ökosysteme verbunden: Stabilität und Resilienz.

Stabilität und Resilienz: Obwohl wir vielleicht andere Mikrobenspezies beherbergen als unsere Kollegin oder unser Vetter, bleibt die Zusammensetzung unserer Mikrobiota wahrscheinlich längere Zeit im Wesentlichen gleich. Diese Stabilität ist entscheidend für unsere Gesundheit und unser Wohlbefinden. Sie sorgt dafür, dass freundliche Darmmikroben nach einer stressbedingten Störung schnell wieder zum Gleichgewicht zurückfinden und weiter ihre nützliche Arbeit verrichten. Das macht ein Mikrobiom widerstandsfähig.

Andererseits ist die Darmmikrobiota mancher Menschen besonders anfällig für Störungen. Frau Stone, bei der während ihres Mexiko-Urlaubs Symptome einer Gastroenteritis auftraten, hatte mit Sicherheit ein Darmmikrobiom, das weniger widerstandsfähig und stabil war als das ihrer Begleiter.

Hat der chronische Stress, an dem sie zur Zeit ihres Urlaubs litt, ihre mikrobische Landschaft verändert? Oder war ihre mikrobische Landschaft schon seit ihren ersten Lebensjahren weniger stabil, weil eine Reihe von negativen Erfahrungen sie damals dauerhaft veränderte?

Die Gesundheit der Darmmikroben wird heute immer häufiger aus einem ökologischen Blickwinkel betrachtet – im krassen Gegensatz zur Behauptung der Industrie und der Medien, ein gesundes Mikrobiom bestehe aus bestimmten Populationen spezifischer Mikrobenarten. Tatsächlich hat ein Mensch nur 10 Prozent der Darmmikrobenspezies mit anderen gemeinsam. Mit anderen Worten, Sie und ein Freund haben möglicherweise ein gesundes Mikrobiom, aber völlig andere Gemeinschaften von Darmmikroben. Es gibt also mehrere stabile, gesunde Zustände der Darmmikrobiota.

Das alles bedeutet, dass eine schnelle Analyse der Darmbakterienarten – zum Beispiel das Verhältnis zwischen Prevotella und Bacteroides oder zwischen Firmicutes und Bacteroidetes – die Integrität der Darm-Gehirn-Achse und die Gesundheit nicht beurteilen kann. Es bedeutet zudem, dass es unmöglich ist, eine allgemeingültige Antwort auf die Frage zu geben, welche Probiotika wir einnehmen sollen oder welche Ernährungsumstellung einen bestimmten Nutzen bringen wird.

Völlig verschiedene Darmbakteriengemeinschaften können sehr ähnliche Metabolitenmuster hervorbringen. Das legt nahe, dass künftige Tests die Gesundheit des Darmmikrobioms nicht einfach danach beurteilen werden, aus welchen Mikrobenpopulationen es besteht, sondern untersuchen werden, welche Gene ausgedrückt werden und welche metabolischen Pfade aktiv sind.

Wir dürfen nicht erwarten, dass irgendeine simple Maßnahme, etwa eine bestimmte Ernährungsweise, unser Darmmikrobiom optimieren wird, solange wir nicht gleichzeitig all die anderen Faktoren berücksichtigen, die die Funktion der Darmmikroben beeinflussen, zum Beispiel ungesunde Darmreaktionen, die mit Stress, Wut oder Angst zusammenhängen. Das schaffen wir auch nicht einfach dadurch, dass wir jeden Tag einen probiotischen Joghurt essen, aber weiter viel tierisches Fett und wenig pflanzliche Kost zu uns nehmen. Das Gleiche gilt, wenn wir für kurze Zeit Kimchi oder

Sauerkraut ausprobieren oder auf Getreide, komplexe Kohlenhydrate oder Gluten verzichten. Keine dieser Maßnahmen allein verbessert einen chronisch gestörten Dialog zwischen dem Darm und dem Gehirn. Der Wechsel zu einer glutenfreien Ernährungsweise, obwohl keine Anzeichen für Zöliakie vorliegen, macht zwar die Industrie glücklich, die mit glutenfreien Produkten Milliarden verdient, aber er hat in den meisten Fällen keine langfristigen Auswirkungen auf unser Wohlbefinden und unsere Gesundheit. Heute ist die Wissenschaft der Ansicht, dass eine Ernährungsumstellung nicht ausreicht; wir müssen auch unser Leben ändern.

Wann ist es Zeit, in optimale Gesundheit zu investieren?

Die Darm-Mikrobiom-Gehirn-Achse ist in drei Lebensphasen äußerst anfällig für gesundheitsschädliche Störungen: vom vorgeburtlichen Leben bis zur frühen Kindheit (perinatale Phase), im Erwachsenenalter und im Alter. Wissenschaftler sind sich heute darüber einig, dass die ersten paar Lebensjahre – die schon im Mutterleib beginnen – für unsere langfristige Gesundheit und unser Wohlbefinden am wichtigsten sind.

Die Interaktionen zwischen dem Darm, der Mikrobiota und dem Gehirn werden früh im Leben geformt, von der Geburt bis zum Alter von etwa 18 Jahren, und zwar von psychosozialen Faktoren, von der Ernährung und von Chemikalien im Essen (zum Beispiel Antibiotika, Nahrungsmittelzusätze und künstliche Süßstoffe). Die Phase, die im Mutterleib beginnt und bis zum Alter von drei Jahren dauert, ist besonders kritisch, weil in dieser Zeit die Darmmikrobiota aufgebaut wird. Sowohl das Mikrobiom als auch die Gehirnschaltkreise befinden sich noch in der Entwicklung, und Veränderungen in dieser Phase bleiben meist ein Leben lang bestehen. Außerdem werden Darmempfindungen und die mit ihnen verbundenen Gefühle in der Datenbank des Gehirns gespeichert und formen ein Leben lang Hintergrundemotionen, das Temperament und die Fähigkeit, nach Bauchgefühl gute Entscheidungen zu treffen.

Während des gesamten Erwachsenenalters haben unsere Ernährung und unsere Gefühle tiefgreifende Auswirkungen auf die chemischen Gespräche zwischen unseren Darmmikroben und anderen Schlüsselakteuren im Darm, einschließlich der Immunzellen, der hormon- und serotoninhaltigen Zellen und der sensorischen Nervenenden. Dieses »darmbasierte Gremium« schickt Signale zurück ans Gehirn, die unseren Appetit, unsere Stressanfälligkeit und die Entscheidungen, die wir nach Bauchgefühl treffen, beeinflussen. Unsere Emotionen und die mit ihnen einhergehenden Darmreaktionen wirken sich nachhaltig auf den komplexen Dialog im Darm aus, der seinerseits großen Einfluss darauf hat, welche Botschaften der Darm zurück zum Gehirn schickt.

Die Folgen einer Veränderung des Dialogs zwischen Darm, Mikrobiota und Gehirn zeigen sich möglicherweise erst später im Leben, wenn die Vielfalt und die Resilienz der Darmmikrobiota nachlassen. Dann werden wir wahrscheinlich anfälliger für neurodegenerative Erkrankungen wie Alzheimer und Parkinson. Um solchen verheerenden Erkrankungen vorzubeugen, müssen wir schon viel früher im Leben darauf achten, wie wir mit unserer Darm-Mikrobiom-Gehirn-Achse umgehen, lange bevor Gehirnschäden schwere Symptome hervorrufen.

Verbessern Sie Ihre Gesundheit über das Darmmikrobiom

Während wir dabei sind, in rascher Folge die komplexen chemischen Gespräche zwischen den Mikroben, dem Darm und dem Nervensystem zu entschlüsseln, sammeln wir zudem wertvolle Informationen darüber, wie wir dieses Wissen zur Verbesserung unserer Gesundheit anwenden können.

Doch bevor wir wissenschaftlich abgesicherte Empfehlungen anbieten können, müssen wir wichtige Fragen beantworten. David Relman, der Mikrobiologe an der Stanford University, fasste sie vor Kurzem so zusammen: Welches sind die wichtigsten Prozesse und Faktoren, die über die menschliche Mikrobiota nach der Geburt entscheiden? Beeinflusst die Zusammensetzung der Darmmikrobiota in unserer Kindheit unser Krankheitsrisiko als Erwachsene? Welches sind die wichtigsten Determinanten der Stabilität und Resilienz der Darmmikrobiota? Wie können wir unsere Darmmikrobiota stabiler und widerstandsfähiger machen, und was können wir zur Wiederherstellung ihrer Gesundheit tun, wenn sie nicht stabil und widerstandsfähig ist? Um diese und andere Fragen zu beantworten, benötigen wir sorgfältig geplante klinische Studien, die verschiedene, möglicherweise interagierende Krankheitsfaktoren bewerten, unter anderem auch das Mikrobiom.

Sollten wir eines Tages in der Lage sein, die Qualität der mikrobischen Landschaft eines Menschen und der in diesem System produzierten Signalmoleküle zu bewerten, könnten wir auch seine Reaktionen auf Antibiotika, Stress, die Ernährung und andere destabilisierende Faktoren bestimmen und individuelle Therapien entwerfen, die Erkrankungen verhindern oder die Gesundheit des Darmmikrobioms wiederherstellen: durch Veränderung der Lebensweise, Ernährungsumstellung oder künftige medizinische Therapien. Eine neuere Studie belegt, dass individuelle Ernährungsempfehlungen auf der Grundlage verschiedener persönlicher Faktoren, unter anderem der Zusammensetzung des Darmmikrobioms, die Blutzuckerregulierung nach einer Mahlzeit verbessern.

Vielleicht erkennen wir dann auch frühe Warnsignale im Mikrobiom, die auf künftige Erkrankungen des Körpers oder des Gehirns hinweisen. Eine Analyse der Darmmikrobiota anhand einer einfachen Stuhlprobe könnte eine der wirksamsten Vorsorgeuntersuchungen in der Gesundheitsfürsorge werden und helfen, bestimmte Erkrankungen oder eine Neigung dazu aufzuspüren, zum Beispiel eine Anfälligkeit für Gehirn-Darm-Störungen wie Autismus, Parkinson, Alzheimer und Depression.

Neuartige Therapien sind möglich. Mikrobiologen und Start-up-Unternehmen sind damit beschäftigt, mit neuen computergestützten Methoden das menschliche Darmmikrobiom zu entschlüsseln, um neuartige Therapien zu entwickeln. In der menschlichen Mikrobiota sind sie bereits auf eine Fülle von potenziellen neuen Arzneimitteln gestoßen, und sie hoffen, gentechnisch hergestellte probiotische Mikroben patentieren zu können, mit denen sich die Zusammensetzung der Darmmikrobiota eines Patienten verändern lässt und verschiedene Erkrankungen behandelt werden können, beispielsweise Depressionen, Angst- sowie Gehirn-Darm-Störungen wie RDS und chronische Verstopfung. Das könnte sich jedoch als aufwendiger und komplizierter als gedacht erweisen. Eine Mikrobiota besteht aus vielen interagierenden Spezies, sodass es schwierig ist, Einzelne von ihnen einzudämmen, hinzuzufügen oder gezielt zu beeinflussen, ohne das allgemeine ökologische Gleichgewicht zu stören. Teure neue Behandlungen, die Nanotechnik und genetisch hergestellte Probiotika zur Manipulation unserer Mikrobiota nutzen, könnten möglicherweise in ferner Zukunft in der Lage sein, auf bestimmte Mikroben innerhalb eines komplexen Ökosystems einzuwirken, aber in absehbarer Zukunft dürfte dies keinen praktikablen Weg darstellen.

Es gibt jedoch Methoden, die wir alle heute schon anwenden können, ohne eine Menge Geld auszugeben. In einem Artikel, der kürzlich in *Science* erschien, schlagen uns Jonas Schluter und Kevin Foster von der University of Oxford vor, als »Ökosystemingenieure« allgemeine, systemweite Eigenschaften mikrobischer Populationen zu unserem Vorteil zu manipulieren. Das setzt Grundkenntnisse über die Baupläne des Systems voraus. Wir sollten immer skeptisch gegenüber allzu einfachen Lösungen sein, die mit dem Versprechen angeboten werden, unsere Gesundheit zu optimieren.

Was also können wir tun?

Pflegen Sie Ihr Darmmikrobiom mit natürlichen, ökologischen Methoden

Betrachten Sie Ihr Darmmikrobiom als Bauernhof und Ihre Mikrobiota als Ihre persönlichen Nutztiere, und entscheiden Sie dann, welches Futter Sie ihnen geben, um ihre Vielfalt, Stabilität und Gesundheit ebenso zu optimieren wie die Produktion nützlicher Signalmoleküle, die das Gehirn beeinflussen. Würden Sie Ihrer Mikrobiota Futter geben, von dem Sie wissen, dass es potenziell schädliche Chemikalien enthält oder mit ungesunden Zusätzen angereichert ist? Das ist der erste Schritt, wenn Sie Ihr Essverhalten steuern wollen. Er hilft Ihnen, bewusster zu handeln, wenn Sie wieder einmal versucht sind, Fast Food fürs Mittagessen zu kaufen oder einen Nachtisch zu bestellen.

Essen Sie weniger tierisches Fett

Viel tierisches Fett auf Ihrem Speiseplan schadet Ihrer Gesundheit, einerlei, ob es sichtbar oder, wie in vielen industriell hergestellten Nahrungsmitteln, versteckt ist. Nicht nur trägt es erheblich zur Vergrößerung des Taillenumfangs bei, neuere Studien belegen zudem, dass industriell verarbeitetes Fleisch, das besonders viel Fett enthält, das Risiko für mehrere Krebsarten erhöht, darunter Brust-, Dickdarm- und Prostatakrebs. Ein hoher Fettkonsum schadet auch dem Gehirn. Nahrungsfett verändert die vom Immunsystem des Darms vermittelten Signale der Darmikrobiota an das Gehirn, und es gibt immer mehr Hinweise darauf, dass es dadurch auch zu einer Veränderung von Funktion und Struktur des Nervensystems kommt. Da unsere Darm-Gehirn-Achse nicht darauf eingestellt ist, mit einer täglichen Lawine aus Fett und Glucose-Fructose-Sirup fertigzuwerden, und fettreiche Kost einen heimtückischen Kreislauf – ein gestörtes Essverhalten – in Gang setzt, der dem Gehirn schadet, sollten Sie sich dieser ungesunden Folgen bewusst sein.

Maximieren Sie die Vielfalt Ihrer Darmmikrobiota

Wenn Sie die Vielfalt Ihrer Darmmikrobiota maximieren, Ihre Resilienz steigern und Ihre Anfälligkeit für chronische Gehirnerkrankungen reduzieren wollen, dann befolgen Sie den alten Rat von Ernährungsexperten, Kardiologen und Gesundheitsbehörden: Essen Sie fettarmes Fleisch in moderaten Mengen, vor allem Fisch und Geflügel, und mehr Lebensmittel, die viele Probiotika in Form von verschiedenen pflanzlichen Ballaststoffen enthalten. Wir wissen heute, dass diese Kost die Vielfalt der Darmmikrobiota vergrößert.

Indigene Völker im Amazonas-Regenwald kennen Hunderte von essbaren und als Medizin verwendbaren Pflanzen und essen viele verschiedene wilde Tiere. Die sensorischen Systeme unseres Darms haben sich im Laufe vieler hunderttausend Jahre so entwickelt, dass sie zahlreiche Signale von Nahrungs- und Arzneipflanzen erkennen und speichern. Eine eindrucksvolle Zahl von Darmsensoren spricht auf viele verschiedene Kräuter und Phytochemikalien an, von Wasabi bis zu Chilis, von Minze bis zu süßen und bitteren Geschmacksstoffen, um nur einige zu nennen. Wir wissen, dass

Signale von diesen Kräutern und Nahrungsmitteln an das Gehirn und das enterische Nervensystem übermittelt werden und dass sie eine erhebliche Wirkung auf unsere Verdauung und unser Wohlbefinden haben – sonst hätte die Natur diese Mechanismen im Laufe in den Millionen Jahren der Evolution nicht entwickelt.

Lernen Sie, auf Ihren Darm zu hören. Das bedeutet in diesem Zusammenhang: Denken Sie daran, dass Ihr Darm über ein ausgeklügeltes System verfügt, um eine enorme Vielfalt von natürlichen Gemüsearten, Früchten und anderen pflanzlichen Nahrungsmitteln zu verdauen. Er kann auch tierisches Eiweiß in kleineren Mengen verkraften, muss aber kämpfen, um mit all dem Fett, dem Zucker und den Zusatzstoffen in den Industrieprodukten fertigzuwerden. Wenn bei Ihnen keine potenziell gefährliche gesundheitliche Störung diagnostiziert wurde, zum Beispiel eine Allergie gegen bestimmte Lebensmittel (etwa gegen Meeresfrüchte oder Erdnüsse), sollten Sie extreme Diäten meiden, die die natürliche Vielfalt der Nahrung, besonders des pflanzlichen Anteils, einschränken. Stellen Sie Ihre eigene, auf Sie persönlich abgestimmte Kost zusammen, und beachten Sie dabei die von den »Grundregeln« vorgebenen Rahmenbedingungen: Essen Sie also viele verschiedene, hauptsächlich pflanzliche Lebensmittel.

Meiden Sie Produkte aus der Massentierhaltung und Industrieprodukte. Bevorzugen Sie Produkte aus biologischem Anbau

Befolgen Sie den Rat, den uns Michael Pollan in seinem Buch *64 Grundregeln Essen* gibt: Essen Sie nichts, was Ihre Großmutter nicht als Essen erkannt hätte. Wenn Produkte nicht wie Lebensmittel aussehen, enthalten sie höchstwahrscheinlich Zusatzstoffe, die dem Gehirn schaden können, zum Beispiel künstliche Süßstoffe, Emulgatoren, Glucose-Fructose-Sirup, Weizengluten und viele mehr. Achten Sie bei Ihrem Einkauf im Supermarkt aus den gleichen Gründen auf verborgene Gefahren in den Produkten. Lesen Sie die Etiketten, um zu erfahren, welche Bestandteile und Zusätze sie enthalten und woher sie kommen. Gerade wenn Sie das regelmäßig tun, werden Sie oft überrascht feststellen, dass Ihr Fisch oder Geflügel aus einem Land stammt, in dem die Aufzucht dieser Tiere und ihr Futter nicht gesetzlich geregelt sind. Und Sie werden sich wundern, wie viele Kalorien eine Packung sogenannter fettreduzierter Chips enthält.

Moderne Nahrungsmittelkonzerne haben jede Rücksicht auf die komplexe mikrobische Welt und die Bedeutung der natürlichen Lebensvielfalt aufgegeben und stattdessen beschlossen, ihre Produktion und ihren Profit zu maximieren. Die Aufzucht von Rindern, Schweinen, Geflügel, Fisch und anderen Meeresfrüchten in industriellem Maßstab verstößt gegen ökologische Grundsätze, und die angerichteten Schädigungen der Böden und der Nutztiere wären ohne den Einsatz von Antibiotika und anderen Chemikalien nicht mehr wettzumachen. Die Abfälle der Vieh- und Fischfabriken und die gegen Antibiotika resistenten Mikroorganismen, die in die Natur gelangen, schädigen auch benachbarte Biotope. Letztlich gelangen Produkte aus solchen gestörten Ökosystemen in der Umgebung über das Wasser, den Boden oder die Luft zu Ihnen und gefährden Ihre Gesundheit.

Wenn die Mikrobenvielfalt im Boden, auf Pflanzen und im Magen-Darm-Trakt von Nutztieren abnimmt, kann das letztlich unserem eigenen Darmmikrobiom und Nervensystem schaden. Denken Sie daran, dass Pestizide, die man beim Anbau gentechnisch veränderter Pflanzen einsetzt, dem menschlichen Körper vielleicht nicht unmittelbar schaden, wahrscheinlich aber die Funktion und die Gesundheit der Darmmikroben und ihre Interaktionen mit dem Gehirn stören. Das Gleiche gilt für die Reste niedrig dosierter Antibiotika in vielen Fleischwaren, Fischprodukten und Meeresfrüchten aus der Massentierhaltung.

Essen Sie fermentierte Lebensmittel und Probiotika

Obwohl die Forschung dazu noch in vollem Gange ist, sollten Sie zur Erhaltung Ihrer Darmmikrobiota regelmäßig möglichst viele fermentierte Produkte und Probiotika aller Art essen. Das gilt vor allem dann, wenn Sie unter Stress stehen, Antibiotika einnehmen oder schon älter sind. Alle fermentierten Lebensmittel enthalten Probiotika, lebende Mikroorganismen, die möglicherweise unsere Gesundheit unterstützen. Der gesundheitliche Wert einiger im Handel erhältlichen Probiotika in fermentierten Milchprodukten, Getränken oder in Kapselform wurde untersucht – leider gibt es Hunderte solcher Produkte aller Art, deren Hersteller vage Behauptungen über ihre gesundheitlichen Vorzüge machen. Von vielen dieser Produkte wissen wir nicht einmal, ob genügend lebende Organismen den Dünndarm und den Dickdarm erreichen, wo sie ihre angebliche hilfreiche Wirkung entfalten könnten. Aber die Menschen essen seit Tausenden von Jahren natürlich fermentierte, nicht pasteurisierte Lebensmittel, von denen Sie einige regelmäßig verzehren sollten. Dazu gehören Kimchi, Sauerkraut, Kombucha, Miso und viele andere. Einige fermentierte Milchprodukte, zum Beispiel Kefir, verschiedene Joghurtarten und Hunderte von Käsesorten, liefern ebenfalls Probiotika. Ich empfehle Ihnen, fett- und zuckerarme Produkte zu kaufen, die keine Emulgatoren, künstliche Farbstoffe und künstliche Süßstoffe enthalten.

Wenn Sie fermentierte Milchprodukte essen, etwa probiotischen Joghurt, füttern Sie zugleich Ihre eigenen Mikroben mit wichtigen Präbiotika (zum Beispiel mit Oligosacchariden, siehe Kapitel 8). Essen Sie fermentiertes Gemüse, erhalten Ihre Darmmikroben eine andere Art von Präbiotika, beispielsweise Ballaststoffe, die aus komplexen pflanzlichen Kohlenhydraten bestehen. Probiotische Bakterien, die Sie als Erwachsener zu sich nehmen, werden zwar kein dauerhafter Bestandteil Ihrer Darmmikrobiota, aber der regelmäßige Verzehr von Probiotika kann helfen, die Vielfalt der Darmmikrobiota in schwierigen Zeiten aufrechtzuerhalten und das Muster der von Darmmikroben produzierten Metaboliten zu normalisieren.

Achten Sie vor einer Entbindung auf Ihre Ernährung und auf Stress

Falls Sie eine Frau im gebärfähigen Alter sind, ist es ebenso wichtig, daran zu denken, dass Ihre Ernährung auch Ihr Kind beeinflussen wird – während der Schwangerschaft, in der Stillzeit und in der Phase danach, bis das Kind drei

Jahre alt ist und seine Darmmikroben sich fest angesiedelt haben. Das mütterliche Darmmikrobiom produziert Metaboliten, die beim Fetus die Entwicklung des Gehirns beeinflussen können. Bei einer ernährungsbedingten Entzündung der Darm-Mikrobiom-Gehirn-Achse kann das sich entwickelnde Gehirn des Fetus geschädigt werden. Eine heftige Entzündung während der Schwangerschaft ist sogar ein Hauptrisikofaktor für Gehirnerkrankungen wie Autismus und Schizophrenie, und eine leichte Entzündung, verursacht von der fettreichen Ernährungsweise der Mutter, kann ausreichen, die Gehirnentwicklung beim Fetus auf subtilere Weise zu beeinträchtigen. Andererseits hat Stress während der Schwangerschaft oder in der Phase, in der das Kleinkind aufwächst, gut dokumentierte negative Wirkungen auf die Entwicklung des Gehirns und der Darmmikrobiota, was beim Kind oft zu Verhaltensstörungen führt.

Essen Sie kleinere Portionen

Durch die Wahl kleinerer Essensportionen begrenzen Sie die von Ihnen konsumierte Kalorienmenge und passen sie den metabolischen Bedürfnissen Ihres Körpers an. Gleichzeitig verringern Sie Ihre Fettzufuhr. Bei vorverpackten Produkten müssen Sie darauf achten, welche Portionsgröße auf dem Etikett angegeben ist. Die auf einer Tüte Kartoffelchips vermerkte Kalorienmenge mag Ihnen vernünftig vorkommen – aber sie bezieht sich nur auf ein paar Chips. Wenn Sie den Inhalt der ganzen Tüte aufessen, nehmen Sie vielleicht mehr Kalorien und Fett auf, als Sie an diesem Tag vorhatten.

Fasten Sie, um Ihre Darmmikroben auszuhungern

Periodisches Fasten ist seit Tausenden von Jahren ein wesentlicher Bestandteil vieler Kulturen, Religionen und alte Heilverfahren, und längeres Fasten hat möglicherweise positive Wirkungen auf die Gehirnfunktionen und das Wohlbefinden. Eine beliebte Erklärung für den Nutzen des Fastens gründet auf der Idee, dass es den Darm und den Körper reinigt, weil so schädliche und giftige Substanzen ausgeschieden werden. Doch unser heutiges Wissen über die Interaktionen zwischen dem Gehirn, dem Darm und der Mikrobiota lässt darauf schließen, dass Fasten eine tiefgreifende Wirkung auf die Zusammensetzung und Funktion des Darmmikrobioms und vielleicht auch auf das Gehirn hat.

Denken Sie daran, dass ein leerer Magen periodische heftige Kontraktionswellen auslöst, die sich langsam, aber kraftvoll von der Speiseröhre bis zum Ende des Darms bewegen. Gleichzeitig wird die plötzliche, synchrone Freisetzung von Verdauungssäften des Pankreas und der Gallenblase veranlasst. Die Wirkung dieses sogenannten migrierenden motorischen Komplexes ist mit dem wöchentlichen Fegen der Straße in Ihrer Nachbarschaft vergleichbar. Wir wissen noch nicht, wie dieses Fegen sich auf die Darmmikroben auswirkt und ob es die Metaboliten verändert, die sie produzieren. Es gibt stichhaltige Belege dafür, dass es Mikroben aus dem Dünndarm entfernt, wo normalerweise nur wenige von ihnen leben, und sie in den Dickdarm befördert, wo sich die meisten Darmmikroben ansiedeln. Bei Menschen mit inaktivem migrierenden motorischen Komplex befinden sich mehr Mikroben im Dünndarm. Diese Störung nennt man »Dünndarmfehlbesiedlung«, die Folgen sind Bauchschmerzen, Blähungen und veränderte Stuhlgewohnheiten. Wir wissen nicht, ob Fasten auch die Menge der im Dickdarm lebenden Mikroben verringert und ob die Mikroben, die sich in der Nähe der Darmschleimhaut angesiedelt haben, ebenso betroffen sind.

Fasten stellt vielleicht auch die vielen sensorischen Mechanismen im Darm neu ein, die für die Kommunikation zwischen dem Darm und dem Gehirn wichtig sind. Dazu gehören auch die wichtigsten Systeme, die den Appetit regulieren und Sättigung wahrnehmen. Wenn sich einen oder mehrere Tage lang kein Fett im Darm befindet, werden die Nervenenden des Vagus möglicherweise wieder empfindlicher für appetitzügelnde Hormone wie Cholecystokinin und Leptin. Möglicherweise normalisieren sich dadurch auch die Sensitivitätseinstellungen des Hypothalamus.

Essen Sie nicht, wenn Sie gestresst, wütend oder traurig sind

Futter allein genügt nicht für die optimale Pflege Ihrer Darmmikroben. Wie wir gesehen haben, können Emotionen einen tiefgreifenden Einfluss auf den Darm und das mikrobische Milieu haben, weil sie die Reaktionen des Darms verändern. Ein negativer emotionaler Zustand bringt die Darm-Mikrobiom-Gehirn-Achse in mehrfacher Hinsicht aus dem Gleichgewicht. Er macht den Darm durchlässiger, aktiviert sein Immunsystem und veranlasst endokrine Zellen in der Darmwand, Signalmoleküle abzugeben, zum Beispiel Serotonin und das Stresshormon Adrenalin. Außerdem können negative Emotionen wichtige Mitglieder der Darmmikrobengemeinschaft reduzieren, vor allem Laktobazillen und Bifidobakterien. Dadurch kann es zu einer wesentlichen Verhaltensänderung der Darmmikroben kommen, die sich vermutlich auf die Zusammensetzung der Mikrobengemeinschaften auswirkt und Einfluss darauf hat, wie sie Nahrungsbestandteile zerlegen und welche Metaboliten sie zum Gehirn schicken.

Aus all diesen Gründen setzen sich Stress, Wut, Traurigkeit oder Angst immer wieder mit Ihnen an den Esstisch, einerlei, wie bewusst Sie Lebensmittel im Bioladen einkaufen oder wie sehr Sie an die gesundheitlichen Vorzüge der neuesten Modediät glauben. Diese Emotionen können Ihnen nicht nur das Essen verleiden. Wenn Sie essen, obwohl es Ihnen schlecht geht, dann ist das auch für das Gehirn und den Darm schlecht. Denken Sie an Frank, der sein Essen nicht vertrug, wenn er in einem unbekannten Restaurant fürchtete, die Toilette könne zu weit entfernt sein, oder an Bill, der sich andauernd übergeben musste, wenn er unter Stress stand. Wenn Sie sich nicht um den Stress oder andere negative Emotionen in Ihrem Körper kümmern, suchen Sie womöglich Trost in ungesundem Essen.

Deshalb sollten Sie Ihren Körper und Ihre Psyche »scannen« und Ihren Emotionen lauschen, bevor Sie sich zum Essen hinsetzen. Versuchen Sie dem Aufruhr im Darm nicht auch noch Nahrung zu geben, wenn Sie gestresst, besorgt oder wütend sind. Waren Sie immer schon ein ängstlicher Mensch oder leiden gar an Angststörungen oder depressiven Schüben, ist der Einfluss dieser negativen Gemütszustände auf die Aktivitäten der Darmmikroben, die die Reste Ihrer Mahlzeit verdauen, noch ausgeprägter, und es kann schwierig sein, die Situation zu ändern, selbst wenn Sie sich ihrer bewusst sind. In diesem Fall ist es vernünftig, die Hilfe eines Arztes oder Psychiaters zu suchen, um solche weitverbreiteten Störungen zu behandeln.

Genießen Sie Mahlzeiten gemeinsam

Während negative Emotionen der Darm-Mikrobiom-Gehirn-Achse schaden, wirken sich Gefühle des Glücks, der Freude und der Verbundenheit wahrscheinlich positiv aus. Wenn Sie beim Essen glücklich sind, schickt Ihr Gehirn Signale an den Darm, die Sie sich als spezielle Zutaten vorstellen können, als Würze für Ihr Essen und Wonne für Ihre Mikroben. Ich vermute, dass glückliche Mikroben ihrerseits andere Metaboliten produzieren, die dem Gehirn nützen. Wie die Autoren mehrerer wissenschaftlicher Artikel über die Mittelmeerkost bemerken, sind einige ihrer positiven gesundheitlichen Wirkungen vermutlich auf die engen sozialen Interaktionen und die Lebensweise in den Mittelmeerländern zurückzuführen. Das Gefühl der Verbundenheit und des Wohlbefindens beeinflusst fast mit Sicherheit den Darm und die Reaktion der Darmmikrobiota auf das Essen.

Wenn Sie Ihren Körper gescannt haben und wissen, wie Sie sich fühlen, sollten Sie versuchen, sich in einen positiven emotionalen Zustand zu versetzen, und dann beobachten, wie sich dieser Wandel auf Ihr generelles Wohlbefinden auswirkt. Das lässt sich nachweislich mit verschiedenen Methoden erreichen, zum Beispiel mit Verhaltenstherapie, Hypnotherapie, Entspannungsübungen und Stressbewältigung durch Achtsamkeit. Vielleicht bemerken Sie den Nutzen jedes Mal, wenn Sie essen, oder er stellt sich erst nach und nach ein.

Lernen Sie, auf Ihr Bauchgefühl zu hören

Stressbewältigung durch Achtsamkeit kann Ihnen außerdem dabei helfen, mit Ihren Gefühlen vertraut zu werden und den negativen Einfluss der Gedanken und Erinnerungen an diese Gefühlszustände zu verringern. Achtsamkeit dieser Art hilft Ihnen, Störungen der Darm-Gehirn-Achse zu beheben.

Die Achtsamkeitsmeditation wird meist beschrieben als »bewusstes Beobachten der Geistesinhalte, ohne sie zu beurteilen«. Um achtsamer zu werden, müssen Sie drei miteinander zusammenhängende Fertigkeiten erwerben. Das heißt, Sie müssen lernen, sich zu konzentrieren und Ihre Aufmerksamkeit auf das Hier und Jetzt zu richten; Sie müssen Ihre Fähigkeit verbessern, Ihre Emotionen zu steuern; und Sie müssen Ihre Selbstwahrnehmung schärfen. Unter normalen Umständen bemerken Sie die meisten Körpersignale, die Ihr Gehirn erreichen, nicht bewusst. Wenn Sie lernen, diese körperlichen Empfindungen, auch die Empfindungen, die mit tiefer Bauchatmung und mit dem Zustand des Verdauungssystems einhergehen, wahrzunehmen, haben Sie ein sehr wichtiges Element der Achtsamkeitsmeditation gemeistert. Sie können Ihre Emotionen besser steuern, sobald Sie sich dieser Bauchgefühle deutlicher bewusst werden. Gehirnscan-Studien wie die meiner Kollegin Kirsten Tillisch zeigen, dass Meditation wichtige Gehirnregionen beeinflusst, die Ihnen helfen, achtsam zu sein und vernünftige Werturteile über Ihre Umwelt und über Vorgänge in Ihrem Körper zu fällen. Außerdem führt sie zu strukturellen Veränderungen in mehreren Gehirnregionen, auch in jenen, die für das Körperbewusstsein, das Gedächtnis, die Steuerung der Emotionen und die anatomischen Verbindungen zwischen der rechten und der linken Hirnhälfte zuständig sind.

Halten Sie Ihr Gehirn (und Ihre Darmmikrobiota) fit

Die gesundheitsfördernde Wirkung regelmäßiger Bewegung sind unbestritten, und alle Empfehlungen, die auf optimale Gesundheit abzielen, müssen regelmäßige körperliche Bewegung einschließen. Aerobes Training hat gut belegte positive Auswirkungen auf die Struktur und Funktion des Gehirns. Beispielsweise wird die altersbedingte Schrumpfung des Cortex reduziert, die kognitiven Funktionen verbessern sich, die Reaktionen auf Stress fallen weniger heftig aus. Angesichts der engen Interaktionen zwischen dem Gehirn, dem Darm und den Darmmikroben zweifle ich nicht daran, dass diese positiven Auswirkungen regelmäßiger Bewegung auf die Gesundheit des Gehirns auch positive Folgen für die Gesundheit des Darmmikrobioms haben.

Wie Sie Ihre Darmmikroben füttern

Verringern Sie das entzündungsfördernde Potenzial Ihrer Darmmikrobiota durch bessere Ernährung:

- Essen Sie weniger tierisches Fett.
- Meiden Sie, wann immer es möglich ist, industriell verarbeitete Produkte aus der Massentierhaltung, und greifen Sie zu Bioprodukten.
- Essen Sie kleinere Portionen.
- Achten Sie auf Ihre Ernährung während der Schwangerschaft.
- Essen Sie nicht, wenn Sie gestresst, wütend oder traurig sind.
- Genießen Sie auch die Freuden und die sozialen Aspekte des Essens.
- Lernen Sie, auf Ihre Bauchgefühle zu hören.

Obwohl wir Menschen mit Begeisterung den Weltraum und die Weiten der Ozeane erforschen, haben wir das komplexe Universum in unserem Körper anscheinend bis vor Kurzem völlig ignoriert. Wir müssen zwar noch viel über den Einfluss dieses Systems auf unsere Gesundheit und unser Wohlbefinden lernen, aber das zunehmende Wissen hat schon jetzt großen Einfluss auf unseren Körper und unseren Geist.

Die Darm-Mikrobiom-Gehirn-Achse verbindet die Gesundheit unseres Gehirns eng mit unserem Essen, mit dem Anbau und der Verarbeitung unserer Nahrung, mit unseren Medikamenten, mit unserer Geburt und mit unseren lebenslangen Interaktionen mit den Mikroben in unserer Umwelt. Allmählich beginnen wir, diese großartige, komplexe, universelle Verbundenheit zu verstehen, in der wir Menschen nur eine winzige Gruppe bilden, und ich bin davon überzeugt, dass wir die Welt, uns selbst und unsere Gesundheit bald mit ganz anderen Augen betrachten werden.

Diese neue Bewusstheit wird dafür sorgen, dass wir nicht mehr so sehr Krankheiten behandeln, sondern eher nach optimaler Gesundheit streben. Dann werden wir nicht mehr Milliarden ausgeben, um Krebs nach dem Prinzip der verbrannten Erde mit Therapien zu bekämpfen, die Kriegswaffen ähneln, Adipositas mit verstümmelnden Operationen am Magen-Darm-Trakt zu behandeln und die Folgen des kognitiven Niedergangs mit teuren und langfristigen unterstützenden Maßnahmen zu bewältigen. Wir werden nicht mehr passiv Medikamente schlucken, deren Zahl stetig zunimmt, sondern die Verantwortung für die optimale Funktion unserer Darm-Gehirn-Achse selbst übernehmen, indem wir zu Ökosystemingenieuren werden, die dank ihres Wissens, ihrer Macht und ihrer Motivation dafür sorgen können, dass die Interaktionen zwischen dem Darm, der Mikrobiota und dem Gehirn so effektiv wie nur möglich ablaufen. Unser Ziel wird optimale Gesundheit sein.

Dank

Ich habe von den Beiträgen vieler Menschen profitiert – letztendlich haben sie dieses Buch möglich gemacht. Ich bin meinen Patienten dankbar, die mich über Jahrzehnte durch ihre Lebensberichte gelehrt haben, wie wichtig die Beziehung zwischen Geist, Gehirn und Darm für Gesundheit und Krankheit ist. Außerdem danke ich meinen unglaublichen Kollegen und meinem Team, die während meines ganzen beruflichen Lebens entscheidend dazu beigetragen haben, die Forschung über die Interaktionen zwischen dem Darm, seiner Mikrobiota und dem Gehirn voranzutreiben. Ich danke Paul Bell, Sue Smalley und Barb Natterson, die mich ermutigt haben, mit diesem Buch anzufangen, und deren Unterstützung mir half, es auch abzuschließen; Rob Lemelson und Marco Cavalieri, die mir mit ihrer unglaublichen Großzügigkeit wunderschöne Räumlichkeiten zur Verfügung stellten, in denen ich mit dem kreativen Schreibprozess beginnen konnte; Dan Ferber für seinen unschätzbar wertvollen Rat und seine Unterstützung, die mir halfen, aus einer Fülle harter wissenschaftlicher Fakten einen leicht lesbaren und unterhaltsamen Text zu machen; Sandra Blakesley, Billi Gordon und Royce Flippin für ihre kreativen Beiträge; Mark Lyte für seine Hilfe bei den historischen Aspekten der Signalübertragung zwischen Darm und Mikrobiom; erneut Marco Cavalieri und Nancee Chaffee für praktische Ratschläge zum Thema Mittelmeerkost; Catherine Cowles, meiner Agentin, die mich in die Welt der populärwissenschaftlichen Bücher einführte; Julie Will, meiner Lektorin bei HarperWave, die ihr Vertrauen von Anfang an in mein Buchangebot setzte und mir während des gesamten Prozesses wertvolle fachliche Ratschläge gab; Jon Lee für die Illustrationen in diesem Buch. Last but not least danke ich meiner Frau Minou, die mich nicht nur ermutigte, in schwierigen Phasen des Schreibprozesses weiterzumachen, sondern mir auch eine unglaubliche Stütze war, obwohl sie im vergangenen Jahr mit einem »abwesenden« Mann vorliebnehmen musste.

Über den Autor

Dr. med. Emeran A. Mayer hat in den vergangenen 40 Jahren die Interaktionen zwischen dem Gehirn und dem Körper, insbesondere zwischen dem Gehirn und dem Darm, erforscht. Er ist geschäftsführender Direktor des Oppenheimer Center for Stress and Resilience und Co-Direktor des Digestive Diseases Research Center der University of California, Los Angeles. Seine Forschungsarbeiten werden seit 25 Jahren von den National Institutes of Health unterstützt, und er gilt als Pionier und weltweit führender Experte für die Interaktionen zwischen dem Gehirn und dem Darmmikrobiom sowie für chronische viszerale Schmerzen. Über seine Arbeit haben unter anderem Zeitungen und Zeitschriften wie *Atlantic, Scientific American, New York Times* und *Guardian* berichtet. Er lebt in Los Angeles.

Literatur

Aagard, Kjersti, Jun Machen, Kathleen M. Antony et al.: »The Placenta Harbors a Unique Microbiome.« *Science Translational Medicine*, 6 (2014), S. 237

Abell, Thomas L., Kathleen A. Adams, Richard. G. Boles et al.: »Cyclic Vomiting Syndrome in Adults.« *Neurogastroenterology and Motility* 20 (2008), S. 269–284

Aksenov, Pavel: »Stanislav Petrovic. The Man Who May Have Saved the World.« BBC News, 26. September 2013, online abrufbar unter: http://www.bbc.com/news/world-europe-24280831

Albenberg, Lindsey G. und Gary D. Wu: »Diet and the Intestinal Microbiome. Associations, Functions, and Implications for Health and Disease.« *Gastroenterology* 146 (2014), S. 1564–1572

Alcock, Joe, Carlo C. Maley und C. Athena Aktipis: »Is Eating Behavior Manipulated by the Gastrointestinal Microbiota? Evolutionary Pressures and Potential Mechanisms.« *Bioessays* 36 (2014), S. 940–949

Allman, John M., Karli K. Watson, Nicole A. Tetreault und Atiya Y. Hakeem: »Intuition and Autism: A Possible Role for Von Economo Neurons.« *Trends in Cognitive Neurosciences* 9 (2005), S. 367–373

Almy, Thomas P. und Maurice Tulin: »Alterations in Colonic Function in Man Under Stress. I. Experimental Production of Changes Simulating the Irritable Colon.« *Gastroenterology* 8 (1947), S. 616–626

Aziz, Imran, Marios Hadjivassiliou und David S. Sanders: »The Spectrum of Noncoeliac Gluten Sensitivity.« *Nature Reviews Gastroenterology and Hepatology* 12 (2015), S. 516–426

Baeckhed, Fredrik, Josefine Roswall, Yangqing Peng et al.: »Dynamics and Stabilization of the Human Gut Microbiome During the First Year of Life.« *Cell Host and Microbe* 17 (2015), S. 690–703

Bailey, Michael T., Gabriele R. Lubach und Christopher L. Coe: »Prenatal Stress Alters Bacterial Colonization of the Gut in Infant Monkeys.« *Journal of Pediatric Gastroenterology and Nutrition* 38 (2004), S. 414–421

Bailey, Michael T., Scot E. Dowd, Jeffrey D. Galley et al.: »Exposure to a Social Stressor Alters the Structure of the Intestinal Microbiota: Implications for Stressor-Induced Immunomodulation.« *Brain, Behavior and Immunity* 25 (2011), S. 397–407

Bercik, Premysl, Emmanuel Denou, Josh Collins et al.: »The Intestinal Microbiota Affect Central Levels of Brain-Derived Neurotropic Factor and Behavior in Mice.« *Gastroenterology* 141 (2011), S. 599–609

Berdoy, Manuel, Joanne P. Webster und David W. Macdonald: »Fatal Attraction in Rats Infected with Toxoplasma gondii.« *Proceedings of the Royal Society B. Biological Sciences* 267 (2000), S. 1591–1594

Bested, Alison C., Alan C. Logan und Eva M. Selhub: »Intestinal Microbiota, Probiotics and Mental Health. From Metchnikoff to Modern Advances. Part II, Contemporary Contextual Research.« *Gut Pathogens* 5 (2013), S. 3

Binder, Elisabeth B. und Charles B. Nemeroff: »The CRF System, Stress, Depression, and Anxiety. Insights from Human Genetic Studies.« *Molecular Psychiatry* 15 (2010), S. 574–588

Blaser, Martin. *Missing Microbes*. New York: Henry Holt, 2014

Braak, Heiko, U. Rüb, W. P. Gai und Kelly Del Tredici: »Idiopathic Parkinson's Disease. Possible Routes by Which Vulnerable Neuronal Types May Be Subject to Neuroinvasion by an Unknown Pathogen.« *Journal of Neural Transmission* (Wien) 110 (2003), S. 517–536

Bravo, Javier A., Paul Forsythe, Marianne V. Chew et al.: »Ingestion of Lactobacillus Strain Regulates Emotional Behavior and Central GABA Receptor Expression in a Mouse via the Vagus Nerve.« *Proceedings of the National Academy of Sciences USA* 108 (2011), S. 16050–16055

Bronson, Stephanie L., und Tracy L. Bale: »The Placenta as a Mediator of Stress Effects on Neurodevelopmental Reprogramming.« *Neuropsychopharmacology* 41 (2016), S. 207–218

Buchsbaum, Monte S., Erin A. Hazlett, Joseph Wu und William E. Bunney Jr.: »Positron Emission Tomography with Deoxyglucose-F18 Imaging of Sleep.« *Neuropsychopharmacology* 25, Nr. 5 Suppl. (2001), S. 50–56

Caldji, Christian, Ian C. Hellstrom, Tie-Yuan Zhang et al.: »Environmental Regulation of the Neural Epigenome.« *FEBS Letters* 585 (2011), S. 2049–2058

Cani, Patrice D. und Amandine Everard: »Talking Microbes. When Gut Bacteria Interact with Diet and Host Organs.« *Molecular Nutrition and Food Research* 60 (2016), S. 58–66

Champagne, Frances und Michael J. Meaney: »Like Mother, like Daughter: Evidence for Non-Genomic Transmission of Parental Behavior and Stress Responsivity.« *Progress in Brain Research* 133 (2001), S. 287–302

Chassaing, Benoit, Jesse D. Aitken, Andrew T. Gewirtz und Matam Vijay-Kumar: »Gut Microbiota Drives Metabolic Disease in Immunologically Altered Mice.« *Advances in Immunology* 116 (2012), S. 93–112

Chassaing, Benoit, Omry Koren, Julia K. Goodrich et al.: »Dietary Emulsifiers Impact the Mouse Gut Microbiota Promoting Colitis and Metabolic Syndrome.« *Nature* 519 (2015), S. 92–96

Chu, Hiutung und Sarkis K. Mazmanian: »Innate Immune Recognition of the Microbiota Promotes Host-Microbial Symbiosis.« *Nature Immunology* 14 (2013), S. 668–675

Collins, Stephen M., Michael Surette und Premysl Bercik: »The Interplay Between the Intestinal Microbiota and the Brain.« *Nature Reviews Microbiology* 10 (2012), S. 735–742

Costello, Elizabeth K., Keaton Stagaman, Les Dethlefsen et al.: »The Application of Ecological Theory Toward an Understanding of the Human Microbiome.« *Science* 336 (2012), S. 1255–1262

Coutinho, Santosh V., Paul M. Plotsky, Marc Sablad et al.: »Neonatal Maternal Separation Alters Stress-Induced Responses to Viscerosomatic Nociceptive Stimuli in Rat.« *American Journal of Physiology. Gastrointestinal and Liver Physiology* 282 (2002), S. 307–316

Cox, Laura M., Shingo Yamanashi, Jiho Sohn et al.: *Cell* 158 (2014), S. 705–721

Coyte, Katherine Z., Jonas Schluter und Kevin R. Foster: »The Ecology of the Microbiome. Networks, Competition, and Stability.« *Science* 350 (2015), S. 663–666

Craig, A. D.: *How Do You Feel? An Interoceptive Moment with Your Neurobiological Self.* Princeton, NJ: Princeton University Press, 2015

»How Do You Feel – Now? The Anterior Insula and Human Awareness.« *Nature Reviews Neuroscience* 10 (2009), S. 59–70

»Interoception and Emotion. A Neuroanatomical Perspective.« *Handbook of Emotions,* 3. Aufl., Redaktion Michael Lewis, Jeannette M. Haviland-Jones und Lisa Feldman Barrett. New York: Guilford Press, 2008, S. 272–288.

Critchley, Hugo D., Stefan Wiens, Pia Rotshtein, Arne Öhman und Raymond J. Dolan. »Neural Systems Supporting Interoceptive Awareness.« *Nature Neuroscience* 7 (2004), S. 189–195

Cryan, John F. und Timothy G. Dinan: »Mind-Altering Microorganisms. The Impact of the Gut Microbiota on Brain and Behaviour.« *Nature Reviews Neuroscience* 13 (2012), S. 701–712

Damasio, Antonio: *Descartes' Irrtum. Fühlen, Denken und das menschliche Gehirn.* München: List, 1995

Ich fühle, also bin ich. Die Entschlüsselung des Bewusstseins. München: List, 2000

Damasio, Antonio, und Gil B. Carvalho. »The Nature of Feelings. Evolutionary and Neurobiological Origins.« *Nature Reviews Neuroscience* 14 (2013), S. 143–152

David, Lawrence A., Corinne F. Maurice, Rachel N. Carmody et al.: »Diet Rapidly and Reproducibly Alters the Human Gut Microbiome.« *Nature* 505 (2014), S. 559–563

De Lartigue, Guillaume, Claire Barbier de La Serre und Helen E Raybould: »Vagal Afferent Neurons in High Gat Diet-Induced Obesity. Intestinal Microflora, Gut Inflammation and Cholecystokinin.« *Physiology and Behavior* 105 (2011), S. 100–105

De Palma, Giada, Patricia Blennerhassett, J. Lu, Y. Deng et al.: »Microbiota and Host Determinants of Behavioural Phenotype in Maternally Separated Mice.« *Nature Communications* 6 (2015), S. 7735

Diaz-Heijtz, Rochellys, Shugui Wang, Farhana Anuar et al.: »Normal Gut Microbiota Modulates Brain Development and Behavior.« *Proceedings of the National Academy of Sciences USA* 108 (2011), S. 3047–3052

Dinan, Timothy G. und John F. Cryan: »Melancholic Microbes. A Link Between Gut Microbiota and Depression?« *Neurogastroenterology and Motility* 25 (2013), S. 713–719

Dinan, Timothy G., Catherine Stanton und John F. Cryan: »Psychobiotics. A Novel Class of Psychotropic.« *Biological Psychiatry* 74 (2013), S. 720–726

Dorrestein, Pieter C., Sarkis K. Mazmanian und Rob Knight: »Finding the Missing Links Among Metabolites, Microbes, and the Host.« *Immunity* 40 (2014), S. 824–832

Ernst, Edzard: »Colonic Irrigation and the Theory of Autointoxication. A Triumph of Ignorance over Science.« *Journal of Clinical Gastroenterology* 24 (1997), S. 196–198

Fasano, Alessio, Anna Sapone, Victor Zevallos und Detlef Schuppan: »Nonceliac Gluten Sensitivity.« *Gastroenterology* 148 (2015), S. 1195–1204

Flint, Harry J., Karen P. Scott, Petra Louis und Sylvia H. Duncan: »The Role of the Gut Microbiota in Nutrition and Health.« *Nature Reviews Gastroenterology and Hepatology* 9 (2012), S. 577–589

Francis, Darlene D. und Michael J. Meaney: »Maternal Care and the Development of the Stress Response.« *Current Opinion in Neurobiology* 9 (1999), S. 128–134

Furness, John B.: »The Enteric Nervous System and Neurogastroenterology.« *Nature Reviews Gastroenterology and Hepatology* 9 (2012), S. 286–294

Furness, John B., Brid P. Callaghan, Leni R. Rivera und Hyun-Jung Cho: »The Enteric Nervous System and Gastrointestinal Innervation. Integrated Local and Central Control.« *Advances in Experimental Medicine and Biology* 817 (2014), S. 39–71

Furness, John B., Leni R. Rivera, Hyun-Jung Cho, David M. Bravo und Brid Callaghan: »The Gut as a Sensory Organ.« *Nature Reviews Gastroenterology and Hepatology* 10 (2013), S. 729–740

Gershon, Michael D.: »5-Hydroxytryptamine (Serotonin) in the Gastrointestinal Tract.« *Current Opinion in Endocrinology, Diabetes and Obesity* 20 (2013), S. 14–21

The Second Brain. New York: HarperCollins, 1998

Groelund, Minna-Maija, Olli-Pekka Lehtonen, Erkki Eerola und Pentti Kero: »Fecal Microflora in Healthy Infants Born by Different Methods of Delivery. Permanent Changes in Intestinal Flora after Cesarean Delivery.« *Journal of Pediatric Gastroenterology and Nutrition* 28 (1999), S. 19–25

Grupe, Dan W. und Jack B. Nitschke: »Uncertainty and Anticipation in Anxiety: An Integrated Neurobiological and Psychological Perspective.« *Nature Reviews Neuroscience* 14 (2013), S. 488–501

Gu, Yian, Adam M. Brickman, Yaakov Stern et al.: »Mediterranean Diet and Brain Structure in a Multiethnic Elderly Cohort.« *Neurology* 85 (2015), S. 1744–1751

Hamilton, M. Kristina, Gaëlle Boudry, Danielle G. Lemay und Helen E. Raybould: »Changes in Intestinal Barrier Function and Gut Microbiota in High-Fat Diet-Fed Rats Are Dynamic and Region Dependent.« *American Journal of Physiology-Gastrointestinal and Liver Physiology* 308 (2015), S. 840–851

Henry J. Kaiser Family Foundation. »Health Care Costs. A Primer. How Much Does the US Spend on Health Care and How Has It Changed.« 1. Mai 2012, online abrufbar unter: http://kff.org/report-section/health-care-costs-a-primer-2012-report/

»Snapshots. Health Care Spending in the United States and Selected OECD Countries.« 12. April 2011, online abrufbar unter: http://kff.org/health-costs/issue-brief/snapshots-health-care-spending-in-the-united-states-selected-oecd-countries/

Hildebrandt, Marie A., Christian Hoffman, Scott A. Sherrill-Mix et al.: »High-Fat Diet Determines the Composition of the Murine Gut Microbiome Independently of Obesity.« *Gastroenterology* 137 (2009), S. 1716–1724.e1–2

House, Patrick K., Ajai Vyas und Robert Sapolsky: »Predator Cat Odors Activate Sexual Arousal Pathways in Brains of Toxoplasma gondii Infected Rats.« *PLoS One* 6 (2011), S. e23277

Hsiao, Elaine Y.: »Gastrointestinal Issues in Autism Spectrum Disorder.« *Harvard Review of Psychiatry* 22 (2014), S. 104–111

Human Microbiome Consortium: »A Framework for Human Microbiome Research.« *Nature* 486 (2012), S. 215–221

Iwatsuki, Ken, R. Ichikawa, A. Uematsu, A. Kitamura, H. Uneyama und K. Torii: »Detecting Sweet and Umami Tastes in the Gastrointestinal Tract.« *Acta Physiologica (Oxford)* 204 (2012), S. 169–177

Jaenig, Wilfrid: *The Integrative Action of the Autonomic Nervous System. Neurobiology of Homeostasis.* Cambridge: Cambridge University Press, 2006

Jasarevic, Eldin, Ali B. Rodgers und Tracy L. Bale: »Alterations in the Vaginal Microbiome by Maternal Stress Are Associated with Metabolic Reprogramming of the Offspring Gut and Brain.« *Endocrinology* 156 (2015), S. 3265–3276

»A Novel Role for Maternal Stress and Microbial Transmission in Early Life Programming and Neurodevelopment.« *Neurobiology of Stress* 1 (2015), S. 81–88

Johnson, Pieter T. J., Jacobus C. de Roode und Andy Fenton: »Why Infectious Disease Research Needs Community Ecology.« *Science* 349 (2015), S. 1259504

Jouanna, Jacques: *Hippocrates.* Baltimore: Johns Hopkins University Press, 1999

Karamanos, B., A. Thanopoulou, F. Angelico et al.: »Nutritional Habits in the Mediterranean Basin. The Macronutrient Composition of Diet and Its Relation with the Traditional Mediterranean Diet. Multi-Centre Study of the Mediterranean Group for the Study of Diabetes (MGSD).« *European Journal of Clinical Nutrition* 56 (2002), S. 983–991

Kastorini, Christina-Maria, Haralampos J. Milionis, Katherine Esposito et al.: »The Effect of Mediterranean Diet on Metabolic Syndrome and Its Components. A Meta-Analysis of 50 Studies and 534.906 Individuals.« *Journal of the American College of Cardiology* 57 (2011), S. 1299–1313

Koenig, Jeremy E., Aymé Spor, Nicholas Scalfone et al.: »Succession of Microbial Consortia in the Developing Infant Gut Microbiome.« *Proceedings of the National Academy of Sciences USA* 108 Suppl. 1 (2011), S. 4578–4585

Krol, Kathleen M., Purva Rajhans, Manuela Missana und Tobias Grossmann: »Duration of Exclusive Breastfeeding Is Associated with Differences in Infants' Brain Responses to Emotional Body Expressions.« *Frontiers in Behavioral Neuroscience* 8 (2015), S. 459

Le Doux, Joseph: *The Emotional Brain. The Mysterious Underpinnings of Emotional Life.* New York: Simon & Schuster, 1996

Ley, Ruth E., Catherine A. Lozupone, Micah Hamady et al.: »Worlds Within Worlds. Evolution of the Vertebrate Gut Microbiota.« *Nature Reviews Microbiology* 6 (2008), S. 776–788

Lizot, Jacques. *Tales of the Yanomami. Daily Life in the Venezuelan Forest.* Cambridge: Cambridge University Press, 1991

Lopez-Legarrea, Patricia, Nicholas Robert Fuller, Maria Angeles Zulet et al.: »The Influence of Mediterranean, Carbohydrate and High Protein Diets on Gut Microbiota Composition in the Treatment of Obesity and Associated Inflammatory State.« *Asia Pacific Journal of Clinical Nutrition* 23 (2014), S. 360–368

Lyte, Mark: »The Effect of Stress on Microbial Growth.« *Anima. Health Research Reviews* 15 (2014), S. 172–174

Mawe, Gary M. und Jill M. Hoffman: »Serotonin Signaling in the Gut. Functions, Dysfunctions, and Therapeutic Targets.« *Nature Reviews Gastroenterology and Hepatology* 10 (2013), S. 473–486

Mayer, Emeran A.: »Gut Feelings. The Emerging Biology of Gut-Brain Communication.« *Nature Reviews Neuroscience* 12 (2011), S. 453–466

»The Neurobiology of Stress and Gastrointestinal Disease.« *Gut* 47 (2000), S. 861–869

Mayer, Emeran A. und Pierre Baldi: »Can Regulatory Peptides Be Regarded as Words of a Biological Language.« *American Journal of Physiology* 261 (1991), S. G171–184

Mayer, Emeran A., Rob Knight, Sarkis K. Mazmanian et al.: »Gut Microbes and the Brain. Paradigm Shift in Neuroscience.« *Journal of Neuroscience* 34 (2014), S. 15490–15496

Mayer, Emeran A., Bruce D. Naliboff, Lin Chang und Santosh V. Coutinho: »V. Stress and Irritable Bowel Syndrome.« *American Journal of Physiology. Gastrointestinal and Liver Physiology* 280 (2001), S. G519–G524

Mayer, Emeran A., Bruce D. Naliboff und A. D. Craig: »Neuroimaging of the Brain-Gut Axis. From Basic Understanding to Treatment of Functional GI disorders.« *Gastroenterology* 131 (2006), S. 1925–1942

Mayer, Emeran A., David Padua und Kirsten Tillisch: »Altered Brain-Gut Axis in Autism. Comorbidity or Causative Mechanisms?« *Bioessays* 36 (2014), S. 933–939

Mayer, Emeran A., Kirsten Tillisch und Arpana Gupta: «Gut/Brain Axis and the Microbiota.« *Journal of Clinical Investigation* 125 (2015), S. 926–938

McGovern Institute for Brain Research at MIT: »Brain Disorders by the Numbers.« 16. Januar 2014, online abrufbar unter: https://mcgovern.mit.edu/brain-disorders/by-the-numbers#AD

Menon, Vinod und Luciana Q. Uddin: »Saliency, Switching, Attention and Control. A Network Model of Insula Function.« *Brain Structure and Function* 214 (2010), S. 655–667

Mente, Andrew, Lawrence de Koning, Harry S. Shannon und Sonia S. Anand: »A Systematic Review of the Evidence Supporting a Causal Link Between Dietary Factors and Coronary Heart Disease.« *Archives of Internal Medicine* 169 (2009), S. 659–669

Moss, Michael: *Salt, Sugar, Fat*. New York: Random House, 2013

Pacheco, Alline R., Daniela Barile, Mark A. Underwood und David A. Mills: »The Impact of the Milk Glycobiome on the Neonate Gut Microbiota.« *Annual Review of Animal Biosciences* 3 (2015), S. 419–445

Panksepp, Jaak: *Affective Neuroscience. The Foundations of Human and Animal Emotions*. Oxford: Oxford University Press, 1998

Pelletier, Amandine, Christine Barul, Catherine Féart et al.: »Mediterranean Diet and Preserved Brain Structural Connectivity in Older Subjects.« *Alzheimer's and Dementia* 11 (2015), S. 1023–1031

Pollan, Michael: *64 Grundregeln Essen. Essen Sie nichts, was Ihre Großmutter nicht als Essen erkannt hätte.* München: Goldmann, 2011

Psaltopoulou, Theodora, Theodoros N. Sergentanis, Demosthenes B. Panagiotakos et al.: »Mediterranean Diet, Stroke, Cognitive Impairment, and Depression. A Meta-Analysis.« *Annals of Neurology* 74 (2013), S. 580–591

Psichas, Arianna, Frank Reimann und Fiona M. Gribble: »Gut Chemosensing Mechanisms.« *Journal of Clinical Investigation* 125 (2015), S. 908–917

Qin, Junjie, Ruiqiang Li, Jeroen Raes et al.: »Aber Human Gut Microbial Gene Catalogue Established by Metagenomic Sequencing.« *Nature* 464 (2010), S. 59–65

Queipo-Ortuno, Maria Isabel, María Boto-Ordóñez et al.: »Influence of Red Wine Polyphenols and Ethanol on the Gut Microbiota Ecology and Biochemical Biomarkers.« *American Journal of Clinical Nutrition* 95 (2012), S. 1323–1334

Raybould, Helen E.: »Gut Chemosensing. Interactions Between Gut Endocrine Cells and Visceral Afferents.« *Autonomic Neuroscience* 153 (2010), S. 41–46

Relman, David A.: »The Human Microbiome and the Future Practice of Medicine.« *Journal of the American Medical Association* 314 (2015), S. 1127–1128

Rook, Graham A. und Christopher A. Lowry: »The Hygiene Hypothesis and Psychiatric Disorders.« *Trends in Immunology* 29 (2008), S. 150–158

Rook, Graham A., Charles L. Raison und Christopher A. Lowry: »Microbiota, Immunoregulatory Old Friends and Psychiatric Disorders.« *Advances in Experimental Medicine and Biology* 817 (2014), S. 319–356

Roth, Jesse, Derek LeRoith, E. S. Collier et al.: »Evolutionary Origins of Neuropeptides, Hormones, and Receptors. Possible Applications to Immunology.« *Journal of Immunology* 135 Suppl. (1985), S. 816s–819s

Roth, Jesse, Derek LeRoith, Joseph Shiloach et al.: »The Evolutionary Origins of Hormones, Neurotransmitters, and Other Extracellular Chemical Messengers. Implications for Mammalian Biology.« *New England Journal of Medicine* 306 (1982), S. 523–527

Rutkow, Ira M.: »Beaumont and St. Martin. A Blast from the Past.« *Archives of Surgery* 133 (1998), S. 1259

Sanchez, M. Mar, Charlotte O. Ladd und Paul M. Plotsky: »Early Adverse Experience as a Developmental Risk Factor for Later Psychopathology. Evidence from Rodent and Primate Models.« *Development and Psychopathology* 13 (2001), S. 419–449

Sapolsky, Robert: »Bugs in the Brain.« *Scientific American*, March 2003, S. 94

Scheperjans, Filip, Velma Aho, Pedro A. B. Pereira et al.: »Gut Microbiota Are Related to Parkinson's Disease and Clinical Phenotype.« *Movement Disorders* 30 (2015), S. 350–358

Schnorr, Stephanie L., Marco Candela, Simone Rampelli et al.: »Gut Microbiome of the Hadza Hunter-Gatherers.« *Nature Communications* 5 (2014), S. 3654

Schulze, Matthias B., Kurt Hoffmann, JoAnn E. Manson et al.: »Dietary Pattern, Inflammation, and Incidence of Type 2 Diabetes in Women.« *American Journal of Clinical Nutrition* 82 (2005), S. 675–684, Test S. 714–715

Seeley, William W., Vinod Menon, Alan F. Schatzberg et al.: »Dissociable Intrinsic Connectivity Networks for Salience Processing and Executive Control.« *Journal of Neuroscience* 27 (2007), S. 2349–2356

Sender, Ron, Shai Fuchs und Ron Milo: »Are We Really Vastly Outnumbered? Revisiting the .Ratio of Bacterial to Host Cells in Humans.« *Cell* 164 (2016), S. 337–340

Shannon, Kathleen M., Ali Keshavarzian, Hemraj B. Dodiya et al.: »Is Alpha-Synuclein in the Colon a Biomarker for Premotor Parkinson's Disease? Evidence from 3 Cases.« *Movement Disorders* 27 (2012), S. 716–719

Spiller, Robin und Klara Garsed: »Postinfectious Irritable Bowel Syndrome.« *Gastroenterology* 136 (2009), S. 1979–1988

Stengel, Andreas und Yvette Taché: »Corticotropin-Releasing Factor Signaling and Visceral Response to Stress.« *Experimental Biology and Medicine* (Maywood) 235 (2010), S. 1168–1178

Sternini, Catia, Laura Anselmi und Enrique Rozengurt: »Enteroendocrine Cells. A Site of ›Taste‹ in Gastrointestinal Chemosensing.« *Current Opinion in Endocrinology, Diabetes and Obesity* 15 (2008), S. 73–78

Stilling, Roman M., Seth R. Bordenstein, Timothy G. Dinan und John F. Cryan: »Friends with Social Benefits. Host-Microbe Interactions as a Driver of Brain Evolution and Development?« *Frontiers in Cellular and Infection Microbiology* 4 (2014), S. 147

Sudo, Nobuyuki, Yoichi Chida, Yuji Aiba et al.: »Postnatal Microbial Colonization Programs the Hypothalamic-Pituitary-Adrenal System for Stress Response in Mice.« *Journal of Physiology* 558 (2004), S. 263–275

Suez, Jotham, Tal Korem, David Zeevi et al.: »Artificial Sweeteners Induce Glucose Intolerance by Altering the Gut Microbiota.« *Nature* 514 (2014), S. 181–186

Taché, Yvette: »Corticotrophin-Releasing Factor 1 Activation in the Central Amygdale and Visceral Hyperalgesia.« *Neurogastroenterology and Motility* 27 (2015), S. 1–6

Thaler, Joshua P., Chun-Xia Yi, Ellen A. Schur et al.: »Obesity Is Associated with Hypothalamic Injury in Rodents and Humans.« *Journal of Clinical Investigation* 122 (2012), S. 153–162

Tillisch, Kirsten, Jennifer Labus, Emeran A. Mayer et al.: »Consumption of Fermented Milk Product with Probiotic Modulates Brain Activity.« *Gastroenterology* 144 (2013), S. 1394–1401, 1401.e1–4

Tomiyama, A. Janet, Mary F. Dallman, Ph.D. und Elissa S. Epel: »Comfort Food Is Comforting to Those Most Stressed. Evidence of the Chronic Stress Response Network in High Stress Women.« *Psychoneuroendocrinology* 36 (2011), S. 1513–1519

Truelove, Sidney C.: »Movements of the Large Intestine.« *Physiological Reviews* 46 (1966), S. 457–512

Trust for America's Health Foundation und Robert Wood Johnson Foundation: »Obesity Rates and Trends. Adult Obesity in the U.S.«, online abrufbar unter: http://stateofobesity.org/rates/ (Stand September 2015)

Ursell, Luke K., Henry J. Haiser, Will Van Treuren et al.: »The Intestinal Metabolome: An Intersection Between Microbiota and Host.« *Gastroenterology* 146 (2014), S. 1470–1476

Vals-Pedret, Cinta, Aleix Sala-Vila, Mercè Serra-Mir et al.: »Mediterranean Diet and Age-Related Cognitive Decline. A Randomized Clinical Trial.« *Journal of the American Medical Association Internal Medicine* 175 (2015), S. 1094–1103

Van Oudenhove, Lukas, Shane McKie, Daniel Lassman et al.: »Fatty Acid–Induced Gut-Brain Signaling Attenuates Neural and Behavioral Effects of Sad Emotion in Humans.« *Journal of Clinical Investigation* 121 (2011), S. 3094–3099

Volkow, Nora D., Gene-Jack Wangc, Dardo Tomasib und Ruben D. Balera: »The Addictive Dimensionality of Obesity.« *Biological Psychiatry* 73 (2013), S. 811–818

Walsh, John H.: »Gastrin (First of Two Parts).« *New England Journal of Medicine* 292 (1975), S. 1324–1334

»Peptides as Regulators of Gastric Acid Secretion.« *Annual Review of Physiology* 50 (1998), S. 41–63

Weltens, N., D. Zhao und Lukas Van Oudenhove: »Where is the Comfort in Comfort Foods? Mechanisms Linking Fat Signaling, Reward, and Emotion.« *Neurogastroenterology and Motility* 26 (2014), S. 303–315

Wu, Gary D., Jun Chen, Christian Hoffmann et al.: »Linking Long-Term Dietary Patterns with Gut Microbial Enterotypes.« *Science* 334 (2011), S. 105–108

Wu, Gary D., Charlene Compher, Eric Z. Chen et al.: »Comparative Metabolomics in Vegans and Omnivores Reveal Constraints on Diet-Dependent Gut Microbiota Metabolite Production.« *Gut* 65 (2016), S. 63–72

Yano, Jessica M., Kristie Yu, Gregory P. Donaldson et al.: »Indigenous Bacteria from the Gut Microbiota Regulate Host Serotonin Biosynthesis.« *Cell* 161 (2015), S. 264–276

Yatsunenko, Tanya, Federico E. Rey, Mark J. Manary et al.: »Human Gut Microbiome Viewed Across Age and Geography.« *Nature* 486 (2012), S. 222–227

Zeevi, David, Tal Korem, Niv Zmora et al.: »Personalized Nutrition by Prediction of Glycemic Responses.« *Cell* 163 (2015), S. 1079–1094

Register